Dr. Jörg Zittlau

DER LEBENSMITTEL
DOKTOR

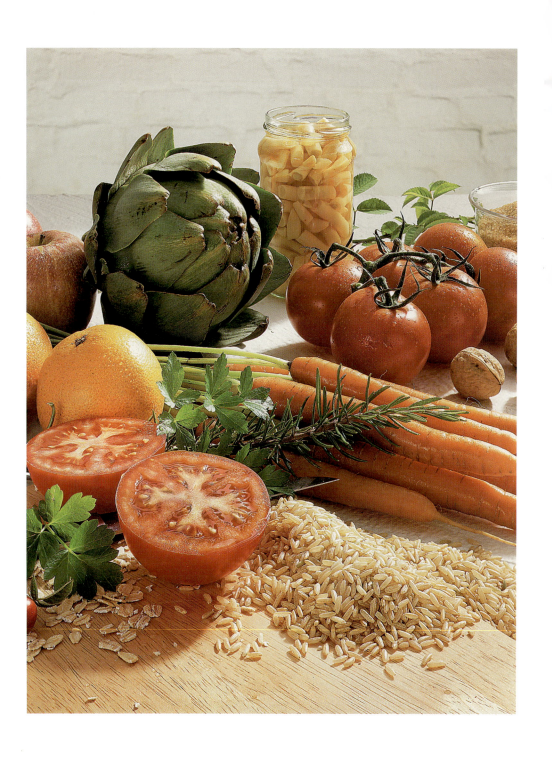

Dr. Jörg Zittlau

DER LEBENSMITTEL
DOKTOR

Den individuellen Nährstoffmangel bei Alltagsbeschwerden natürlich ausgleichen

Inhalt

Vorwort — 8
Was bringt der Lebensmitteldoktor? 13

Heilen von A bis Z mit dem Lebensmitteldoktor — 16

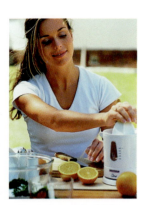

Der Lebensmitteldoktor – Gesundheit ganz natürlich aus der eigenen Küche.

Abwehrschwäche 18
Akne 22
Allergien 24
Aphthen 28
Asthma 30
Aufstoßen und Sodbrennen 34
Augen- und Bindehautrötungen 36
Bauchschmerzen 38
Blähungen 42
Blutdruck, niedriger 46
Bluthochdruck 50
Brandwunden und Sonnenbrand 54
Depressive Verstimmungen 56
Diabetes mellitus 60
Durchfall 64
Erbrechen und Übelkeit 68
Fibromyalgie 70
Finger- und Zehennagelprobleme 72
Gallenbeschwerden 74

Inhalt

Gelenkschmerzen	76
Gicht	80
Gliederzucken	82
Haarausfall und andere Haarprobleme	84
Halsschmerzen	88
Harnsteinleiden	90
Hautausschlag	94
Hautquaddeln	98
Husten	102
Hyperaktivität	106
Jetlag	110
Karies	112
Kater	114
Knochenschwund	116
Konzentrations- und Lernschwäche	120
Krampfadern	124
Lippenbläschen	128
Menstruationsbeschwerden	130
Migräne	134
Mundgeruch	138
Mundtrockenheit	140
Muskelkrämpfe	142
Nervenschmerzen	144
Ohrensausen	146

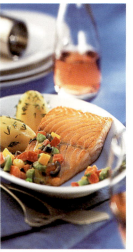

Der individuelle Speiseplan bietet Hilfe beim Heilen von A bis Z.

Inhalt

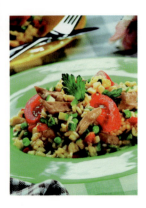

Essen Sie sich fit und gesund!

Potenzschwäche	148
Prämenstruelle Beschwerden	152
Rückenschmerzen	156
Schlafstörungen	160
Schnupfen	164
Schuppenflechte	168
Schweißbildung, übermäßige	170
Spannungskopfschmerzen	172
Übergewicht	174
Wechseljahrebeschwerden	180
Wetterfühligkeit	184
Zahnfleischentzündung	186

Die wichtigsten Biostoffe für Ihre Gesundheit 190

Ballaststoffe	192
Fettsäuren, ungesättigte	193
Milchsäurebakterien	196
Mineralien	198
Chrom	198
Eisen	199
Fluor	200
Jod	201
Kalium	203
Kalzium	204
Kupfer	205

Inhalt

    Magnesium **206**
    Mangan **207**
    Natrium **208**
    Phosphor **209**
    Selen **210**
    Silizium **211**
    Zink **212**

Polyphenole **214**

Vitamine **215**
    Vitamin A **215**
    Beta-Karotin **216**
    Vitamin B1 (Thiamin) **217**
    Vitamin B2 (Riboflavin) **217**
    Vitamin B3 (Niazin) **219**
    Vitamin B5 (Pantothensäure) **220**
    Vitamin B6 (Pyridoxin) **220**
    Vitamin B7 (Biotin) **222**
    Vitamin B12 (Kobalamin) **223**
    Folsäure **224**
    Vitamin C (Askorbinsäure) **226**
    Vitamin D **227**
    Vitamin E **228**
    Vitamin K **230**

Welches Lebensmittel für welche Krankheit? **232**

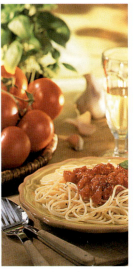

Gewusst wie – die optimale Versorgung des Organismus mit den richtigen Nährstoffen.

Literatur **234**

Symptomeregister **235**

Stichwortregister **236**

Über dieses Buch / Impressum **240**

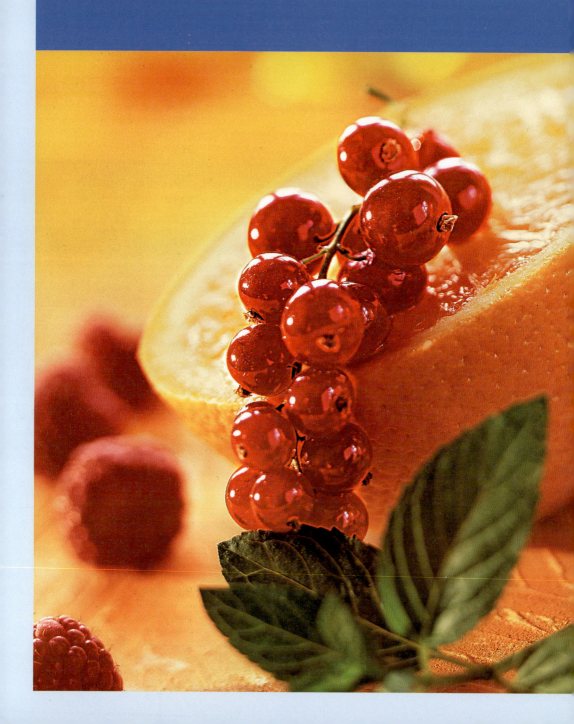

Vorwort

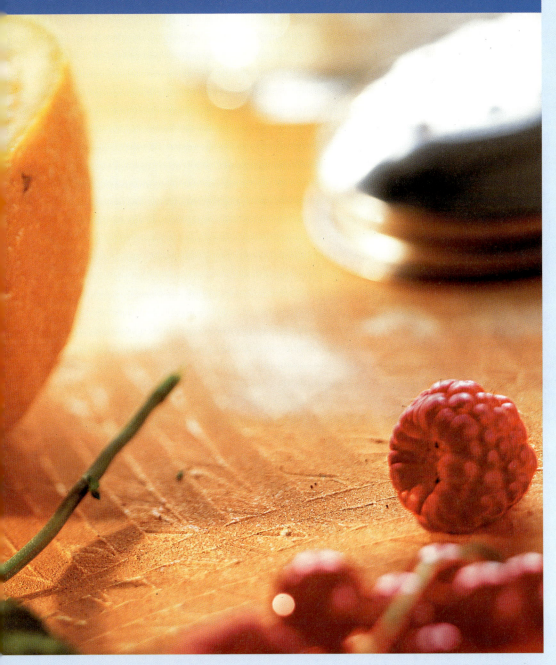

Vorwort

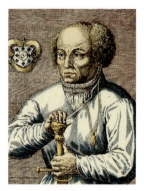

In der Medizingeschichte haben Nahrungsmittel eine lange Tradition. Schon Paracelsus schwärmte von ihnen.

»Die Nahrung soll euer Heilmittel, die Heilmittel sollen eure Nahrung sein.« So sagte es der griechische Arzt Hippokrates vor fast 3000 Jahren, und sein Satz sollte für viele Jahrhunderte ein Wegweiser in der Medizin bleiben, auch wenn natürlich viele neue Heilverfahren erfunden wurden. Doch egal, ob Hildegard von Bingen, Paracelsus oder Pfarrer Kneipp, sie alle waren sich darüber einig, dass man die Ernährung beim Erhalt der menschlichen Gesundheit und auch bei der Therapie von Krankheiten nicht außer Acht lassen durfte.

Joghurt statt chemischer Arznei

Im Zuge der modernen Wissenschaften des letzten Jahrhunderts geriet dieses alte Wissen jedoch ins Hintertreffen. Der Blick richtete sich nun auf die Medikamente des Chemielabors. In der festen Überzeugung, dass eine Arznei umso besser wirken würde, je höher ein bestimmter Wirkstoff in ihr konzentriert und je mehr er von anderen Substanzen bereinigt ist. »Isolierte Wirkstoffe mit hohem und exakt kalkulierbarem Aktivitätspotenzial«, so hieß nun das Schlagwort. Und da war natürlich kein Platz mehr für Ingwerwurzeln, Bärlauchblätter oder eine Schale Joghurt, bei denen es sich ja um komplexe und unkalkulierbare Wirkstoffgemische handelt. Vielmehr wurden Tausende von neuen Arzneistoffen entwickelt und durch klinische Studien geschickt, um ihre Wirksamkeit zu beweisen. Stolz sprach man in diesem Zusammenhang von »evidenzbasierter Medizin«, um zum Ausdruck zu bringen, dass man nichts mehr dem Zufall überlassen und jedes Heilmittel strengstens auf seine Wirksamkeit und Unbedenklichkeit überprüfen wollte.

Die Ergebnisse all dieser Bemühungen fallen jedoch ernüchternd aus. Zahlreiche Krankheiten wie Krebs, AIDS, Rheuma, Arthrose, Diabetes mellitus und selbst der banale Schnupfen widersetzen sich hartnäckig den Therapieversuchen der modernen Medizin, und dass die Menschen in Wohlstandsländern heute älter werden als früher, hat weniger mit der modernen Heilkunde zu tun als mit den verbesserten Arbeits- und Hygienebedingungen. Hierzulande muss niemand mehr zwölf Stunden täglich im Bergbau schuften oder sein Krankenlager im Hospital neben einem Typhuspatienten aufschlagen, und die Zeiten, als man zum Konservieren von Nahrungsmitteln noch Bleidosen verwendete, sind auch vorbei.

Dafür geraten praktisch jährlich Medikamente in die Schlagzeilen, wegen verheerender Nebenwirkungen: Cholesterinsenker, die zu Muskelschwund

---

Eine gesunde Ernährung ist zwar nicht hinreichend, doch sie ist notwendig für unser Leben und unsere Gesundheit. Man sollte sie nicht über alles stellen, doch es gibt auch keinen Grund, sie zu bagatellisieren. Auf den Punkt bringt das Anselm Feuerbach: »Das Leben ist Gott, Lebensgenuss Gottesgenuss, wahre Lebensfreude wahre Religion. Aber zum Lebensgenuss gehört auch der Genuss von Speis und Trank. Soll daher das Leben heilig sein, muss auch Essen und Trinken heilig sein. Ist diese Konfession Irrreligion?«

führen; Schmerzmittel, die das Herz-Kreislauf-System oder die Magenwände ruinieren; Schlafmittel, die abhängig machen; Depressionshemmer, die den Charakter verändern. Die Liste ließe sich unendlich verlängern. Eine Liste, die Zweifel daran aufkommen lässt, ob der eingeschlagene Weg, Krankheiten mit isolierten Wirkstoffen zu begegnen, denen der menschliche Organismus all die Jahrtausende seiner Entwicklungsgeschichte niemals begegnet ist, wirklich seligmachend ist.

Mittelmeerdiät und Soja für alle?

So mehren sich denn auch in den letzten Jahren die Vorbehalte gegenüber der modernen Medizin, und im Zusammenhang mit diesen Zweifeln kehrt der Satz des Hippokrates ins Bewusstsein zurück. Immer mehr wächst in den Menschen die Erkenntnis, dass Lebensmittel mehr sind als nur der bloße Brennstoff, mit dem unser Körpermotor betrieben wird. Sondern dass man mit ihnen vorbeugen und auch heilen kann.

Das Problem an dieser Rückkehr ist allerdings, dass sie von zahlreichen Dogmen begleitet ist. Die Foodszene wird von zahlreichen »Gurus« bevölkert, die davon erzählen, dass man sich auf jeden Fall nur auf die von ihnen gelehrte Weise ernähren solle und alles andere falsch sei. Vom Vegetarier zum Rohköstler, vom Vertreter der Atkins-Diät zum Bioenergetiker, vom Vertreter der Low-Carb-Diät zum orthomolekularen Viel-Vitamin-Esser. Und das Gemeinsame all dieser Kostformen besteht darin, dass sie ihr Schema über alle Menschen legen. Die einen propagieren das Birchermüsli statt Wurstbrot, die anderen den grünen Tee statt Kaffee zum Frühstück, doch gemeinsam ist ihnen, dass sie ihren Weg für den Weg schlechthin halten, auf dem sich sämtliche Menschen bewegen sollten, ohne Ausnahme.

Dabei verdichten sich die Hinweise, dass es keine universale Ernährung gibt, die für alle Menschen gut ist. So führen die jodhaltigen Algen, die man in Japan Tag für Tag auf den Tisch bringt, bei uns zu schweren Schilddrüsenproblemen, weil wir deren hohen Jodwerte nicht gewohnt sind. Auch das in Asien übliche Soja entfaltet seine positiven Effekte auf Herz und Kreislauf vor allem im Fernen Osten, nicht aber hier, wie unlängst eine holländische Studie ergab. Selbst die hochgelobte Mittelmeerdiät besitzt keine Universalgültigkeit. Griechische Wissenschaftler stellten nämlich fest, dass sie zwar die Lebenserwartung in Spanien und Griechenland erhöht, nicht aber in Deutschland und Holland. Dort erreichen die strengen Anhänger der mediterranen Kost sogar niedrigere Werte auf der Lebensjahreskala. Zwischen Flensburg und Konstanz wirkt eine tägliche in Olivenöl schwimmende Gemüseration eben anders als auf die Menschen auf Kreta und Sardinien, die das seit Jahrhunderten gewohnt sind.

Die Menschen sind unterschiedlich – das gilt auch für ihre Nahrungsbedürfnisse. So trinkt man in Tibet Tee mit extrem fetter Büffelbutter – und fühlt sich sehr wohl damit. Würden wir jedoch so etwas tun, hätten wir Verdauungs- und vermutlich auch Gewichtsprobleme. Denn wer im klimatisierten Büro sitzt, hat nicht dieselben Bedürfnisse wie jemand, der in einer kargen und kalten Gebirgslandschaft 4000 Meter über dem Meeresspiegel wohnt und harte körperliche Arbeit verrichten muss.

Vorwort

> Bioprodukte enthalten zwar auch nicht mehr Vitamine und Mineralien als die Waren aus konventionellem Anbau, dafür aber mehr entzündungshemmende Salizylate und antioxidative Polyphenole. Wichtig ist aber auch, was die Bioprodukte weniger haben, nämlich Pestizide, Nitrate und andere Schadstoffe. Ganz zu schweigen davon, dass der Öko-landbau umweltverträglicher ist.

Und es besteht ja auch wirklich kein Grund zur Annahme, dass eine Globalisierung der Ernährung gut für uns ist. Warum etwa sollte die Eskimodiät günstig für uns sein? Dem Durchschnittsmitteleuropäer schaudert es bei dem Gedanken, täglich kiloweise Rentierfleisch und fetten Fisch zu essen, mit nur extrem wenig frischem Obst und Gemüse. Das ist so ganz und gar nichts für unseren Gaumen, der ja völlig andere Dinge gewohnt ist. Und dieser Ekel hat auch medizinisch seinen Sinn. Denn die extrem fleischlastige Kost macht uns keineswegs gesünder, obwohl Fischöl natürlich ausgesprochen gesund ist und einen zentralen Platz auf unserem Speisezettel erhalten sollte. Doch der Komplettumstieg auf Eskimokost wäre für uns verheerend, unsere Verdauung und unser Stoffwechsel würden damit nicht klarkommen, Mängel an bestimmten Mineralien, Vitaminen und sekundären Pflanzeninhaltsstoffen wären vorprogrammiert. Am Ende hätten wir vermutlich ähnliche Probleme, als wenn wir uns täglich mit den Mahlzeiten einer Fastfoodkette eingedeckt hätten.

Das Prinzip der bedarfsgerechten Ernährung

Neben den geografischen Unterschieden bestehen hinsichtlich der Ernährung noch zahlreiche andere Aspekte, die man berücksichtigen muss. So brauchen Sportler andere Nährstoffe als Nichtsportler, und Kugelstoßer und Gewichtheber haben ein anderes Nährstoffbedürfnis als ein Marathonläufer oder Triathlet. Wer im Büro arbeitet, muss anders essen als der Zimmermann auf der Baustelle, und wer angestrengt geistig aktiv ist, muss anders essen als jemand, der einer eher monotonen Tätigkeit nachgeht.

Der Nährstoffbedarf am frühen Morgen unterscheidet sich deutlich von dem am Abend, wo es darum geht, zur Ruhe zu kommen. Jugendliche brauchen nicht dieselben Nährstoffe wie Erwachsene, und dass eine Schwangerschaft den Vitamin- und Mineralbedarf einer Frau nach oben treibt, ist ja schon länger bekannt. Ganz zu schweigen davon, dass Männer einen anderen Speiseplan brauchen als Frauen (wobei sie keinesfalls, wie viele glauben, mehr Fleisch essen müssen!).

Für den Bereich des »Lebensmitteldoktors« am wichtigsten ist aber die Tatsache, dass Krankheiten und Funktionsstörungen einer speziellen Lebensmittelantwort bedürfen – sowohl in der Therapie als auch in der Vorbeugung. So sollten Menschen mit drohendem oder bereits ausgebrochenem Knochenschwund mehr als andere auf cremige Fertigprodukte verzichten, weil dort oft Stoffe versteckt sind, die unsere Kalziumaufnahme blockieren. Ein Diabetiker muss zwar nicht unbedingt einen weiten Bogen um Süßes machen, doch er sollte diese Mahlzeiten unbedingt mit reichlich Zimt würzen. Und wer ständig unter Infekten leidet, braucht

Vorwort

weder Echinacea- noch Vitamin-C-Präparate, sondern fährt besser damit, wenn er täglich einen Becher Joghurt und zwei Portionen Rohkost verspeist sowie drei Tassen Eberrautentee trinkt.

Oft hilft uns eine bedarfsgerechte Ernährung auch einfach dabei, besser durch den Tag zu kommen. Wer beispielsweise morgens, trotz eines gesunden Frühstücks mit Obst und Müsli, einfach nicht in die Gänge kommt, sollte eine Veränderung seines morgendlichen Speiseplans in Angriff nehmen. Weil eine mineralreiche Vollkornmahlzeit vermutlich genau das Falsche für ihn ist. Denn unser Körper funktioniert, gerade wenn er zur Erschöpfung neigt und unter Stress steht, besser mit einem Frühstück, das weniger Kalium und Vitamin C und dafür mehr Natrium und B-Vitamine enthält wie etwa ein Käsebrot.

Was bringt der Lebensmitteldoktor?

Im Kapitel »Heilen von A bis Z mit dem Lebensmitteldoktor« finden Sie zahlreiche Beispiele, wie Sie mit einer bedarfsorientierten Ernährung Ihre gesundheitlichen Probleme meistern können. Und so geht es: Beobachten Sie einfach die Symptome, die bei Ihnen auftreten, schlagen Sie im Beschwerderegister nach und blättern Sie dann ins betreffende Kapitel. Vielleicht haben aber ja auch schon Ärzte eine präzise Diagnose gestellt, sodass Sie direkt zum entsprechenden Abschnitt gehen können. Dort lesen Sie nach, was Sie gegen Ihr Problem unternehmen können, was Sie für Lebensmittel weglassen müssen, welche Speisen Sie bevorzugen und wie sie zubereitet werden sollten. Ein einfaches Prozedere – nicht nur, was den Einstieg, sondern auch, was die Umsetzung betrifft. Denn

Bioprodukte sind zwar immer noch teurer als konventionelle Lebensmittel, doch die Preisunterschiede werden kleiner. Weil der Bedarf steigt und daher in immer größeren Mengen produziert wird. Und man sollte keine Angst davor haben, dass Bioprodukte zur Massenware werden. Denn unser oberstes Ziel sollte sein, dass sich alle Menschen auf diese Weise ernähren. Gegen Bioprodukte als Massenware ist also nichts zu sagen – solange nicht auf der Suche nach immer niedrigeren Preisen die Grundsätze des ökologischen und nachhaltigen Wirtschaftens verletzt werden.

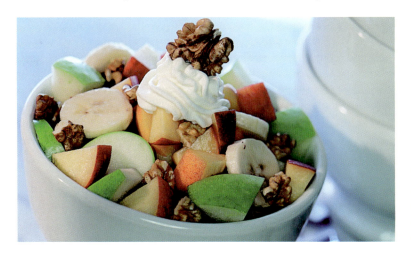

Versuchen Sie, die Vorschläge des Lebensmitteldoktors mit Hilfe von Produkten aus ökologischem Anbau zu befolgen.

Vorwort

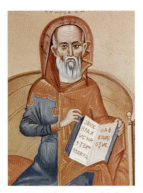

Der Lebensmitteldoktor will den Patienten nicht manipulieren, sondern ihn in erster Linie zur Selbstheilung anregen.

Wie es sich für einen richtigen Doktor geziemt, fühlt sich der Lebensmitteldoktor unbedingter Objektivität verpflichtet. Dies bedeutet, dass er keine Ernährungsideologie besonders herausstreicht, mag sie auch noch so überzeugend klingen. In der Geschichte gab es genug Heilslehren, die anfangs zu großer Begeisterung führten – selbst unter Wissenschaftlern – und sich später als falsch herausstellten. D. h., dass der Lebensmitteldoktor seine eigenen Tipps nicht zu euphorisch betrachtet. Wo er seine Grenzen sieht, wird er dies ausdrücklich sagen.

die aufgeführten Lebensmittel bekommen Sie überall auf dem Markt, im Biofachgeschäft oder sogar beim mit Biowaren bestückten Discounter. Und einige Umstellungen im Speiseplan lassen sich sogar noch einfacher durchführen – dann nämlich, wenn es darum geht, bestimmte Speisen wegzulassen oder zumindest stark zu reduzieren.

Impulse zur Selbstheilung

Trotz der leichten Umsetzbarkeit der Ratschläge des Lebensmitteldoktors sollte man natürlich im Auge behalten, was machbar ist und was nicht. Grundsätzlich ist zu sagen, dass seine Tipps nicht ganz so schnell wirken wie ein Medikament. Was ja schon allein deswegen unmöglich ist, weil wir es bei Nahrungsmitteln nicht mit isolierten, hochkonzentrierten Substanzen, sondern Wirkstoffkomplexen zu tun haben, deren Wirkung erst nach einer gewissen Zeit eintritt. Im Fall der Osteoporose etwa (Knochenschwund) wird nicht mit hoch dosiertem Kalzium gearbeitet, sondern mit einer Ernährung, die den Kalziumanteil zwar ein wenig herausstreicht, aber wegen der Mineralbalance nicht einseitig überbetont und ansonsten auf eine Verbesserung der Kalziumverwertung ausgelegt ist. So ein differenzierter Ansatz aus mehreren Komponenten braucht freilich seine Zeit, bis er Effekte zeigt. Doch das muss nichts Schlimmes sein. Denn abgesehen von akuten Vorfällen wie einer schweren bakteriellen Infektion, die einer sofortigen Antibiotikabehandlung bedarf, ist ja nicht unbedingt hektischer Aktionismus gefragt. Im Gegenteil! Verzögert heißt auch, dass es sanft ist. Der Lebensmitteldoktor will nicht manipulieren, sondern behutsam dirigieren. Er will nicht den Patienten unter die Abhängigkeit von Medikamenten, Methoden und Therapeuten stellen und damit riskieren, dass er aus der Balance gerät, sondern ihm helfen, sich eigenständig von seinen Problemen zu befreien. Bei den Ratschlägen des Lebensmitteldoktors handelt es sich um sanfte Medizin im eigentlichen Sinn: Der Patient wird nicht etwa geheilt, sondern er bekommt feine Impulse, die sein Selbstheilungssystem in Gang setzen.

Die sanfte Medizin wirkt freilich nicht immer. Das gilt auch für den Lebensmitteldoktor. Doch er ist realistisch genug, dies zu sehen. Wo etwa die Vitamindosis in Nahrungsmitteln nicht ausreicht, hat er keine Scheu, zu entsprechenden Vitaminpräparaten zu raten. Ähnliches gilt für die Mineralien. Denn der Lebensmitteldoktor will ideologiefrei und wirklich objektiv vorgehen. Und das bedeutet auch, dass er keine Berührungsängste mit Nahrungsergänzungen hat. Deshalb empfiehlt er sie dort, wo sie wirksamer sind als ein bloßes Lebensmittel, denn sie haben als Nähstofflieferanten immerhin noch eine unübersehbare Nähe zu Lebensmitteln. Dort aber, wo sie entbehrlich sind – und das ist sehr häufig der Fall –, findet man keinen Hinweis auf sie – oder aber es wird sogar ausdrücklich auf ihren fehlenden Nutzen hingewiesen. Getreu der Maxime: Was hilft, hat Recht. Und wenn etwas nicht hilft, dann muss es auch gesagt werden.

Wissenschaftliche Grundlagen

Bleibt zum Schluss die Frage, woher der Lebensmitteldoktor eigentlich weiß, was hilft und was nicht. Die Antwort: Eine hundertprozentige Sicherheit hat natürlich auch er nicht. Doch seine Quellen lassen auf eine ziemlich hohe Treffsicherheit schließen. Die Quellen sind nämlich:

▶ Der Ansatz der »individuell bedarfsorientierten Ernährung«, wie sie vom deutschen Heilpraktiker Heinrich Tönnies entwickelt wurde, der deutlich gemacht hat, dass es eine Ernährung, die für alle gesund ist, unmöglich geben kann

▶ Die persönlichen Erfahrungen von zahlreichen Ärzten, Heilpraktikern und Patienten

▶ Die umfangreichen wissenschaftlichen Daten, die mittlerweile zur Ernährungsmedizin vorliegen

Gerade dem letzten Punkt verdankt der Lebensmitteldoktor den entscheidenden Beitrag zu seiner Zuverlässigkeit. Denn mittlerweile liegen zahlreiche Studien zur Ernährungsmedizin vor. Sie werden zwar nicht so publikumswirksam in der Öffentlichkeit verbreitet wie die Studien zu Medikamenten oder anderen Therapien der modernen Medizin, doch das liegt vor allem daran, dass sie weniger von finanzstarken Sponsoren unterstützt werden (wer kann schon große Summen daran verdienen, wenn Rettich und Honig bei Husten helfen?). Ansonsten aber gilt: Zur Rolle der Ernährung ist erheblich fleißiger geforscht worden, als viele annehmen. Auf hohem Niveau, auch wenn natürlich die Ergebnisse zur Wirkung von folsäurereicher Kost auf die Blutgefäße schwerer zu überprüfen sind, als wenn wir den Probanden einfach eine entsprechende Pille geben würden (denn man kann den Leuten leichter und kontrollierter eine Pille verabreichen, als ihnen beim Essen ständig über die Schultern zu schauen). Doch dafür sind die Arbeiten zu den Ernährungsstilen und ihren Einfluss auf die Gesundheit objektiv, weil davon kaum jemand einen finanziellen Vorteil hat. Und das kann bei den Arbeiten zur Wirkung von bestimmten Medikamenten wahrlich nicht gesagt werden.

Wenden Sie sich also vertrauensvoll an Ihren Lebensmitteldoktor! Er weiß, was er tut. Und ansonsten denken Sie an den Spruch des großen Philosophen Bertrand Russel: »Gesundheit macht uns glücklich, aber das Umgekehrte tut auch seine Wirkung: Ein glücklicher Mensch erkrankt weniger leicht als ein unglücklicher.«

Der Heilpraktiker Heinrich Tönnies erprobte seine bedarfsorientierten Ernährungsprinzipien an einem Hamburger Kinderheim. Dort gelang es ihm beispielsweise durch einen einfachen Trick, die Kinder nachts zu einem besseren und tieferen Schlaf finden zu lassen. Indem er nämlich durch Gemüse und Salate den Magnesiumanteil des Abendessens erhöhte und durch Einsparen von Wurst den Eiweißanteil senkte. Eine Umstellung, die übrigens auch bei Erwachsenen klappt.

Heilen von A bis Z mit

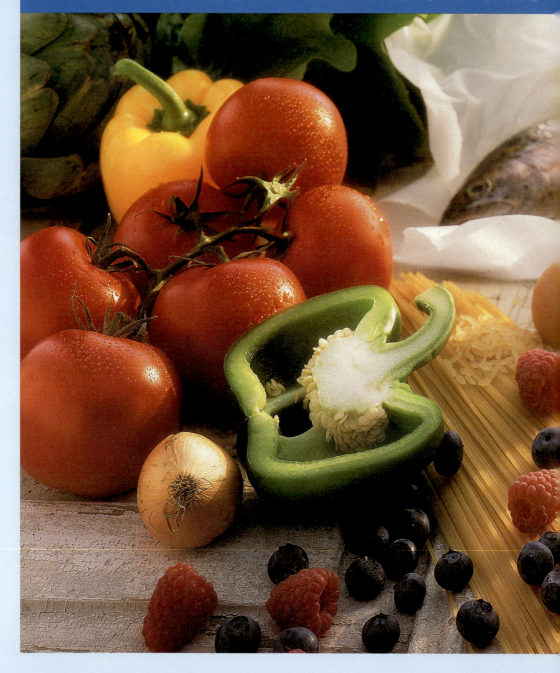

dem Lebensmitteldoktor

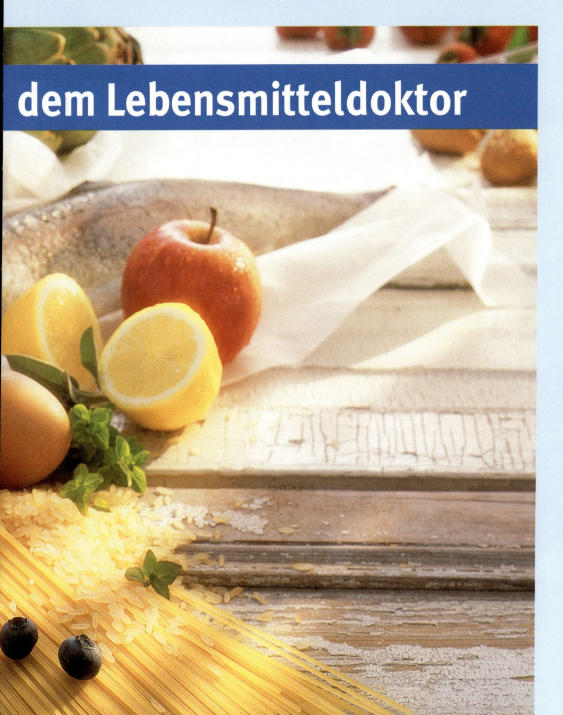

Heilen von A bis Z mit dem Lebensmitteldoktor

Abwehrschwäche

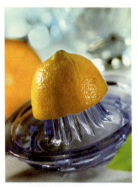

Zitronen liefern viel Vitamin C, wodurch die Fresszellen unseres Immunsystems mehr Appetit auf Bakterien bekommen.

Symptome

▸ Wiederholtes Auftreten von Infektionskrankheiten wie Erkältungen, Bronchitis, Akne u. a.
▸ Bereits bestehende Infektionskrankheiten brauchen eine überdurchschnittlich lange Zeit, um in den Heilungsprozess überzugehen

Ursachen

Hauptauslöser für Immunschwächen sind Ernährungsfehler sowie längere psychische und körperliche Belastungen.

Was zu beachten ist

Unser Immunsystem steht in engem Kontakt zur Psyche. Immunstärkend wirken Hoffnung, Lebensfreude, Gelassenheit, Zufriedenheit; immunschwächend dagegen wirken Trauer, Angst, Unruhe, Verzweiflung, Hoffnungslosigkeit.
Darüber hinaus neigen gestresste Menschen aufgrund ihres chronischen Zeitmangels eher zu ungünstigen Ernährungsgewohnheiten. Sie suchen öfter Fastfoodrestaurants oder Imbissbuden auf, essen rasch mal einen kalorienreichen, aber vitaminarmen Schokoriegel zwischendurch, anstatt sich die Zeit zum genüsslichen Zerkauen eines Salats zu nehmen.

Achtung!

Das Immunsystem älterer Menschen wird im Lauf der Jahre immer schwächer; deswegen steigt auch das Infektionsrisiko. Zudem verlaufen bei ihnen Infekte anders als bei jüngeren Menschen. Sie entwickeln beispielsweise nicht mehr so hohe Körpertemperaturen, weil ihr Organismus nicht mehr imstande ist, solche Kraftakte wie hohes Fieber in Gang zu setzen. Senioren dürfen daher relativ mäßige Fiebertemperaturen wie 38 °C nicht als selbstverständliches Indiz dafür nehmen, dass der Infekt harmlos ist.

Das tut Ihrem Immunsystem gut

▸ **Tryptophan** Diese Aminosäure ist an der Synthese der meisten Proteine beteiligt. Darüber hinaus wirkt sie regulierend auf das Immunsystem. Die Versorgung ist nicht unproblematisch, weil sie oft durch andere Aminosäuren an der Resorption und gerne zur Niazinherstellung »missbraucht« wird. Weitgehend »unblockiert« findet man Tryptophan in Kartoffeln, Sonnenblumenkernen, Sesam, Hülsenfrüchten, Nüssen (vor allem Cashew), Erdnüssen, Schokolade, Weizenkeimen, Haferflocken und Käse.
▸ **Cystein** Wirkt als Schleimlöser und Mobilisator der T-Lymphozyten, einer zentralen »Kampfeinheit« des Immunsystems. Nicht zu unterschätzen auch seine Aufgabe als Einfänger von aggressiven Sauerstoffverbin-

dungen (den »freien Radikalen«). Bei HIV-infizierten Patienten findet sich in der Regel ein erniedrigter Cysteinspiegel im Blut. Ergiebige Cysteinquellen sind Geflügel, Vollkornwaren, Mais, Reis und Quinoa.

▸ **Vitamin A und Karotinoide** Ein Mangel an diesen Vitaminen führt zur Schwächung der lymphatischen Organe, in denen die Lymphozyten gebildet und gelagert werden. Außerdem reparieren sie geschädigte Schleimhäute. Gute Karotinquellen sind Obst- und Gemüsesorten, die eine gelbe, rote oder orangegelbe Farbe haben.

▸ **Vitamin B6 (Pyridoxin)** Dieses Vitamin unterstützt das Verstoffwechseln der Aminosäuren und damit den Aufbau der Proteine – ein Prozess, der in unserem Körper von zentraler Bedeutung ist, gerade was das Funktionieren des Immunsystems betrifft. Pyridoxinmangel trifft vor allem das auf 20 Aminosäuren aufbauende Komplementsystem des Immunapparats. Größere Mengen des Vitamins findet man in Vollkorn, Kartoffeln und Hülsenfrüchten. Bedenken Sie, dass Rauchen, die Einnahme der Antibabypille und starker Fleischkonsum den Pyridoxinbedarf nach oben schrauben!

▸ **Folsäure** Die zur Vitamin-B-Gruppe gehörende Folsäure sorgt für Wachstum und Teilung der roten und weißen Blutzellen. Ferner mobilisiert sie in den Lymphozyten die Bildung von Antikörpern. Man findet das B-Vitamin vor allem in Blattgemüse und Blumenkohl.

▸ **Vitamin C** Mit Sicherheit das bekannteste Immunvitamin. Es macht den Fresszellen Appetit auf ungebetene Eindringlinge wie Viren und Bakterien, schützt außerdem die Organe des Immunsystems vor dem Angriff freier Radikale. Wahre Vitamin-C-Bomben sind Kiwis, noch weit vor Orangen und Zitronen.

▸ **Vitamin E** Im Immunsystem fördert Vitamin E die Bildung von Antikörpern, außerdem schützt es empfindliche Substanzen des Immunapparats (wie etwa Vitamin C) vor dem Angriff freier Radikale. Man findet es in Pflanzenöl (vor allem Weizenkeimöl) und Nüssen. Sesam reduziert die Ausscheidung von Zwischenprodukten des Vitamin-E-Stoffwechsels über den Urin.

▸ **Magnesium** Im Immunsystem ist Magnesium an der Bildung der Lymphozyten beteiligt. Unter ständigem Stress sinkt der Magnesiumanteil im Körper zum Teil dramatisch – mit ein Grund dafür, dass Stress den Ausbruch von Erkrankungen fördern kann.

▸ **Selen** Dieses Spurenelement ist Bestandteil von Glutathionperoxidase, einem Enzym, das die Zellen des Immunsystems vor dem Angriff freier Radikale schützt. Selen erfüllt damit ähnliche Aufgaben wie Vitamin E.

▸ **Zink** Es hält die spezifische Immunabwehr auf Trab. Man findet es in Weizenkeimen und Hülsenfrüchten. Zinktabletten unterstützen allerdings

Langes Stillen stärkt die Immunabwehr
Wer sein Baby so lange stillt wie möglich, versorgt es mit wichtigen immunmodulierenden Stoffen. Die Grundlagen für die spätere Entwicklung des Immunsystems sind dann bereits gelegt.

Die Immunabwehr spielt sich nicht nur im Blut ab!
Die Lymphozyten sind der beste Beweis dafür. Denn gerade einmal 4 % von ihnen kursieren im Blut, der Rest wartet in den lymphatischen Organen und im Knochenmark auf seinen Einsatz.

Heilen von A bis Z mit dem Lebensmitteldoktor

Im Unterschied zu Vitaminpillen enthält Obst ein komplexes Gefüge aus Wirkstoffen, die sich gegenseitig unterstützen und ergänzen, um unser Immunsystem funktionsfähig zu halten.

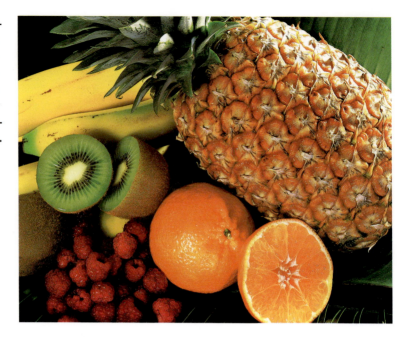

nicht unbedingt die Immunabwehr – denn in extremen Mengen blockiert das Spurenelement die Aufnahme von Kupfer.

▶ **Kupfer** Ohne Kupfer würde unser Körper kein Vitamin C verwerten können, denn das Mineral ist Bestandteil des Enzyms Askorbinsäureoxidase. Besonders kupferreich sind Kakao, Weizenkeime und Vollkornprodukte, wobei Brot aus Roggenvollkorn leichter verdaut wird als Weizenvollkorn. Größere Mengen an Kalzium (besonders viel in Milchprodukten) blockieren die Kupferverwertung.

▶ **Milchsäurebakterien** Die Organismen aus Joghurt und Kefir gelten als wichtige Stützen des Immunsystems. Weil sie unser Abwehrsystem trainieren, sodass es besser auf schädliche Mikroorganismen eingestellt ist.

▶ **Polyphenole** Diese sekundären Pflanzenwirkstoffe kräftigen das Immunsystem und helfen, Vitamin C zu sparen. Man findet sie in praktisch allen Pflanzen, vor allem aber auch in Tee und Schokolade.

Keine Zigaretten, kein Alkohol!
Der Tipp, die Finger von Zigaretten und Alkohol zu lassen, klingt überholt, aber er ist gerade bei Abwehrschwäche von enormer Bedeutung. Denn beide Stoffe vernichten Vitamin C in großen Mengen. Übermäßiger Alkoholkonsum geht zu Lasten der B-Vitamine, außerdem beeinträchtigt er die Funktion von Milz und Thymusdrüse, in denen wichtige Abwehrzellen gebildet und gelagert werden.

Achtung, Diäten!

Eine Studie des Fred Hutchinson Cancer Research Center in Seattle dämpft die Hoffnung, durch wiederholte Fastenkuren mit weniger Infekten durchs Jahr zu kommen. Die Wissenschaftler befragten 114 übergewichtige, sonst aber gesunde Frauen nach ihren bisherigen Diätversuchen und untersuchten gleichzeitig die Aggressivität bzw. Toxizität der Killerzellen ihres

Immunsystems. Die Analyse ergab, dass die Toxizität bei jenen Proban-dinnen, die in den vergangenen 20 Jahren mindestens einmal fünf Kilo-gramm oder mehr abgenommen hatten, um bis zu einem Drittel niedriger war als bei Frauen mit stabilem Gewicht. Ursache sind vermutlich Stress-hormone, die unter Diätbelastungen vermehrt ausgeschüttet werden.

Nicht nur auf einen Stoff setzen!

Die lange Liste der für das Immunsystem wichtigen Stoffe zeigt: Es hat keinen Sinn, nur auf eine Substanz zu setzen, um das Immunsystem zu stärken. Reine Vitamin- und Mineralpräparate bringen nur wenig.

Der Lebensmitteldoktor rät

▶ Orange ist Trumpf. Die orangegelbe Farbe von Gemüse oder Obst lässt auf einen hohen Anteil von Karotinoiden schließen. Ausnahme: die Orange. Doch sie ist aufgrund ihres hohen Vitamin-C-Gehalts natür-lich trotzdem wichtig zur Stärkung des Immunsystems.
▶ Roggenvollkorn- statt Weißbrot! Eine Forderung, die allein wegen des hohen B-Vitamin- und Mineraliengehalts vollwertiger Getreide-produkte Sinn macht.
▶ Nüsse und Samen bestechen vor allem durch ihren hohen Gehalt an B-Vitaminen, Vitamin E und Magnesium. Essen Sie täglich ein kleines Schälchen voll Nüsse.
▶ Joghurt enthält wichtige Mineralien und Milchsäurebakterien fürs Immunsystem. Verzehren Sie täglich eine Portion Joghurt. Am besten pur, also ohne Farb- und Geschmacksstoffe.
▶ Streuen Sie sich Weizenkeime über Ihr Müsli und über Ihren Joghurt. Denn dort verbergen sich wichtige Immunmineralien.
▶ Immer wieder mal ein Stückchen Schokolade mit hohem Kakao-, dafür aber niedrigem Fett- und Zuckeranteil essen. Die darin enthalte-nen Polyphenole und Kupfermengen kräftigen das Immunsystem.
▶ Trinken Sie während der nasskalten Jahreszeit täglich 2 bis 3 Tassen Eberrautentee (1 Teelöffel mit 1 Tasse kochendem Wasser überbrühen, 10 Minuten ziehen lassen, abseihen). Die Blätter der Eberraute, lange Zeit als Fleischgewürz eingesetzt, wurden früher im Gericht neben die Angeklagten gelegt, um deren Mitmenschen vor den Krankheiten der Gefängnisinsassen zu schützen. Eine Studie der Universität Köln ergab, dass das regelmäßige Trinken von Eberrautentee vor grippalen Infek-ten schützt. Man erhält ihn in Apotheken.

Selen am Morgen

Selen gehört zu jenen Bio-stoffen, deren Aufnahme großen Schwankungen unterworfen ist. Am Abend wird es vom menschli-chen Organismus relativ schlecht resorbiert, der beste Zeitpunkt für die Selenversorgung ist der frühe Morgen. Besonders große Mengen des Spu-renelements findet man in Weizenkeimen, die man problemlos über das Müsli streuen kann.

Heilen von A bis Z mit dem Lebensmitteldoktor

Akne

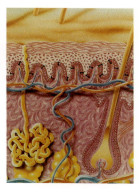

Symptome

- Zunächst Hautmitesser mit schwarzem Punkt
- Dann Entzündungen, die sich zu großen, eitergefüllten Pickeln auswachsen

Bei Akne kommt es zur Verstopfung der Talgdrüsengänge. Wer eine starke Talgproduktion hat, ist zwangsläufig mehr durch Akne gefährdet als andere.

Ursachen

Die Hauptursache der gewöhnlichen Akne sind Verhornungen der Talgdrüsengänge: Der Talg kann nicht mehr abfließen, die Gänge verstopfen und entzünden sich. Gefördert wird dieser Prozess durch eine übermäßige Aktivität der Talgdrüsen.

Süß spielt keine Rolle

Eine süße Ernährung spielt – auch wenn viele Betroffene es glauben – bei Akne wohl nicht die Hauptrolle; selbst der übermäßige Verzehr von Süßigkeiten scheint keine Akneschübe zu provozieren. Auch die Psyche spielt eher eine Nebenrolle. Die oft zu beobachtenden psychischen Auffälligkeiten bei Aknepatienten (die meist auch mit einem verstärkten Süßwarenkonsum einhergehen) sind weniger die Ursache als vielmehr das Resultat der Krankheit, die von Betroffenen als große Belastung empfunden wird.

Das Erbgut spielt mit
Die Wahrscheinlichkeit, dass ein Kind in der Pubertät an Akne erkrankt, wenn beide Elternteile eine Akne durchgemacht haben, liegt bei 50 %. Es lohnt sich also nicht, sich über die angeblich aknefördernden Ernährungssünden zu beklagen – die entzündliche Hauterkrankung wird größtenteils in die Wiege gelegt.

Vorsicht vor zu viel Jod!

In diversen Studien konnte der Nachweis erbracht werden, dass große Jodmengen in der Nahrung akneähnliche Hautveränderungen auslösen können. Wer also sehr viel Fisch oder Algen (vor allem Meeresalgenpräparate) verzehrt, sollte dies durchaus als Akneauslöser in Erwägung ziehen. Einige Heilpraktiker und Ärzte sehen auch in dem mittlerweile üblichen Jodspeisesalz einen möglichen Auslöser für Hautpusteln.

Akne und Allergien

Zum Thema Akne und Lebensmittelallergien ist bereits viel geforscht und geschrieben worden. Die Ergebnisse sind jedoch alles andere als einheitlich. Festzustehen scheint jedoch, dass bei einigen Aknepatienten gleichzeitig eine Allergie vorliegt, die das Hautjucken weiter verstärkt. Mit anderen Worten: Nicht jede Akne ist das Resultat einer Allergie, aber häufig werden durch Allergien die Symptome der Akne noch verstärkt.

Das tut Ihrer Haut gut

▶ **Vitamin A** Das Vitamin spielt für die normale Hautfunktion eine wichtige Rolle. Immer wieder zeigen Aknepatienten überdurchschnittlich schlechte Vitamin-A-Werte in der Haut, obwohl sie eigentlich ausreichend große Werte des Biostoffs verzehrt haben. Ein Hinweis, dass es ihnen an etwas fehlt, Vitamin A in die Haut zu transportieren. Es kann also sinnvoll sein, neben einer betont Vitamin-A-reichen Kost (orangegelbe Obst- und Gemüsesorten) auch vermehrt Weizenkeimöl und Nüsse mit viel Vitamin E auf den Speiseplan zu setzen – denn dieser Stoff löst Vitamin A aus seinen Speichern in der Leber.

▶ **Zink** Es gilt als das Hautmineral schlechthin, sein Mangel provoziert Entzündungen der Haut. Umgekehrt können, wie mehrere wissenschaftliche Studien belegen, höhere Dosierungen des Minerals helfen, bereits bestehende Akne zum Heilen zu bringen. Besonders zinkreich sind Käse, Austern, Bierhefe, Weizenkeime, Sesam und Mohn. Achtung: Die Phytate aus Zerealien wie Cornflakes, Haferflocken und Müsli hemmen die Zinkaufnahme und sollten daher vom Aknepatienten reduziert werden! Die Phytatwerte der Vollkornwaren sind hingegen kein Problem. Dafür zehren Medikamente wie Penizillamin, Tetrazyklin, Isoniazid und Diuretika an den Zinkreserven.

Vorsicht bei Vitamin-B-Präparaten!

Auch hoch dosierte Vitamin-B6- und -B12-Präparate können Akne auslösen. Ein Hinweis darauf, wie empfindlich bisweilen der Hautstoffwechsel auf extreme Wirkstoffdosierungen reagiert. Die Akne verschwindet, wenn die Präparate abgesetzt werden.

Problematische UV-Strahlen

Von UV-Bestrahlung als Aknetherapie ist man in der Dermatologie wieder abgekommen. Denn die Bestrahlung wirkt zwar entzündungshemmend und sie mag durch ihren Bräunungseffekt das Erscheinungsbild der Haut verbessern, doch gleichzeitig regt sie auch die Talgproduktion an. Die Folge: Bei einem Drittel der Patienten nimmt die Zahl der Aknepusteln unter UV-Bestrahlung sogar zu.

Der Lebensmitteldoktor rät

▶ Keine Angst vor Süßigkeiten!
▶ Ersetzen Sie das morgendliche Müsli durch ein Käsebrot.
▶ Setzen Sie vermehrt Nüsse auf den Speiseplan, machen Sie Ihren Salat mit Weizenkeimöl an.
▶ Verzehren Sie Nahrungsergänzungsmittel aus Meeresalgen? Wenn Sie unter Akne leiden, sollten Sie damit aufhören!

Allergien

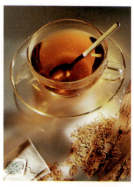

Rotbusch- und Jasmintee liefern Flavonoide zur Dämpfung von Allergiesymptomen.

> ### Symptome
> ▸ Wie sich die Allergie zeigt, hängt hauptsächlich von zwei Faktoren ab: erstens von der Beschaffenheit des Stoffs, auf den allergisch reagiert wird, zweitens vom körperlich-seelischen Zustand des Allergikers.
> ▸ Die Symptome einer Allergie reichen von Schnupfen und Augentränen (vor allem bei Pollen und Hausstaub) über Unterleibskrämpfe (vor allem bei Lebensmittelallergien) und Hautausschläge (z. B. bei Metallallergien) bis zu lebensgefährlichen Asthmaanfällen (vor allem bei Hausstaub, Pollen, Bienengift, Tierhaar).

Ursachen

Das Problem des Allergikers besteht darin, dass die Mastzellen seines Immunsystems bei ihrer Begegnung mit bestimmten Stoffen oder Mikroorganismen (Allergenen) zu viele Histamine produzieren. Die Histamine haben normalerweise den Sinn, den übrigen Einheiten des Immunsystems ihre Arbeit zu erleichtern, indem sie den »Kampfplatz« präparieren. Dazu gehören beispielsweise die Erweiterung der Blutgefäße und die Verengung der Bronchien. Bei Allergikern wird jedoch der Kampfplatz überpräpariert, die Blutgefäße werden zu stark erweitert, Wasser dringt ins umliegende Gewebe, es kommt zu Schwellungen und Entzündungen. Im schlimmsten Fall treten allergische Schockreaktionen auf, die lebensbedrohliche Folgen haben können.

Beeinflussbarkeit durch die Nahrung

Dass ein Nahrungsmittelallergiker mit der Umstellung seiner Ernährung viel gegen seine Krankheit unternehmen kann, liegt auf der Hand. Bleibt die Frage, ob auch ein Heuschnupfenkranker oder ein Hausstauballergiker seine Krankheit durch eine Umstellung der Ernährung beeinflussen kann. Die Frage muss ganz klar bejaht werden. Denn jede allergische Erkrankung ist letzten Endes das Resultat einer Immunstörung – und dies bedeutet, dass alles, was das Immunsystem in seiner Arbeit beeinträchtigt, eine Allergie verstärken kann, und alles, was das Immunsystem in

Stress und Allergien
Starker Stress fördert den Ausbruch von Allergien. So kommen viele Menschen im Zusammenhang mit Prüfungen, beruflichen Belastungen, Scheidung und dergleichen zu einer Allergie. Das Fatale: Die durch Stress erworbenen Allergien bleiben meist auch dann noch bestehen, wenn der Stress aufgehört hat.

seiner Arbeit unterstützt, eine Allergie mildern kann. Zu den wichtigsten Einflussgrößen des Immunsystems gehört zweifelsohne die Ernährung. Die einzelnen Inhaltsstoffe der Nahrungsmittel können bis in die kleinsten Einheiten des Immunsystems wirksam werden.

Allgemeine Tipps zur Ernährung bei Allergien

Sellerie ist Nahrungsmittelallergen Nummer eins und sollte daher in der Ernährung eines Allergikers in jedem Fall ausgespart werden. Die anderen problematischen Lebensmittel werden im Ernährungsplan am besten »gestreut«: Fisch, Hühnerfleisch bzw. -eier sowie Milchprodukte und Karotten sollten also an unterschiedlichen Tagen gegessen werden, um im Immunapparat keine »schlafenden Hunde« zu wecken.

Sollte der Verdacht entstehen, dass Sie auf ein bestimmtes Lebensmittel allergisch reagieren, muss in Zusammenarbeit mit einem Allergologen eine Eliminationsdiät vorgenommen werden. Hierbei werden gezielt ein oder mehrere Nahrungsmittel weggelassen, um eine Symptomverbesserung zu erreichen. Tritt keine Änderung der Symptome ein, ist es unwahrscheinlich, dass das weggelassene Nahrungsmittel tatsächlich eine zentrale Rolle beim Auslösen der allergischen Reaktionen spielt. Die Eliminationsdiät ist als Testverfahren – sofern sie richtig angewandt wird – erheblich zuverlässiger als der übliche Hauttest beim HNO-Arzt.

In jedem Fall günstig ist es, möglichst wenige Zusatzstoffe in der Nahrung zu haben. Dies bedeutet konkret: Finger weg von besonders farbigen Nahrungsmitteln (Weingummi, Lutscher, Kunstspeiseeis usw.), weniger Süßigkeiten, weniger Limonaden und Colagetränke.

Das tut bei Allergien gut

▶ **Magnesium** Göttinger Wissenschaftler konnten nachweisen, dass es durch seine antagonistische Wirkung gegenüber Kalzium die Mastzellen davon »überzeugt«, weniger Histamine in den Blutkreislauf abzugeben. Eine Magnesiumkur ist jedoch nur sinnvoll, wenn sie vier bis sechs Wochen vor dem erwarteten Ausbruch der Allergien begonnen wird. Natürliches Magnesium findet sich in »Bärlauch Magnesium« aus der Apotheke.

▶ **Flavonoide** Die Flavonoide Querzetin, Myricetin und Kaemperol blockieren die Histaminfreisetzung von aktivierten Mastzellen. Besonders wichtig ist Querzetin. Es ist ausgesprochen widerstandsfähig gegenüber Hitze, geht aber beim Lagern in großem Umfang verloren. Man findet es vor allem in Äpfeln, gelben Zwiebeln, grünen Bohnen, Grünkohl sowie Rotbusch- und Jasmintee.

▶ **Vitamin C** Es bindet einen Teil der überschießenden Histamine und baut

Grapefruit macht Medikamente stark

Medikamente gegen Allergien wirken deutlich besser, wenn man sie mit einem Glas Grapefruitsaft einnimmt. Entdeckt wurde dieser Effekt rein zufällig, als man in einer Studie den unangenehmen Geschmack von Arzneimitteln mit einem Glas Fruchtsaft überdecken wollte. Offenbar hemmt die Südseefrucht die Ausschüttung von Dünndarmenzymen, die sonst den Übertritt der Arzneiwirkstoffe in den Blutkreislauf verzögern würden.

Querzetin

Wie alle Flavonoide befindet sich das Querzetin hauptsächlich in den Randschichten der Pflanzen sowie in deren Blättern. Essen Sie also die Äpfel möglichst ungeschält, auch Tomaten sollten ihre Schale behalten. Tomaten aus der Dose besitzen übrigens kaum noch Flavonoide.

Grünkohl

Grünkohl sollte geerntet werden, wenn bereits der erste Frost seine Blätter weicher gemacht hat. Nichtsdestoweniger bleiben seine Blätter auch nach dem Frost zu hart, um roh gegessen zu werden. Eine Garzeit von etwa 40 Minuten ist daher notwendig, um ihn genießbar zu machen. Geben Sie nach dem Garen etwas Öl hinzu, um die Resorption der Biostoffe zu verbessern. Wichtig: Grünkohl sollte nur einmal gegart und nicht wieder aufgewärmt werden, da sonst zu viele schädliche Nitrate frei werden könnten.

sie zu harmlosen Säuren um. Sie finden das Vitamin vor allem in Kiwis, Orangen, Zitronen, Sanddorn, Äpfeln, Tomaten und Paprikaschoten. Beachten Sie jedoch, dass Zitrusfrüchte ein überdurchschnittlich hohes Allergiepotenzial haben! Kakao, Weizenkeime sowie Roggen- und Hafervollkornprodukte mit ihrem Kupfer verbessern die Vitamin-C-Verwertung.

Histaminarme Diät

Das Ziel dieser Diät besteht darin, den Anteil an Histaminen im Speisezettel herunterzuschrauben, da diese Stoffe bei Allergien eine Schlüsselrolle spielen. Histamine fallen in Nahrungsmitteln besonders dann an, wenn sie lange gelagert werden. Hier eine Liste der histaminreichen Nahrungsmittel, die es möglichst zu meiden gilt:

▶ Thunfisch: bis 13 000 Milligramm pro Kilogramm
▶ Sardinen: 110 bis 1500 Milligramm pro Kilogramm
▶ Sardellen: ca. 180 Milligramm pro Kilogramm
▶ Emmentaler: bis 550 Milligramm pro Kilogramm
▶ Harzer Käse: ca. 400 Milligramm pro Kilogramm
▶ Gouda, holländisch: 30–180 Milligramm pro Kilogramm
▶ Stilton (Blauschimmelkäse): etwa 160 Milligramm pro Kilogramm
▶ Tilsiter: 50–60 Milligramm pro Kilogramm
▶ Camembert: 40–60 Milligramm pro Kilogramm
▶ Cheddar: ca. 35 Milligramm pro Kilogramm
▶ Osso collo: bis 320 Milligramm pro Kilogramm
▶ Salami: bis 280 Milligramm pro Kilogramm
▶ Westfälischer Schinken: 40–160 Milligramm pro Kilogramm
▶ Sauerkraut: 6–200 Milligramm pro Kilogramm
▶ Spinat: ca. 30 Milligramm pro Kilogramm
▶ Tomaten (Ketchup): ca. 20 Milligramm pro Kilogramm

Vorsicht vor Wein

Selbst ökologische Weine werden in der Regel geklärt, und das geschieht oft mit tierischen Klärhilfen wie Hausenblase (vom Fisch) und Kasein (aus der Milch). Auf deutschen Weinetiketten liest man nur selten etwas von diesen »tierischen Zusätzen«. Dafür haben mittlerweile einige Naturkostläden und Weinversender »vegane Weine« im Sortiment, die mit nichttierischen Materialien wie etwa Blähton geklärt wurden. Eine weitere Möglichkeit, den tierischen Verschönerungsverfahren aus dem Weg zu gehen: Man besorgt sich beim Winzer einen Wein mit »Weinstein« oder »Depot« (so die Fachausdrücke für die natürliche Trübung), dann lässt man die Flasche einen Tag lang senkrecht stehen, um schließlich den Tropfen vorsichtig zu dekantieren. Zwar geht dabei auch ein wenig Wein verloren, doch dafür bleibt ihm – im Unterschied zu den meisten konventionellen Klärmethoden – auch sein ursprünglicher, voller Geschmack.

Nach Antibiotika die Darmflora aufbauen

Amerikanische Mikrobiologen fanden Hinweise darauf, dass Antibiotika das Risiko für Atemwegsallergien erhöhen, weil sie die Darmflora und dadurch den immunologischen Erkennungsdienst schädigen. Gelangen dann Fremdkörper in die Atemwege, stoßen sie auf ein relativ unvorbereitetes Immunsystem, das zu Überreaktionen neigt. Die Wissenschaftler empfehlen daher, nach einer Antibiotikatherapie generell einen Aufbau der Darmflora durchzuführen. Dazu dienen nicht nur probiotischer Joghurt und Kefir mit ihren Milchsäurebakterien, sondern auch Nahrungsmittel mit hohem Anteil an Polyphenolen, weil diese Stoffe als Basis für die Darmflora dienen. Einen hohen Anteil haben Schokolade, Rotwein, Grün- und Schwarztee, Roggenvollkorn und die meisten Kohlsorten. Eine absolute Polyphenolbombe ist griechischer Cystustee aus der Apotheke. Zubereitung: 1 gehäuften Teelöffel mit 1 Tasse kochendem Wasser überbrühen, 5 Minuten ziehen lassen, abseihen. 1 bis 2 Tassen pro Tag trinken.

Ungemachtes Bett schützt vor Milben

Ein ungemachtes Bett mag schlampig aussehen, doch es schützt laut einer Studie der Londoner Kingston-Universität vor Allergien. Grund: Die berüchtigten Hausstaubmilben brauchen Feuchtigkeit zum Überleben, und die finden sie nicht, wenn das Bett nach dem Schlafen ungemacht bleibt. Die Forscher betonen jedoch, dass unordentliche Betten keinen hundertprozentigen Schutz vor Allergien bieten.

Der Lebensmitteldoktor rät

▸ Kein Sellerie! Meiden Sie auch histaminreiche Kost (siehe Liste).

▸ Bauen Sie öfter eine Tasse Jasmin- oder Rotbuschtee in Ihren Alltag ein. Zubereitung: 1 Teelöffel mit 1 Tasse kochendem Wasser überbrühen, 3 bis 5 Minuten ziehen lassen, danach abseihen. Man erhält die beiden Tees im Teefachhandel; der Jasmintee sollte nicht mit Aromastoffen, sondern mit echten Jasminblüten aromatisiert sein.

▸ Falls Sie Pollenallergiker sind, sollten Sie vor der Saison eine Magnesiumkur mit »Bärlauch Magnesium« (täglich vier Kapseln) aus der Apotheke durchführen.

▸ Keine bunten Nahrungsmittel wie etwa Weingummi, Limonade, Colagetränke, Speiseeis, industrielle Fruchtjoghurts und Fertigpuddings verzehren.

▸ Mehr Rohkost in den Speiseplan einbauen, um die Vitamin-C-Zufuhr zu erhöhen. Bevorzugen Sie Biowaren, denn sie sind weniger mit Pestiziden belastet.

▸ Bevorzugen Sie einheimische Obst- und Gemüsesorten. Unser auf mitteleuropäische Gefilde geeichter Körper ist es nicht gewohnt, ständig Exotisches auf dem Teller zu haben.

Heilen von A bis Z mit dem Lebensmitteldoktor

Aphthen

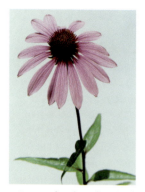

Sonnenhut hat als Mittel zur Immunkräftigung eine lange Tradition; wissenschaftliche Studien bestätigen seine Wirksamkeit.

Symptome

Weiße Flecken in der Mundschleimhaut, die von einem roten, entzündeten Rand umgeben sind. Sie können besonders beim Essen starke Schmerzen verursachen und befinden sich vor allem an Wange, Zunge und Gaumen.

Ursachen

Die Auslöser der Aphthen bleiben meist im Dunkeln; in jüngerer Zeit werden vor allem allergische Reaktionen auf bestimmte Gifte diskutiert, wie sie sich z. B. in behandeltem Obst und Gemüse befinden.
Die Mundschleimhaut besitzt zudem enge Verflechtungen mit unserer Psyche. Als erwiesen gilt, dass ständiger Stress, gepaart mit Ängsten und Aggressionen, die Mundschleimhaut trockener und dadurch anfälliger für Infektionen und Entzündungen macht.

Das tut Ihrer Mundschleimhaut gut

▶ **Vitamin B12, Folsäure, Eisen und Zink** Wissenschaftler konnten nachweisen, dass Patienten mit häufig wiederkehrenden Aphthen überdurchschnittlich oft an einem Mangel dieser Biostoffe leiden. In einigen Studien wurden auch ermutigende Heilergebnisse mit entsprechenden Nährstoffzufuhren erzielt.
Besonders erfolgreich waren Zink und die beiden B-Vitamine, was nicht weiter erstaunen darf, wenn man bedenkt, wie wichtig diese Wirkstoffe für Immunsystem und Schleimhautfunktionen sind. Erstaunlicher ist da schon das Phänomen, dass Apthenpatienten oft an Eisenmangel leiden. Doch wahrscheinlich handelt es sich dabei lediglich um eine Begleiterscheinung des B-Vitamin-Mangels, weil diese Stoffe eine Hauptrolle im Bluthaushalt spielen: Ein Mangel an Folsäure und Vitamin B12 führt über den »Umweg« der verringerten Blutbildung zu Eisenmangel. Das Einnehmen von Eisenpräparaten bringt also in der Regel nur wenig; man würde damit lediglich eine Randerscheinung der Aphthenproblematik behandeln.

Hartnäckig
Aphthen können überaus hartnäckig sein und sich allen Therapieversuchen widersetzen. Problematisch ist auch, dass man beim Essen immer wieder mit den Zähnen in sie hineinbeißt und dadurch natürlich die Entzündungsreaktion verstärkt.

Aphthen

▶ **Die Darmflora aufbauen** Man sollte nicht in Eigenregie zu Zink- und Vitamin-B-Präparaten greifen, denn gerade für Vitamin B_{12} ist bekannt, dass extreme Dosierungen ihrerseits Apththen auslösen können. Besser ist es, den Speiseplan umzustellen. Dazu gehört, die Darmflora mit Hilfe von probiotischen Joghurts (möglichst ohne Farb- und Aromastoffe) aufzubauen, denn dort wird Vitamin B_{12} produziert. Anstelle von Müsli, Haferflocken und anderen Zerealien, die mit ihren Phytaten die Zinkaufnahme erschweren, sollte beim Frühstück Käse mit Roggenvollkornbrot auf dem Tisch stehen. Die Folsäureversorgung wird durch Blattsalat, Brokkoli, Blumenkohl, Rosenkohl, Wirsing, Tomaten, Erdnüsse und Gurken gewährleistet. Achtung: Folsäure ist ausgesprochen empfindlich gegen Luft, Hitze und Licht. Das Gemüse sollte also nicht zu lange gelagert und gegart werden.

▶ **Rotbusch** Rooibos zählt zu den Heilpflanzen mit ausgesprochen starken entzündungshemmenden Wirkungen auf die Schleimhäute. Darüber hinaus wirkt er antiallergisch, was vor dem Hintergrund, dass Aphthen möglicherweise durch Allergien auf Gifte ausgelöst werden, von Bedeutung ist. In einer japanischen Studie wurde Rooibos mit Erfolg bei der Therapie der Behcet-Krankheit eingesetzt, einer schweren aphthösen Erkrankung von Mund- und Genitalschleimhaut. Spülen Sie Ihren Mund vier- bis fünfmal pro Tag mit hoch dosiertem Rooibostee (1 Esslöffel auf 1 Tasse Wasser, 5 Minuten ziehen lassen). Nach dem Spülen den Tee herunterschlucken (die beim Spülen herausgelösten Keime werden im Magen zerstört).

Abwehrstärkung
Immer wiederkehrende Aphthen sind Zeichen einer geschwächten Immunabwehr in der Mundschleimhaut. Sie können die dortige Immunabwehr gezielt durch Echinaceaspray aus der Apotheke stärken (einigen von ihnen ist auch Salbei zugesetzt). Eine weitere Maßnahme zur Stärkung der Immunabwehr besteht im Trinken von Eberrautentee.

Der Lebensmitteldoktor rät

▶ Längerfristig: Täglich eine Portion probiotischen Joghurt essen. Aber: Während akuter Aphthenbelastung keine Milchprodukte verzehren, weil dies zu einer heilungsverzögernden Schleimbildung führt und den Lymphtransport unnötig belastet.

▶ Zerealien zum Frühstück reduzieren, stattdessen Käse- und hin und wieder ein Wurstbrot essen.

▶ Mehr frisches Blattgemüse, Tomaten und Kohl essen.

▶ Spülen Sie den Mund 5-mal täglich mit hoch dosiertem Rotbuschtee. Nehmen Sie dazu den grünen Rotbuschtee, da Rooibos nach seiner Fermentation an Wirkkraft verliert.

Asthma

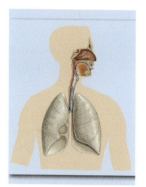

Ein Asthmaanfall führt zu starkem Stress, der seinerseits zur Engstellung der Atemwege führt.

Symptome

▸ »Giemende« Atmung (stoßartige Atemzüge, das entspannte Ausatmen bleibt aus), Enge- und Druckgefühl auf der Brust, krampfartiger Husten.
▸ Ein Asthmaanfall ist oft von starken Ängsten begleitet, der Kranke ist ganz auf seine Lunge fixiert und kaum ansprechbar.
▸ Die Symptome können sich nach wenigen Minuten wieder gelegt haben; mitunter dauern sie jedoch auch mehrere Stunden oder Tage.

Ursachen

Bei Patienten bis zu 40 Jahren wird das Asthma in 90 % aller Fälle durch eine Allergie verursacht. Bei Patienten von über 40 entsteht es oft in Begleitung von Emphysemen und anderen Lungenkrankheiten.
Bronchien, Atemmuskeln und Allergien besitzen zudem einen starken Bezug zur Psyche. Asthma gehört daher zu den psychosomatischen Krankheiten, asthmatische Anfälle treten unter seelischen Belastungen besonders häufig auf. In der Psychosomatik wird der Asthmaanfall außerdem als ein unterdrücktes Weinen, als eine Art »Heulszene der Lunge« dargestellt. Für diese These spricht, dass ein Asthmaanfall unter Schluchzen ein Ende finden kann und dass gerade diejenigen unter Asthma leiden, die in ihrer Kindheit Vorwürfe und Zurückweisungen erlebten, wenn sie ihre Eltern durch Schreien oder Weinen zu sich rufen wollten.

Vorsicht bei Kälte!
Akute Kältereize führen zur spontanen Engstellung der Bronchien. Bleiben Sie bei arktischen Temperaturen lieber zu Hause oder ziehen Sie sich wenigstens einen Schal über Mund und Nase!

Achtung, Nahrung!

Nahrungsmittelallergien zeigen sich nicht nur in den Verdauungs-, sondern oft auch in den Atemwegen. Bei Erwachsenen sind es in erster Linie Kabeljau, Garnelen, Kiwis, Haselnuss und Senf, bei Kindern vor allem Kuhmilch und Hühnerei, die zu allergischem Asthma führen können.

Fasten befreit die Lunge

Heilfasten stabilisiert das Darmmilieu, sorgt also dafür, dass sich in den Verdauungswegen mehr Nutz- als Schadbakterien ausbreiten. Ein Effekt, der zu einer besseren Verdauung führt. Außerdem weiß man mittlerweile, dass die Nutzbakterien des Darms Histamine puffern, deren Überproduktion bekanntlich zu allergischen Reaktionen wie Augentränen, Heuschnupfen, Nesselfieber und Asthma führen kann. Das Heilfasten kann also auch im Rahmen einer Allergiebehandlung sinnvoll sein.

Fastenkuren zu therapeutischen Zwecken sollten jedoch nicht ohne fachliche Anleitung durchgeführt werden. Immer wieder werden Menschen in Krankenhäuser eingeliefert, die bei ihren privaten Fastenkuren kollabierten. Wer wirklich sinnvoll fasten will, sollte sich ambulant oder sogar stationär an eine entsprechende Klinik wenden. Wobei zu bedenken wäre, dass ein Tag zum Hungern in einer Klinik nicht gerade billig ist – und die Krankenkassen zahlen nur in Ausnahmefällen. Eine Alternative zum Fasten ist im Hinblick auf das Darmmilieu eine mehrwöchige Kur mit probiotischem Joghurt.

Das tut bei Asthma gut

▶ **Vitamin E** Wissenschaftler fanden Hinweise darauf, dass eine ausreichende Zufuhr von Vitamin E die Anfälligkeit für asthmatische Erkrankungen reduziert. Wer also aus einer Familie mit Asthmatikern kommt und zu Allergien neigt, sollte darauf achten, seinen Vitamin-E-Status mit Weizenkeimöl und Nüssen (wobei allerdings Nüsse selbst ein gewisses Allergierisiko haben) möglichst hoch zu halten; Sesam und seine Öle reduzieren die Ausscheidung von Zwischenprodukten des Vitamin-E-Stoffwechsels über den Urin. Fraglich ist jedoch, ob Vitamin E, selbst in Form hoch dosierter Präparate, helfen kann, wenn das Asthma bereits ausgebrochen ist. In einer Studie des Nottingham City Hospital in Großbritannien wurde diese Hoffnung erst einmal begraben, denn dort zeigte eine sechswöchige Behandlung mit 500 Milligramm natürlichem Vitamin E pro Tag keinerlei Effekte auf das Wohlbefinden von Asthmapatienten.

▶ **Vitamine A und C** Vor allem asthmakranke Kinder haben hier einen erhöhten Bedarf. Was nicht verwundern darf, denn Vitamin C fischt sich überschüssige Histamine aus dem Gewebe, die in der Entstehung der Allergien eine Schlüsselfunktion haben. Außer-

Kein »Herauswachsen«
Immer noch grassiert das Vorurteil, dass sich Asthma bei Kindern »auswachsen« würde und daher nicht unbedingt behandelt werden müsste. Diese Vermutung widerspricht allerdings der klinischen Erfahrung: Gerade ein Drittel der Kinder verliert das Asthma, wenn sie größer geworden sind. Bei besonders schweren Formen beträgt die Quote sogar nur 20 %.

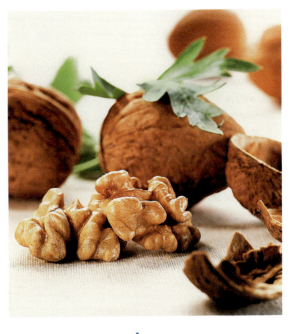

Nüsse liefern viel Vitamin E, können aber auch allergische Reaktionen auslösen.

Rohkost ist als Vitamin-C-Lieferant kaum zu schlagen.

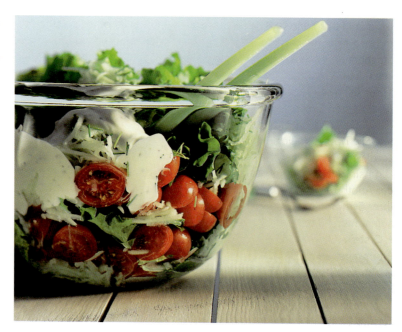

Gefahr am frühen Morgen
Während des Schlafs sorgt das Nervensystem für eine Engstellung der Bronchien, weil zu dieser Zeit nur wenig Luft benötigt wird. Diese Engstellung hält auch noch eine gewisse Zeit nach dem Aufwachen vor, obwohl eigentlich schon wieder mehr Luft benötigt wird. Aus diesem Grund geschehen Asthmaanfälle meist in den frühen Morgenstunden.

dem stimuliert es die Ausschüttung von Nebennierenhormonen, die für weit geöffnete Atemwege sorgen. Vitamin A gilt dagegen als Schleimhautvitamin, es ist unentbehrlich für die Selbstreinigung unserer Atemwege. Vor einer Selbstmedikation mit entsprechenden Präparaten sei jedoch gewarnt. Denn extreme Vitamin-C-Dosen können das Immunsystem irritieren und dadurch die Neigung zu Allergien verstärken, hohe Dosierungen des wasserunlöslichen A-Vitamins können sogar giftig sein. Besser, man sorgt für ein ausgewogenes Mischverhältnis von rohem (gut für das hitzeempfindliche Vitamin C) und gekochtem (gut für das schwer zu knackende Vitamin A) Gemüse. Am besten, Sie oder Ihr Kind essen von beidem täglich eine kräftige Portion.

▶ **Magnesium** Was nur wenige wissen: Magnesium spielt in unseren Atemwegen eine zentrale Rolle. Denn es ist das Mineral Kalzium, das die Muskeln in den Bronchien unter Spannung setzt und dadurch für enge Atemwege sorgt. Und es ist das Mineral Magnesium, das als Gegenspieler zu Kalzium fungiert und dadurch die Bronchialmuskeln zur Entspannung und die Atemwege zu einem größeren Querschnitt finden lässt. Oder plastisch ausgedrückt: Kalzium macht die Atemwege eng – Magnesium hebt diesen Effekt wieder auf. Außerdem bringt Magnesium die Mastzellen unseres Immunsystems dazu, weniger Histamine auszuschütten. Ein Effekt, der gerade für allergische Asthmatiker von Bedeutung

Asthma

ist, denn Histamine sind der Zündschlüssel, der ihre allergische Reaktion in Gang setzt. Wenn man bedenkt, dass Magnesium unter Stress enorm aufgebraucht wird und gestresste Menschen oft unter Magnesiummangel setzt, kann das Mineral im Hinblick auf Asthma – vor allem auf allergisches Asthma – gar nicht hoch genug eingeschätzt werden.

Also: Achten Sie auf eine magnesiumreiche Nahrung mit Weizenkeimen, Hirse, Sesam, Leinsamen, Nüssen und Schokolade mit hohem Kakaoanteil. Ein Tipp, den Sie vor allem zum Frühstück beherzigen sollten, denn zu dieser Zeit neigen die Atemwege besonders stark zum Engstand. Es kann sinnvoll sein, eine 8-wöchige Kur mit »Bärlauch Magnesium« aus der Apotheke durchzuführen (3 bis 5 Kapseln pro Tag, je nach Schwere Ihrer Symptome). Der Milchzucker Laktose verbessert die Magnesiumaufnahme.

▶ **Cystein** Diese Aminosäure fördert den Schleimabtransport in den Atemwegen und aktiviert die Abwehrkräfte. Als Quellen von Cystein fungieren nicht nur cysteinhaltige Nahrungsmittel, sondern auch Speisen mit hohem Gehalt an Methionin, das vom Körper zu Cystein umgebaut werden kann. Vor diesem Hintergrund beliefern uns vor allem Geflügel, Vollkornwaren (Roggenvollkorn ist besser bekömmlich als Weizenvollkorn), Mais, Reis und Quinoa mit der wichtigen Aminosäure.

Antibiotika erhöhen Asthmarisiko

Kleinkinder, die in den ersten sechs Lebensmonaten Antibiotika erhielten, erkranken mit 2,6fach erhöhter Wahrscheinlichkeit an Asthma. Dies ist das Ergebnis einer Studie des Henry-Ford-Health-Systems in Detroit, die an 448 Kleinkindern durchgeführt wurde. In einem Fall erhöhte sich das Asthmarisiko sogar auf das 11,5fache. Die Wissenschaftler erklären sich diesen Effekt dadurch, dass Antibiotika auf die Bakterienzusammensetzung im Darm wirken und dadurch die Entwicklung des Immunsystems stören.

Der Lebensmitteldoktor rät

▶ Vorsicht vor Nahrungsmitteln mit hohem allergischen Asthmapotenzial: Kabeljau, Garnelen, Kiwis, Haselnuss, Senf, Kuhmilch und Hühnerei.

▶ Den Salat mit Weizenkeim- oder Sesamöl anmachen, täglich eine Portion Rohkost und eine Portion Kochgemüse essen.

▶ Immer wieder Weizenkeime über Desserts, Joghurts und Müslis streuen.

▶ Den Süßwarenkonsum auf Schokolade mit hohem Kakaoanteil beschränken.

▶ Mehr Reis anstatt Kartoffeln essen.

▶ Täglich einen probiotischen Joghurt verzehren, um die Darmflora aufzubauen.

Heilen von A bis Z mit dem Lebensmitteldoktor

Aufstoßen und Sodbrennen

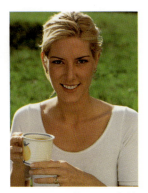

Gegen Sodbrennen hilft schon, sich Zeit beim Essen und Trinken zu lassen.

Symptome

- Rülpsen
- Saurer Geschmack im Mund

Ursachen

Zum Aufstoßen kommt es, wenn über die Speiseröhre zu viel Luft in den Magen gelangt. Hierfür kann es mehrere Gründe geben: kohlensäurehaltige Getränke, lufthaltige Speisen wie Schlagsahne, Softeis und Omeletts, hastiges Essen und Trinken, schnelles Sprechen, gleichzeitiges Sprechen und Essen. Schließlich gehört Aufstoßen zusammen mit Sodbrennen zu den typischen Symptomen einer Magenschleimhautentzündung.

Das tut Ihrem Magen gut

- **Magnesium** Das Mineral hemmt als Gegenspieler von Kalzium die Ausschüttung von Magensäure, außerdem beruhigt es als Antistresssubstanz die nervösen Magenwände. Reich an Magnesium sind Weizenkeime, Leinsamen, Bierhefe und grünes Gemüse. Bei starkem Sodbrennen kann auch eine mehrwöchige Kur mit »Bärlauch Magnesium« (vier Kapseln pro Tag) aus der Apotheke sinnvoll sein. Beachten Sie, dass fett- und eiweißreiche Kost für ungünstige Magnesiumbilanzen sorgt.
- **Vitamin B1 (Thiamin) und Magnesium** Sie sind angezeigt bei Magenschleimhautentzündung sowie Sodbrennen infolge von Kaffeekonsum. Eine Kombination beider Wirkstoffe finden wir in Nüssen und Haferflocken, es hilft aber auch schon, magnesiumreiche Speisen wie Weizenkeime und Leinsamen über das Frühstücksmüsli zu streuen.

Bäuerchen

Säuglinge müssen aufstoßen. Das so genannte Bäuerchen sollte daher bei Babys keinesfalls verhindert werden. Denn sie beherrschen das luftfreie Essen und Trinken noch nicht richtig. Außerdem ist ihr Magen viel kleiner, sodass er sich fortwährend Platz verschaffen muss.

Die Essigapotheke

Essig ist ein altes und bewährtes Hausmittel gegen Aufstoßen, er wirkt ausgleichend auf die Magensäfte. Es muss kein Apfelessig sein, hochwertiger Weinessig tut es auch. Nehmen Sie einen Teelöffel Essig bei Bedarf.

Bei immer wiederkehrendem Aufstoßen empfiehlt sich, vor dem Frühstück bereits den ersten Essigtrunk einzunehmen. Vermischen Sie dazu in einem Glas Essig, Honig und warmes Wasser zu gleichen Teilen.

Kartoffelsaft beruhigt

Der Saft der Kartoffel beruhigt die gereizten Magenwände und puffert die Magensäuren, er hilft vor allem bei saurem Aufstoßen. Sie erhalten ihn in Reformhäusern. Wer ihn selbst machen will: 1 rohe (kleinere) Kartoffel in 200 Milliliter kaltes Wasser pressen. Trinken Sie davon 3 Gläser pro Tag, am besten vor den Mahlzeiten.

Grüner Tee lehrt das Schlucken

Wer regelmäßig grünen Tee trinkt, diszipliniert sein Schluckverhalten. Das feinherbe und diffizile Aroma des Tees kann nur durch kleine Schlucke genossen werden, hastiges Hinunterstürzen zerstört hingegen seinen Genuss. Gefördert wird das behutsame Schluckverhalten außerdem, wenn man den Tee – wie in Japan üblich – aus kleinen Tässchen trinkt. Darüber hinaus zählt grüner Tee zu den alkalischen Getränken. Das bedeutet, dass er bestehende Säureüberschüsse im Magen wirksam neutralisieren kann. Dadurch hilft er bei »Säurerülpsern«, wie sie etwa typisch für exzessiven Fleisch- und Colagenuss sind.

Kefir für die Darmflora

Kefir ist basisch, er puffert also die Säuren im Magen. Darüber hinaus enthält er große Mengen an Vitamin B1 und stabilisiert das Darmmilieu, sodass die Verdauung optimiert wird und sich weniger Gase in den Verdauungswegen entwickeln können. Trinken Sie also 2 bis 3 Gläser Kefir pro Tag, am besten zu den Mahlzeiten.

Grün tut gut
Trinken Sie zu jeder Mahlzeit 1 bis 2 Tassen (jeweils 150 Milliliter) grünen Tee. Lassen Sie den ersten Aufguss 3 Minuten ziehen und gießen Sie ihn dann weg. Trinken Sie nur den zweiten und dritten Aufguss (jeweils 3 Minuten ziehen lassen!) – sie enthalten weniger magensaftanregendes Koffein als der erste.

Der Lebensmitteldoktor rät

▸ **Trinken Sie grünen Tee statt Kaffee.**
▸ **Nehmen Sie immer wieder einmal einen Teelöffel Essig ein.**
▸ **Streuen Sie Weizenkeime und Leinsamen in Ihre Speisen.**
▸ **Reduzieren Sie Ihren Fleischkonsum.**
▸ **Zur Magenberuhigung trinken Sie täglich 3 Gläser Kefir oder Kartoffelsaft.**
▸ **Reduzieren Sie Ihr Esstempo. Essen Sie nicht im Stehen.**

Heilen von A bis Z mit dem Lebensmitteldoktor

Augen- und Bindehautrötungen

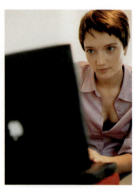

Bildschirmarbeit erhöht das Risiko für müde und entzündete Augen, weil sie die Lidschlagfrequenz verringert.

Symptome

Die Bilder verschwimmen, die Augen brennen, man hat das Gefühl, irgendetwas im Auge zu haben. Oft kommen noch Kopfschmerzen hinzu.

Wichtig!
Gehen Sie zum Augenarzt, wenn
▸ plötzlich unerklärliche Schmerzen und Lichtempfindlichkeiten am Auge auftreten;
▸ sich die Sehleistung verschlechtert und Sie sich anstrengen müssen, um noch scharf sehen zu können;
▸ der Schleier vor Ihren Augen chronisch zu werden beginnt.

Ursachen

▸ Müde Augen, beispielsweise durch lange Bildschirmarbeit
▸ Bindehautentzündung. Sie zeigt sich oft durch zusätzliche Symptome wie Rötung, Jucken, Brennen und Tränen der Augen. Bei infektiösen Bindehautentzündungen kommt es zur Eiterbildung. Bei Entzündungen aufgrund von Allergien zeigen sich oft zusätzliche Beschwerden im Mund- und Rachenraum.

Das tut Ihren Augen gut

▸ **Vitamin A** Das klassische Augenvitamin hilft, wenn die Augen durch Bildschirmarbeit stark belastet werden. Vorsicht vor entsprechenden Präparaten, da das fettlösliche Vitamin leicht überdosiert werden kann! Ergiebige Quellen sind Obst und Gemüse mit hohem Gehalt an Karotinoiden, da diese im Körper zu Vitamin A umgebaut werden können, ohne Überdosierungen zu provozieren: Kürbis, Karotten (vor allem alte), Spinat, Dill, Petersilie, Aprikosen und Honigmelonen. Gekochtes Gemüse ist der Rohkost als Vitamin-A-Quelle überlegen.

▸ **Vitamin B2 (Riboflavin)** Ein Fremdkörpergefühl in den Augen gehört zu den typischen Symptomen von Riboflavinmangel. Zusammen mit Jod hilft es bei matten, glanzlosen Augen. Riboflavin und Jod findet man in Seefisch, Milchprodukten und Hülsenfrüchten, aber auch in Sojaprodukten wie Tofu. Bedenken Sie, dass die Antibabypille den Riboflavinbedarf deutlich ansteigen lässt!

▸ **Vitamin B3 (Niazin)** Es hilft vor allem bei Augentrockenheit. Ergiebige Niazinquellen sind Lachs, Thunfisch, Hülsenfrüchte, Nüsse (vor allem

Haselnuss, Mandel und Pekannuss), Erdnüsse und Samen. Getreide enthält zwar auch viel Niazin, kann dort aber nur in geringen Mengen freigesetzt werden.

▶ **Ungesättigte Fettsäuren** Sie können ebenfalls bei Fremdkörpergefühl im Auge helfen: Täglich (am besten vormittags) einen gestrichenen Teelöffel Leinsamen langsam im Mund zerkauen und mit einem Glas Wasser nachspülen.

▶ **Magnesium** Laut wissenschaftlichen Studien hilft es, Bindehautentzündungen infolge von Allergien zu reduzieren, es muss dazu jedoch vier Wochen vor dem erwarteten Allergieneintritt (also beispielsweise vor der Pollensaison) zum Einsatz kommen. In den Apotheken gibt es »Bärlauch Magnesium« als natürliche Quelle des Minerals. Der Laktosezucker der Milch verbessert die Magnesiumaufnahme. Sie können Ihre Magnesiumkur auch mit der täglichen Einnahme von 1 Teelöffel Milchzucker pro Tag verbinden.

▶ **Zink** Es hilft bei Bindehautentzündung und starker Augenbelastung durch Bildschirmarbeit sowie beim nächtlichen Austrocknen der Augen. Größere Mengen des Spurenelements findet man in frischen Hülsenfrüchten, Blumenkohl, Käse und Nüssen sowie in Austern. Zink benötigt für die Aufnahme Vitamin D, Sie sollten also vor allem in der Winterzeit viel an die frische Luft gehen. Bedenken Sie, dass zahlreiche Medikamente wie Penizallamin, Tetrazyklin und Isoniazid dem Körper Zink entziehen!

Weitere Maßnahmen

Verändern Sie die Position Ihres Monitors! Japanische Wissenschaftler fanden heraus, dass sich die Lidschlagfrequenz erhöht und damit auch die Hornhaut besser geschützt und versorgt wird, wenn man den Monitor tiefer stellt und den Bildschirm etwas nach hinten kippt.

Sicherheitsmaßnahmen
Eitrige Bindehautentzündungen werden durch Viren (meist aber durch Bakterien) verursacht, sie sind ansteckend. Die Betroffenen sollten daher andere Handtücher, Waschlappen und Seifen benutzen als die übrigen Mitglieder der Familie.

Der Lebensmitteldoktor rät

▶ Trockene Augen: mehr Nüsse, abends kohlenhydratreich essen.
▶ Computermüde Augen: mehr orangegelbes Obst und Gemüse und viele Nüsse essen, viel Tageslicht.
▶ Fremdkörpergefühl: täglich am Vormittag 1 Teelöffel Leinsamen, außerdem mehr Hülsenfrüchte und Milchprodukte essen.
▶ Allergische Bindehautentzündung: »Bärlauch Magnesium« (täglich 4 Kapseln) einnehmen, mehr Hülsenfrüchte essen.

Heilen von A bis Z mit dem Lebensmitteldoktor

Bauchschmerzen

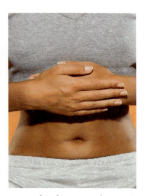

Symptome

▸ Schmerzen im Bauch, oft in Verbindung mit Blähungen und Druckgefühl
▸ Teilweise mit Aufstoßen, Sodbrennen, Erbrechen und Völlegefühl

Bauchschmerzen können viele Ursachen haben. Entstehen sie im unmittelbaren Anschluss an ein Essen, ist Vorsicht angebracht und ein Arztbesuch in Erwägung zu ziehen.

Ursachen

▸ Nahrungsmittelunverträglichkeiten
▸ Reizmagen
▸ Magenschleimhautentzündung (Gastritis)
▸ Magen- und Zwölffingerdarmgeschwür
▸ Opulente Mahlzeiten, Völlerei

Gastritis – ein Bakterium spielt verrückt

Jüngere Untersuchungen scheinen keinen Zweifel mehr daran zu lassen, dass ein Mikroorganismus namens Helicobacter pylori an der Entstehung von Magenschleimhautentzündungen beteiligt ist. Oft lebt er jedoch in unseren Mägen, ohne irgendeinen Schaden anzurichten. Ob er zum Krankheitserreger wird oder nicht, hängt vom Säuremilieu im Magen und vom Zustand des Immunsystems ab.

Achtung!
Sofort den Notarzt rufen, wenn die Bauchschmerzen plötzlich und heftig aufgetreten sind und von Erbrechen, starkem Aufgeblähtsein, Fieber, beschleunigter Atmung und beschleunigtem Puls begleitet werden. Möglicherweise ist der Blinddarm entzündet!

Das tut Ihrem Magen gut

▸ **Vitamin A** Das Vitamin baut in den Magenwänden zerstörte Schleimhautbereiche wieder auf. Außerdem unterstützt es die Immunabwehr. Machen Sie dazu eine dreiwöchige Lebertrankur (aus der Apotheke, Dosierung laut Packungsbeilage). Spinat, Kürbis, Grünkohl und Möhren versorgen unseren Organismus mit Karotinoiden, die er zu Vitamin A umwandeln kann.
▸ **Vitamine E und C** Schwedische Wissenschaftler fanden heraus, dass die beiden Vitamine einen Schutz vor Helicobacter pylori aufbauen. Von Vitamin E ist zudem schon länger bekannt, dass es beim Schleimhautvitamin A als »Konservierungsmittel« wirkt. Der Einsatz entsprechender Vitaminpräparate schießt jedoch über das Ziel hinaus. Es reicht, in den

Speiseplan ausreichend frisches Obst und Gemüse einzubauen. Vitamin E findet man in Nüssen (besonders in Mandeln) und Pflanzenöl (besonders in Weizenkeimöl).

▶ **Vitamin B3 (Niazin)** Das B-Vitamin hilft bei Brennen in der Speiseröhre und Magenschmerz bei nüchternem Magen. Es unterstützt die Aufnahme von Vitamin A, dem Schleimhautvitamin. Man findet Niazin in Hülsenfrüchten (auch Soja), Nüssen (vor allem Haselnuss und Mandeln), Erdnüssen und Fleisch.

▶ **Vitamin B6 und Magnesium** Bei Eiweißunverträglichkeit – sie zeigt sich auch als flacher Atem, Müdigkeit und Benommenheit – helfen die Vitamine B6 und Magnesium (beide in Avocados, Kartoffeln, Hülsenfrüchten und Nüssen enthalten).

▶ **Papain** Das Ferment besitzt ähnliche Wirkungen wie das Verdauungsenzym Pepsin. Es wirkt verdauungsfördernd (spaltet tierische Eiweiße auf) und entzündungshemmend. Beide Faktoren unterstützen die Gastritistherapie. Absoluter Star unter den papainhaltigen Pflanzen ist die Papaya. Sie eignet sich als Fruchtdessert, indem man die Frucht in Streifen schneidet und mit Honig nachsüßt. In Kombination mit anderen Fruchtsorten schmeckt sie ebenfalls gut. Achten Sie jedoch darauf, dass Sie als Gastritiker Ihren Obstsalat nicht zu sauer anrichten.

▶ **Milchsäurebakterien** In einer Untersuchung der Universität Taiwan verstärkten sie den Effekt einer antibiotischen Helicobacter-Behandlung. Grund: Sie hindern Helicobacter daran, sich an den Magenwänden festzusetzen. Ein Effekt, den man sich auch ohne Antibiotika zunutze machen sollte. Es empfiehlt sich also, während einer Gastritistherapie zwei Becher Joghurt pro Tag zu löffeln.

Kartoffel-Kümmel-Suppe für empfindliche Mägen

Ein altes Rezept aus der Volksmedizin, das schon vielen Menschen mit empfindlichem Magen geholfen hat, da es mit Kartoffelstärke, Leinsamen und Kümmel traditionelle Verdauungsmittel sinnvoll miteinander verbindet. Kochen Sie 2 bis 3 ungeschälte und klein geschnittene Kartoffeln, 2 Teelöffel Leinsamen und 2 Teelöffel Kümmelfrüchte in 2 Liter Wasser. Trinken Sie die Suppe über den Tag verteilt in kleinen Schlucken bei lauwarmer Temperatur. Die erste Portion nehmen Sie am besten schon morgens vor dem Frühstück zu sich.

Weißkohlsaft

Der amerikanische Arzt Carnett Cheney erzielte große Erfolge bei der Behandlung von Magenschleimhautentzündungen sowie Magen- und Zwölffingerdarmgeschwüren, indem er seine Patienten einer Weißkohl-

Vorsicht, Eierstockentzündung!
Auch eine Eierstockentzündung zeigt sich in Bauchschmerzen mit Übelkeit und Brechreiz. Typisch für sie ist weiterhin, dass sich die Schmerzen beim Gehen verschlimmern und die Bauchmuskulatur unter Schutzspannung gehalten wird. Die Eierstockentzündung ist ein Fall für den Arzt!

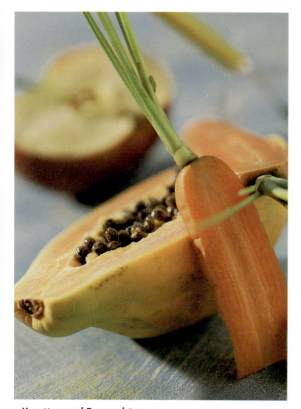

Karotten und Papaya können bei Bauchschmerzen eine echte Hilfe sein.

saftdiät unterzog. Seine Erfolge begründen sich im hohen S-Methylmethionin-Gehalt des Safts. Dieser Stoff wirkt regenerierend auf die Magenwände und brachte in Experimenten sogar Magen- und Zwölffingerdarmgeschwüre zum Verschwinden.

Den Kohlsaft gewinnt man am besten durch eine elektronische Saftpresse oder Zentrifuge. Eine Alternative ist die Saftgewinnung mit einem Fleischwolf. Die Pflanze wird dabei durch den Wolf gedreht, die dabei entstehende Masse in ein Tuchsäckchen gefüllt und schließlich ausgedrückt. Um auf Nummer Sicher zu gehen, geben Sie dem Saft noch etwas Kümmel hinzu, um Blähungen zu vermeiden.

Die Weißkohlsaftdiät kann bis zu einer Woche dauern. Während dieser Zeit müssen Sie Ihre übliche Kalorienzufuhr um mindestens die Hälfte reduzieren, außerdem sollte hochwertige Pflanzenkost (vor allem Äpfel, Möhren, Papaya) in Kombination mit jodhaltigen Nahrungsmitteln wie Fisch (aber keine Fertiggerichte!) und Milchprodukten im Vordergrund stehen.

Basler Karottenmus

Kein Nahrungsmittel versorgt unseren Körper mit vergleichbaren Mengen an Vitamin A wie die Möhre. Ebenfalls beachtlich ist ihr Gehalt an Folsäure. Dieses Vitamin unterstützt die Resorption von Vitamin C und Vitamin B12. Schließlich zählt die Möhre zur echten Schonkost. Sie enthält viele Biostoffe, jedoch wenig Fett, wenig Kalorien und wenig Eiweiße – und stellt dadurch die Magenwände des Gastritikers vor keine großen Probleme. Beachtlich ist auch ihr hoher Jodanteil, der die Möhre zur idealen Ergänzungsnahrung bei einer Weißkohlsaftdiät macht.

Zutaten *150 g Karotten | 150 g Kartoffeln | 1/4 Liter Wasser | 100 g Joghurt Salz | geriebene Muskatnuss*

Zubereitung Die Karotten und Kartoffeln in Stücke schneiden, ins Wasser legen und weich kochen. Das Gemüse abseihen, durch ein Sieb streichen und mit dem Joghurt verrühren. Zum Schluss noch etwas Salz und Muskat hinzufügen.

Magen und Darm im Visier

Viele Magenschleimhautentzündungen gehen Hand in Hand mit einer Entzündung des Dünndarms. In diesem Fall spricht man von einer Gastroenteritis.

Hilfreiche Heilkräuter

▶ **Darmentzündungen und Durchfall** Eichenrinde: 1 Teelöffel Eichenrinde mit 1 Tasse kochendem Wasser übergießen, 10 Minuten ziehen lassen und schließlich abseihen. Trinken Sie davon 2 Tassen pro Tag. Wichtig: Eichenrinde ist nicht geeignet für Schmerzen im Oberbauch!

▶ **Reizmagen mit Sodbrennen** Koriandertee: 2 Teelöffel gemahlene Korianderfrüchte mit 1 Tasse (200 Milliliter) Wasser überbrühen, 10 Minuten zugedeckt ziehen lassen, abseihen. 3 bis 4 Tassen täglich, bei Bedarf können auch mehr getrunken werden.

▶ **Reizmagen infolge von Nervosität** Lavendeltee: 1,5 Gramm Lavendelblüten (2 gestrichene Teelöffel) mit 1 Tasse kochendem Wasser überbrühen, zugedeckt 10 Minuten ziehen lassen, schließlich abseihen. Trinken Sie davon 3 Tassen pro Tag.

▶ **Nervöse Magenbeschwerden** Pfefferminze mit Baldrianwurzel, Kümmel und Kamille: Mischen Sie alle Zutaten zu gleichen Teilen. Übergießen Sie 1 gehäuften Teelöffel der Mischung mit 1 Tasse (200 Milliliter) kochendem Wasser. 5 bis 8 Minuten zugedeckt ziehen lassen, danach abseihen. Jeweils 1 Tasse zu den Mahlzeiten trinken.

▶ **Krampfartige Bauchschmerzen mit unklarer Ursache** Kamille und Schafgarbe: Mischen Sie beide Kräuter zu gleichen Teilen. 2 Teelöffel der Mischung mit 1 Tasse kochendem Wasser übergießen. 10 Minuten zugedeckt ziehen lassen, abseihen. Trinken Sie davon 3 Tassen pro Tag. Der Tee hilft speziell bei Krämpfen im Unterleib.

Vorsicht vor der Milchdiät

In der Therapie der Gastritis kursieren recht viele Diäten. Doch nur die wenigsten taugen etwas, viele richten sogar mehr Schaden als Nutzen an. So ist beispielsweise die übliche Magenschonkost aus Eiern und Milchprodukten genau das Falsche. Milch kann zwar unmittelbar nach ihrem Genuss die Magensäuren neutralisieren, doch bereits 20 Minuten später gibt sie Kalziumionen an die Magenwände ab, was wiederum zu einer Steigerung der Säureproduktion führt.

Der Lebensmitteldoktor rät

▶ Erhöhen Sie den Anteil an orangegelbem Obst und Gemüse in Ihrem Speiseplan.

▶ Streuen Sie immer wieder Nüsse über Ihre Speisen, z. B. über Müsli.

▶ Bei chronischen Gastritisbeschwerden: täglich zwei Becher naturreinen Biojoghurt essen.

▶ Bei akuten Schmerzschüben: eine Portion Basler Karottenmus essen.

▶ Immer wieder mal eine Papaya genießen.

▶ Meiden Sie Speisen, die Sie nicht vertragen. Bei Magenpatienten sind das in der Regel: Kaffee, scharfe Mahlzeiten, Lebensmittel mit hohem Anteil an ätherischen Ölen (wie z. B. Zwiebeln), sehr fetthaltige Kost (auch Kuchen).

Heilen von A bis Z mit dem Lebensmitteldoktor

Blähungen

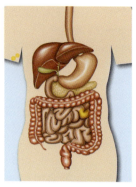

Allein der Dünndarm misst schon vier Meter – auf diesem langen Verdauungsweg kann viel passieren.

Symptome

Lufteinschlüsse im Darm, die den Unterleib ballonartig auftreiben und unangenehm riechend aus dem After entweichen können

Ursachen

Blähungen sind nichts anderes als Lufteinschlüsse im Darm, meist hervorgerufen durch unvollständige Verdauung. Blähungsfördernd sind beispielsweise Hülsenfrüchte, Kohl, Bananen, Rettich und alles, gegen das eine Unverträglichkeit besteht. Blähungen können aber auch durch schwere Erkrankungen wie Allergien, Darmentzündungen, Reizmagen und Gastritis auftreten.

Das tut Ihrer Verdauung gut

▸ **Vitamine B6 (Pyridoxin) und D, das Mineral Kalzium** Sie können helfen, wenn die Blähungen durch eine schlechte Eiweißverdauung (zeigt sich als breiartiger, stark riechender Stuhl) und Magensäuremangel hervorgerufen werden. Vitamin D wird durch Sonnenlicht in der Haut gebildet (also viel an die frische Luft gehen!), Kalzium findet man in Sesam, Nüssen, Grünkohl, Brokkoli und Schokolade, Pyridoxin in Vollkorn, Bierhefe und Kartoffeln.

Achtung: Rauchen und die Einnahme der Antibabypille sind Pyridoxinverschwender; Softdrinks wie Colagetränke und Limonaden sowie Fertiggerichte und Dosenwurst gehen wegen ihrer Phosphate zu Lasten der Kalziumversorgung!

▸ **Kochsalz (Natriumchlorid)** Es hilft oft bei Blähungen von Säuglingen (der berüchtigten Drei-Monats-Kolik). Geben Sie einfach etwas Salz ins Trinkfläschchen. Wenn Erwachsene nach kohlenhydratreichen Speisen (z. B. Pudding, Teigwaren, Nudeln) unter Blähungen leiden, kann es ebenfalls hilfreich sein, den Mahlzeiten etwas mehr Kochsalz zuzufügen oder einfach eine Salzgurke zu essen.

▸ **Bitterstoffe** Sie regen die Verdauung an, fördern vor allem die Ausschüttung von Speichel, sodass die Nahrung schon gut vorverdaut zum

Wichtig!
Gehen Sie zum Arzt, wenn sich die Blähungen trotz eingeleiteter Maßnahmen nicht bessern oder so stark sind, dass sie den Bauch ballonartig und schmerzhaft auftreiben. Hier können möglicherweise ernsthafte Krankheiten des Verdauungstrakts vorliegen.

Magen-Darm-Trakt gelangt. Meiden Sie süße Softdrinks, trinken Sie dafür Grün- oder Schwarztee. Essen Sie zu jedem Mittagessen eine Portion Endivien- oder Blattsalat.

Die Essigapotheke

Essig fördert die Speichelproduktion und optimiert dadurch die Verdauung. Vermischen Sie Apfel- oder Reisessig mit Honig (am besten dunklen Honig) und Wasser zu gleichen Teilen. Trinken Sie davon jeweils ein Likörglas vor den Mahlzeiten, halten Sie dabei den Schluck ein paar Sekunden im Mund.

Falls Sie immer wieder mit Blähungen zu tun haben, empfiehlt sich die Zubereitung eines speziellen Verdauungsessigs. Dazu brauchen Sie 15 Gramm Kümmelsamen, 15 Gramm Fenchelsamen und 30 Gramm frischen, fein gehackten Ingwer sowie 500 Milliliter Weinessig. Vermischen Sie diese Zutaten in einer Flasche, lassen Sie das Ganze 2 Wochen lang gut verschlossen bei Raumtemperatur ziehen. Danach die Kräuter durch einen Filter abseihen. Trinken Sie von diesem Essig regelmäßig 1 Likörglas zu den Mahlzeiten.

Kamillentee mit Lakritze

Ein altes Hausmittel gegen Blähungen ist Kamillentee mit Lakritze. Dazu übergießen Sie 2 Teelöffel Kamillenblüten mit 1 Tasse kochendem Wasser. 10 Minuten ziehen lassen, dann werden 20 Gramm Lakritze im Tee aufgelöst. Trinken Sie 1 bis 2 Tassen pro Tag.

Mit Rotbusch gegen Drei-Monats-Kolik

Die Ursachen der Drei-Monats-Koliken sind noch ungeklärt. Es gibt viele Thesen, doch keine gesicherte Erkenntnis. Klar ist, dass Jungen häufiger betroffen sind als Mädchen. Allein diese These spricht dafür, dass die Koliken eher in den geschlechtlichen Entwicklungsunterschieden begründet sind – damit würden ihre Ursachen in Erbgut und Hormonen liegen, die bekanntermaßen schwer beeinflussbar sind. Andere Wissenschaftler vermuten hinter den Babykrämpfen eine Allergie oder Unverträglichkeit gegenüber Stoffen, die sich entweder im Milchersatz oder aber in der Nahrung der Mutter befunden haben und über die Muttermilch weitergegeben werden. Doch gerade im letzteren Fall ist es überaus mühselig, den problematischen Nahrungsbestandteil herauszufinden. Wenn man meint, ihn endlich gefunden zu haben, ist die Drei-Monats-Kolik meist schon wieder vorbei.

Der südafrikanische Rooibostee besitzt – unabhängig von den Ursachen – beste Linderungschancen bei den Drei-Monats-Koliken:

Der Trick mit den zwei Seiten
Hülsenfrüchte verlieren ihren blähungsfördernden Charakter, wenn man sie vor dem Kochen oder Dämpfen zwölf Stunden in Wasser einlegt. Allerdings sind dann auch viele ihrer wichtigen Biostoffe verschwunden.

Die Artischocke enthält verdauungsfördernde Enzyme. Allerdings wird sie in unseren Breiten noch zu selten in der Küche eingesetzt.

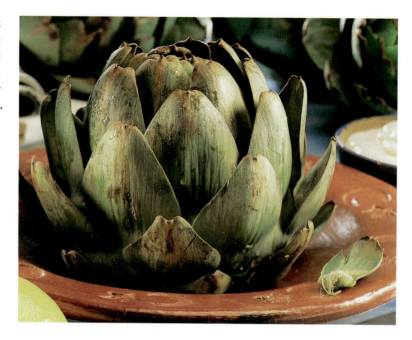

Kein Problem mit Rotbusch

Die Zubereitung von Rotbusch ist einfach. Zunächst wird das Wasser im Kessel bis zum Siedepunkt erhitzt; währenddessen geben Sie den Rooibostee in die Kanne. Die Menge: 1 gehäufter Teelöffel pro Tasse (200 bis 250 Milliliter). Dann gießt man das kochende Wasser in die Kanne. 2 bis 3 Minuten ziehen lassen, durch ein Leinentuch oder einen feinen Filter abseihen und in die Tassen gießen. Der »grüne«, also unfermentierte Rooibostee kann bis zu 5 Minuten ziehen.

▶ Er enthält Flavonoide, die krampflösend auf die Darmmuskeln wirken.
▶ Er enthält antiallergische Wirkstoffe, die besonders bei Nahrungsmittelallergien helfen.
▶ Er schmeckt fruchtig-süß und kommt dadurch dem natürlichen Babybedürfnis nach Süßem entgegen. Die Erfahrung zeigt immer wieder, dass Babys und Kleinkinder Rooibostee sehr gerne trinken – ganz im Unterschied etwa zum Anis-Kümmel-Fenchel-Tee.
▶ Er ist vielseitig einsetzbar. Man kann ihn pur ins Fläschchen geben oder ihn mit der Muttermilch, dem Milchersatz oder einem Saftgetränk mischen (am besten im Verhältnis 1:1). Wichtig ist, dass das Getränk angenehm warm ist. Rooibos enthält so gut wie keine Kalorien, sodass keine Gefahr besteht, das Baby zu überfüttern.

Artischocke – Gemüse gegen Blähungen

Die Artischocke enthält die verdauungsfördernden Enzyme Inulase und Invertase. Französische Forscher entdeckten zudem Mitte der 1930er Jahre den Artischockenwirkstoff Cynarin, der gezielt die Arbeit der Leber unterstützt. Es gilt mittlerweile als gesichert, dass die Artischocke rasche Linderung bei Darmstörungen wie Durchfall, Verstopfung und Blähungen verschafft. Sie eignet sich als Auflage für eine leckere Pizza ebenso wie als Bestandteil von Salaten und Gemüsegerichten.

Blähungen

Artischocken in Tomatensauce

Zutaten *6 eingelegte Artischockenherzen*
Für die Sauce *2 Tomaten | Salz 1 Messerspitze mittelscharfer Senf | 1 EL Olivenöl | 1 EL Weinessig | 1 EL gehackte Petersilie | 1 EL gehackter Dill | Oregano Pfeffer*
Zubereitung Nehmen Sie die Artischocken aus der Marinade. Abtropfen lassen und halbieren, jeweils 6 Hälften kranzförmig in der Mitte eines Tellers anordnen. Die Tomaten werden vorsichtig blanchiert und zunächst auf einem Teller stehen gelassen.
Unterdessen für die Sauce Salz und Senf so lange verrühren, bis sich das Salz gelöst hat. Dann zusammen mit dem Öl und dem Essig zu einer Sauce vermischen. Jetzt die blanchierten Tomaten enthäuten, in kleine Würfel schneiden und zusammen mit der gehackten Petersilie und dem Dill in die Sauce geben. Zum Abschluss wird die Sauce mit Oregano und Pfeffer gewürzt und über die Artischockenherzen gegossen.

Artischocken – Lieblinge des Königs
Schon die antiken Griechen schätzten den Korbblütler als wirksame Heilpflanze gegen Verdauungsprobleme, bei den Römern avancierte er zu einer Exquisitspeise der Reichen und Mächtigen. Das sollte lange Zeit so bleiben. In England gehörte die Artischocke zu den Lieblingsgerichten Heinrichs VIII.

Der Lebensmitteldoktor rät

▶ Lassen Sie sich beim Essen Zeit. Schlingen Sie nicht, Finger weg von Fastfood!

▶ Kümmel ist nicht nur ein bewährtes Heilmittel, sondern auch ein leckeres Gewürz. Klassische »Blähtreiber« wie etwa Sauerkraut, Rosen- und Wirsingkohl schmecken pikant, wenn man sie mit Kümmel würzt.

▶ Manche Gemüsesorten verlieren ihren blähenden Charakter, wenn sie nicht frisch, sondern vor dem Verzehr erst einmal eingefroren werden. Dazu gehört beispielsweise Rosenkohl.

▶ Achten Sie auf regelmäßige Nahrungsaufnahme. Keine Völlereien! Lieber 4 bis 5 kleinere Mahlzeiten am Tag als 2 bis 3 größere. Vermeiden Sie vor allem warmes und fettreiches Essen am Abend.

▶ Blähungen können durch Biostoffmangel (Vitamine D und B6, Kalzium) hervorgerufen werden. Hier hilft: Täglich für mindestens eine halbe Stunde an die frische Luft, Sesam und Nüsse über die Speisen streuen. Und natürlich: Finger weg von Zigaretten!

▶ Bei Blähungen infolge von kohlenhydratreichen Mahlzeiten kann eine Prise Salz hilfreich sein.

Heilen von A bis Z mit dem Lebensmitteldoktor

Blutdruck, niedriger
(Hypotonie)

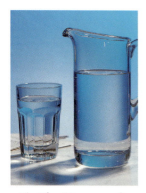

Ein Glas Wasser vor dem Frühstück hilft Menschen mit niedrigem Blutdruck auf die Beine.

Symptome

- Blutdruck bleibt im Sitzen unter 115/75 mmHg, beim Aufstehen fällt er noch weiter ab. Gerade Letzteres gilt als typisches Zeichen des niedrigen Blutdrucks, der so genannten Hypotonie.
- Schwindel, Torkeln, kalte Füße, nicht zu unterdrückende Gähnattacken, Konzentrationsschwäche, Müdigkeit, Schwierigkeiten bei plötzlichen Positionswechseln (z. B. beim morgendlichen Aufstehen oder beim Aufstehen aus der Sitzposition).

Ursachen

Mäßige Hypotonie ist kein Grund zur Beunruhigung. Andererseits gibt es durchaus Formen, die gesundheitlich bedenklich sind. Problematisch ist beispielsweise, wenn der niedrige Blutdruck sich mit Herzjagen und Phasen sehr hohen Blutdrucks abwechselt oder der Blutdruck nach dem Aufstehen aus sitzender Position gleich mit 50 mmHg in den Keller sackt, begleitet von Herzrhythmusstörungen und einer enormen Verlangsamung der Herzfrequenz. In diesen Fällen können durchaus schwere organische Schäden die Folge sein, weswegen sie unbedingt von einem Kardiologen abgeklärt werden müssen.

Die Ursachen liegen im Dunkeln. Klar ist, dass für Hypotonie oft eine angeborene Veranlagung vorliegt und Frauen häufiger betroffen sind. In einigen Fällen wird sie durch bestimmte Medikamente hervorgerufen – oder aber durch schwere Erkrankungen wie Diabetes mellitus, Morbus Parkinson oder eine Unterfunktion der Schilddrüse, die dann vor einer symptomatischen Behandlung des niedrigen Blutdrucks therapiert werden müssen.

Erste Hilfe, wenn alles schwankt

Hypotoniker erleiden immer wieder Schwindelattacken, wenn sie aus erniedrigten Positionen wie Sitzen und Liegen plötzlich ins Stehen wechseln. Hier hilft es, kurzfristig in die Hocke zu gehen oder im Stehen die Beine zu überkreuzen. Allein dieser Überkreuztrick lässt den Blutdruck schon um 10 bis 15 mmHg ansteigen.

Lebensverlängernd
Eigentlich sollten sich Hypotoniker freuen, denn ein mäßig niedriger Blutdruck prädestiniert für ein langes Leben. Wissenschaftler der Universität Oxford fanden heraus, dass Menschen mit Werten von 115/75 mmHg das geringste Risiko für Infarkte und Schlaganfälle haben. Weswegen man auch in England in der Regel auf die Behandlung von niedrigem Blutdruck verzichtet – es sei denn, dass er im oberen Wert noch nicht einmal 100 mmHg erreicht.

Niedriger Blutdruck

Das bringt Ihren Blutdruck in Schwung

▸ **Kochsalz** Der Kochsalzbestandteil Natrium spielt eine wichtige Rolle im Wasserhaushalt des Menschen, und der ist wiederum maßgeblich für die Regulation des Blutdrucks. Etwa 30 % der Menschen sind außerdem »salzsensitiv«. D. h.: Ihr Blutdruck reagiert überdurchschnittlich sensibel auf Kochsalz. Es kann daher für den Hypotoniker einen Versuch wert sein, die Salzzufuhr in der Nahrung zu erhöhen. Was jedoch nicht heißen soll, dass er auf salzhaltige Fertiggerichte, Konservenwaren und Kartoffelchips umsteigen darf. Er sollte vielmehr auf frisches Gemüse setzen und dies – egal, ob roh oder gekocht – ausreichend salzen.

▸ **Vitamin C** Das Vitamin verstärkt, wie schon Forschungen in den 1950er Jahren ermittelten, die blutdrucksteigernde Wirkung von Adrenalin, einem Hormon, das in unseren Nebennieren und in Teilen des vegetativen Nervensystems gebildet wird. Große Vitamin-C-Mengen befinden sich in Kiwis und Sanddorn, aber auch frisches Gemüse wie Tomaten, Paprikaschoten, Petersilie und Schnittlauch sind reich an Vitamin C. Brausetabletten mit Vitamin C bringen demgegenüber nur wenig, weil das Vitamin in wässriger Lösung an Wirkung verliert.

▸ **Lakritze** Die aromatische Süßigkeit enthält Süßholzwurzel mit dem Wirkstoff Glyzyrrhizin. Seine Wirkung besteht in erster Linie darin, auf hormonellem Weg das Natriumsalz im Körper zurückzuhalten und dafür

Arzneimittelmissbrauch
Viele Hypotoniker lassen sich starke und risikoreiche Medikamente verschreiben. Im Jahr 2000 verkauften die Apotheken 4,6 Millionen Packungen Hypotoniemittel. Spitzenreiter ist der Wirkstoff Etilefrin, der jedoch nur kurzfristig Linderung bringt und oft zu Nebenwirkungen wie Herzschmerzen, Schlaflosigkeit und Magen-Darm-Störungen führt. Andere Substanzen wie Aminopicolin, Adenosin, Nikotinsäure, Salizylsäure und Vitamine werden sogar an Patienten ausgegeben, obwohl sie vom Bundesgesundheitsamt durchweg als wirkungslos beurteilt wurden.

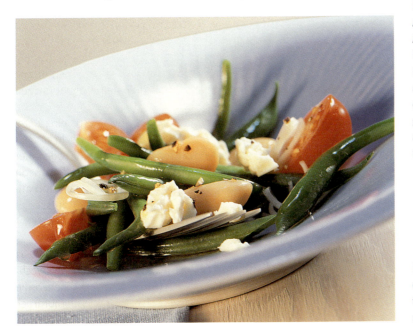

Leichte Kost macht es dem Herz-Kreislauf-System leichter, den Blutdruck stabil zu halten.

Heilen von A bis Z mit dem Lebensmitteldoktor

Wenn man Tee nur kurz ziehen lässt, regt er den Kreislauf an, weil dann sein Koffein besser wirken kann.

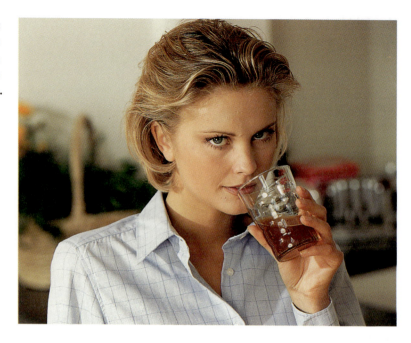

dessen Gegenspieler Kalium auszuschwemmen. In der Folge verschiebt sich der Wasserhaushalt, der Blutdruck steigt. Sorgen Sie also dafür, dass Lakritze öfter in Ihrem Speiseplan auftaucht. Doch übertreiben Sie es nicht! Letzten Endes gehört auch Lakritze zu den Süßigkeiten.

Viel trinken

Achtung!
Kaffee und gelegentliche »Sekteinlagen« können eine kurze Linderung für Hypotoniker bringen. Doch je nach Veranlagung und dem individuellen Reaktionsmuster auf Koffein und Alkohol können sie auch das Gegenteil bewirken. So gibt es durchaus Fälle, bei denen das Glas Sekt wie eine »Einschlafkeule« wirkt.

Hypotoniker sollten viel trinken, um ihr Blutvolumen auf hohem Niveau zu halten. Am besten geeignet ist Mineralwasser. Das erste Glas (mindestens 200 Milliliter) sollte schon am Morgen kurz nach dem Aufstehen getrunken werden. Dies führt zu einem spontanen Ansteigen der Blutmenge und einem entsprechenden Anstieg des Blutdrucks, der bisweilen zwei Stunden lang anhält.

Rosmarinwein

Pfarrer Kneipp setzte auf seinen Rosmarinwein, um »blutdruckschwache« Patienten auf Vordermann zu bringen. Die Zubereitung: 1 Liter Weißwein mit 20 Gramm getrockneten Rosmarinblättern mischen und 5 Tage lang im verschlossenen Glas stehen lassen, danach abseihen. Dosierung: 2 Gläser pro Tag, am besten zu den Mahlzeiten.

Der Einsatz von Rosmarin ist auch aus wissenschaftlicher Sicht nahe liegend. Denn in Studien zeigte sich, dass er das Nervensystem wach hält.

Niedriger Blutdruck

Vorsicht beim Frühstück!

Essen Sie zum Frühstück morgens gerne Müsli mit Obst? Und wundern Sie sich, dass Sie sich danach gereizt und abgespannt fühlen, obwohl Sie sich eigentlich gesund ernährt haben? Erklärbar wird dieses Phänomen dadurch, dass für einen erschöpften und erholungsbedürftigen Menschen, aber auch für Hypotoniker, ein Frühstück mit hohem Gehalt an Kalium und Kohlenhydraten ausgesprochen kontraproduktiv ist. Vor allem dann, wenn er nach dem Frühstück direkt in den Stress des Alltags einsteigt. Denn unter diesem Stress kommt es zur vermehrten Ausschüttung von Kortisol aus den Nebennieren, mit der Folge, dass Kohlenhydrate schlechter verwertet werden. Außerdem steigt der Kaliumgehalt im Blut. Wenn also über die Nahrung noch weiterhin Kalium zugeführt wird, erreicht der Pegel des Minerals schnell eine Dimension, die zu Symptomen wie Nervosität, Krämpfen, Reizbarkeit und Abgeschlagenheit führen kann. Wenn Sie also Probleme haben, am Morgen »in die Gänge zu kommen«, sollten Sie besser ein Käsebrot mit einem Frühstücksei essen, also eine eiweißreiche Mahlzeit mit vielen B-Vitaminen und eher hohem Kochsalzgehalt.

Tee nur kurz ziehen lassen

Lassen Sie Ihren schwarzen Tee nur kurz (etwa zwei Minuten) ziehen, dann mobilisiert er den Blutdruck. Grund: Es kommt zur Aktivierung des Teewirkstoffs Theophyllin. Dieses Alkaloid blockiert Rezeptoren an den Blutgefäßwänden, die dann nicht mehr auf den körpereigenen Blutdrucksenker Adenosin ansprechen können. Außerdem werden beim kurzen Ziehenlassen des Tees größere Mengen an aktivem Koffein freigesetzt.

Sport und Hypotonie

Eine sportmedizinische Studie an 128 Berliner Frauen ergab, dass ein bis zwei Stunden Sport pro Woche dem niedrigen Blutdruck auf die Sprünge helfen. Am besten eignen sich Kombinationssportarten aus Kraft- und Ausdauerbelastungen wie Radfahren, Gymnastik und Aerobic. Auch Schwimmen erhöht den Blutdruck, vor allem, wenn es in kälterem Wasser betrieben wird.

Kopf hoch!

Während des Schlafens empfiehlt sich eine leichte Erhöhung des Kopfendes. Grund: Viele Hypotoniker haben paradoxerweise ausgerechnet nachts einen erhöhten Blutdruck, der zu einer verstärkten Kochsalzausscheidung führt, die dann am Morgen in einen starken Blutdruckabfall mündet. Hebt man Oberkörper und Kopf ein wenig an, fällt dieser Mechanismus weniger dramatisch aus.

Der Lebensmitteldoktor rät

▶ Erhöhen Sie die Kochsalzzufuhr, vor allem dann, wenn Ihnen beim Stehen oder beim Aufstehen aus der Sitzposition schwindlig wird.

▶ Achten Sie auf die Zufuhr von reichlich Vitamin C, erhöhen Sie Ihren Verzehr an rohem Obst und Gemüse. Vor allem dann, wenn Sie sich insgesamt antriebsarm und schlapp fühlen, Ihren niedrigen Blutdruck also nicht nur in bestimmten »Extremsituationen« wie morgendlichem Aufstehen und Treppensteigen spüren.

▶ Trinken Sie schon kurz nach dem Aufstehen ein Glas Mineralwasser.

▶ Essen Sie immer wieder mal Lakritze, beispielsweise anstelle eines Nachtischs.

▶ Lassen Sie Ihren Tee nicht länger als zwei Minuten ziehen.

Heilen von A bis Z mit dem Lebensmitteldoktor

Bluthochdruck
(Hypertonie)

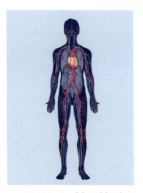

Symptome

Man spricht von erhöhtem Blutdruck, wenn bei drei oder mehr Arztbesuchen zu verschiedenen Zeiten mehr als 165/95 mmHg auf dem Blutdruckmessgerät angezeigt wurden. Ansonsten verläuft die Erkrankung eher schleichend; nur in schweren Fällen zeigen sich Symptome wie Schwindel und geplatzte Adern im Augapfel.

In Deutschland leiden etwa 12 bis 15 % aller Erwachsenen an Hypertonie. Weltweit sind es mehrere hundert Millionen, wobei nur die wenigsten von ihrer Krankheit wissen.

Ursachen

Bluthochdruck kann viele Ursachen haben, oft greifen sie ineinander:
- Übergewicht
- Bewegungsmangel
- Rauchen
- Alkoholmissbrauch
- Stress und Angst
- Vererbung
- Krankheiten wie Diabetes mellitus und Nierenfunktionsstörungen

Primär und sekundär
Die Medizin unterscheidet zwischen primärer und sekundärer Hypertonie. Die primäre ist mit etwa 90 % aller Fälle die häufigste, sie hat keine organische Ursache und kann therapeutisch beeinflusst werden. Bei der sekundären Hypertonie besteht hingegen ein organischer Defekt wie etwa eine Funktionsstörung der Nieren; sie kann nur über eine Therapie der Primärerkrankung beeinflusst werden.

Das senkt Ihren Blutdruck

▶ **Kalium** Das Mineral mobilisiert den Wassertransport aus den Zellen. Dadurch sinkt der Flüssigkeitsgehalt im Blut, und der Blutdruck nimmt ab. Aktuelle Studien belegen zudem, dass nicht nur das industriell hergestellte Kaliumchlorid (wird oft als »Kochsalzersatz« verkauft), sondern auch die Kaliumzitrate aus vegetarischen Nahrungsmitteln den Blutdruck senken. Setzen Sie daher verstärkt auf Aprikosen, Bananen, Bierhefe, Bohnen, Linsen, Meerrettich, Nüsse, Petersilie, Pflaumen, Pistazienkerne, Sesam, Spargel, Pumpernickel, Spinat, Tee und Weizenkeime.

▶ **Folsäure** Das B-Vitamin gewährleistet die Funktionen der Blutgefäßwände. Laut einer Studie der Harvard Medical School im amerikanischen Boston erhöht Folsäuremangel das Risiko für Bluthochdruck. Reich an Folsäure sind Radieschen, Blattsalate, Blumenkohl, Tomaten, Orangen (aber kein Orangensaft) und Avocados. Bedenken Sie, dass das Vitamin bei Hitze in großem Umfang zerstört wird. Für die Bedarfsdeckung sollte also täglich mindestens eine große Portion Rohkost verzehrt werden.

▶ **Vitamin C** Das Vitamin ist an der Produktion von Stoffen beteiligt, die zu einer Entspannung der Blutgefäße führen. Amerikanische Forscher erzielten bei Patienten mit milder Hypertonie deutliche Blutdrucksenkungen, indem sie ihnen Vitamin-C-Präparate verordneten. Interessanterweise war jedoch der Effekt bei den hohen Dosierungen nicht besser als bei den niedrigen, sodass auch über normale Lebensmittel Effekte erzielt werden können. Das Vitamin ist in praktisch allen Obst-und Gemüsesorten zu finden, vor allem aber in Zitrusfrüchten, Tomaten und Paprikaschoten. Einer der schlimmsten Vitamin-C-Killer ist übrigens das Rauchen.

▶ **Vitamin E** Es schützt die Blutgefäße vor starren und damit hypertonisch wirksamen (denn in unelastischen Adern steigt der Druck schneller!) Ablagerungen in den Blutgefäßen. Richten Sie Ihre Salate vorzugsweise mit Sesamöl an, denn das zeigte in einer indischen Studie unter den Speiseölen den besten Effekt bei Bluthochdruck. Erhöhen Sie außerdem den Nussanteil in Ihrer Nahrung.

▶ **Tryptophan** Die Aminosäure unterstützt die Wirkung der »Regulationsvitamine« Niazin und Riboflavin und wirkt außerdem über ihren Einfluss auf das Gehirn beruhigend. Tryptophan kann helfen, wenn der Blutdruck in der Folge lang anhaltender Erschöpfung angestiegen ist (lang anhaltender Stress zehrt an den Tryptophanreserven). Größere »aktive« (also nicht durch andere Stoffe blockierte) Tryptophanmengen befinden sich in Kartoffeln, Sonnenblumenkernen, Sesam, Hülsenfrüchten, Nüssen (vor allem Cashew), Erdnüssen, Schokolade, Weizenkeimen, Haferflocken und Käse. Essen Sie abends kohlenhydratreich (auch Süßes ist erlaubt!) und möglichst fleischarm – denn dies öffnet den Weg für die Tryptophanmoleküle ins Blut.

Die Essigapotheke

Japanische Wissenschaftler entdeckten, dass Reisessig ein Hormon hemmt, das sonst die Blutgefäße verengen und dadurch für eine Steigerung des Bluthochdrucks sorgen würde. Es empfiehlt sich daher, auch in der Hausapotheke vornehmlich auf Reisessig zu setzen, um Hypertonie zu bekämpfen. Dazu gehört, in Ihrem Speiseplan sahnige und fettige Saucen komplett durch Reisessig zu ersetzen. Außerdem sollten Sie den Tag noch vor dem Frühstück mit einem Esslöffel aus einem Gemisch von gleichen Teilen Wasser und Essig beginnen.

Grüner Tee – das Mehrzweckmittel

Grüner Tee bekämpft die Hypertonie auf drei Wegen:

Freispruch für ein Gläschen Wodka

Nicht nur der regelmäßige Genuss von Rotwein, auch geringe Mengen Wodka haben eine gesundheitsfördernde Wirkung. Italienische Wissenschaftler ermittelten, dass sich ein Gläschen des Hochprozentlers positiv bei Typ-2-Diabetes auswirkt. Grund: Der Konsum von 40 Gramm hochprozentigem Alkohol während einer Mahlzeit steigert die blutzuckersenkende Fähigkeit des Insulins, während gleichzeitig die Blutfett- und Cholesterinwerte sinken. Dadurch muss die Bauchspeicheldrüse weniger Arbeit leisten, die Stoffwechselprozesse der Patienten verbessern sich. Übermäßiger Alkoholkonsum jedoch, so warnen die Wissenschaftler, schädigt die Bauchspeicheldrüse.

Bärlauch hemmt Enzyme, die bei der Entstehung von Bluthochdruck eine wichtige Rolle spielen.

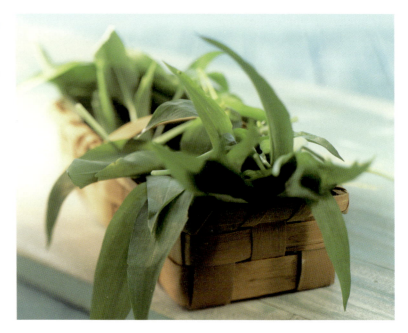

Weniger Hypertoniker unter Vegetariern

Eine groß angelegte, zwölf Jahre dauernde Studie verglich die Blutdruckwerte von 5000 Vegetariern mit denen von Mischkostessern: Gerade einmal 3 % der Vegetarier litten unter hohem Blutdruck – im Unterschied zu den fast 15 % der Kontrollgruppe. Auch hatten sie eine niedrigere Sterblichkeitsrate an Herz-Kreislauf-Erkrankungen. Es kann jedoch nicht ausgeschlossen werden, dass Vegetarier insgesamt – unabhängig von ihrer Ernährung – gesünder leben als andere.

▶ Er hemmt Arteriosklerose. Dadurch bleiben die Blutgefäße elastisch, sie können dann besser auf die Blutdruckwellen reagieren.
▶ Er steuert den Blutdruck. Der grüne Tee hemmt bestimmte Enzyme, die den Spannungszustand in den Blutgefäßwänden erhöhen.
▶ Schließlich sorgt der regelmäßige Teegenuss für Pausen im Alltag, die für Hypertoniker besonders wichtig sind.

Ersetzen Sie Ihren Frühstückskaffee durch grünen Tee, trinken Sie auch zum Mittagessen regelmäßig mindestens eine Tasse (150 bis 200 Milliliter) davon. Denn er entfaltet seine pharmakologischen Wirkungen auf den Bluthochdruck am besten, wenn er zu den Mahlzeiten getrunken wird. Wichtig ist aber auch, immer wieder den Alltag für eine kleine Teepause zu unterbrechen. Denn »Abwarten und Tee trinken« ist genau die Einstellung, die eine Hypertonikerpersönlichkeit unbedingt erlernen sollte.

Schokolade senkt den Blutdruck

Schokolade hilft laut einer Studie der Universität Köln bei Hypertonie. Die Wissenschaftler ließen 13 Bluthochdruckpatienten zwei Wochen lang täglich eine Tafel Schokolade essen. Am Ende senkte sich ihr oberer Blutdruckwert um durchschnittlich 5 mmHG. Jedoch wurde dieser Effekt nur für dunkle, nicht aber für helle Schokolade beobachtet. Ein Hinweis darauf, dass die Inhaltsstoffe des Kakaos für den Effekt verantwortlich sind.

Bluthochdruck

Bärlauch – der Enzymhemmer

Bärlauch ist als so genannter ACE-Hemmer aktiv. Diese »Angiotensiv Converting Enzyme«-Hemmung spielt eine Schlüsselrolle in der Senkung von krankhaft erhöhtem Blutdruck. In einer Studie der Universität München unter Prof. Hildebert Wagner zeigte sich, dass Bärlauch als ACE-Hemmer etwa doppelt so effektiv ist wie Knoblauch – und der gehört als Vorbeugung und Therapiehilfe bei Bluthochdruck bereits zu den Klassikern der Heilpflanzenkunde.

Das Selbstsammeln von Bärlauch birgt allerdings seine Tücken, weil die Pflanze oft vom Fuchsbandwurm Echinococcus infiziert ist. Die Bandwürmer können selbst Jahre später noch zu gefährlichen Wucherungen in der menschlichen Leber führen. Besonders fatal ist aber, dass selbst der Kauf von Bärlauchzubereitungen keinen Schutz bietet, weil die meisten Hersteller die Kosten für den Echinococcus-Test scheuen. Auf Nummer Sicher geht, wer sich seinen Bärlauch als Frischblattgranulat beschafft, das mit dem Echinococcus-Zertifikat ausgestattet ist. Näheres dazu erfährt man beim Apotheker.

Essen Sie nicht zu viel Lakritze!
Lakritze (Süßholzwurzel) enthält Glyzyrrhizin, das bei hoher Zufuhr den Blutdruck des Menschen nach oben zieht. Hypertoniker oder Hypertoniegefährdete sollten daher auf die würzigen Leckereien so weit wie möglich verzichten.

Der Lebensmitteldoktor rät

▸ Erhöhen Sie den Anteil kaliumreicher Speisen wie Bananen, Gurken, Spargel, Weizenkeime, Bohnen, Petersilie und Sesam in Ihrem Speiseplan.

▸ Eine Reduktion von Kochsalz kommt nur für salzsensitive Menschen (etwa 30 % der Bevölkerung) in Betracht! Dazu gehören Sie nur, wenn nach einer Woche ausgesprochen salzarmer Ernährung bereits eine Blutdrucksenkung eintritt.

▸ Bei Bluthochdruck infolge Erschöpfung: mehr Käse und Bananen, vor allem zum Frühstück, essen.

▸ Beim Süßwarenkonsum den Anteil an Schokolade mit hohem Kakaoanteil erhöhen.

▸ Grünen Tee anstatt Kaffee trinken, eine mehrwöchige Bärlauchkur durchführen.

▸ Beim Salatdressing auf Reisessig und Sesamöl umsteigen. Essen Sie mehr Ballaststoffe (Vollkorn, Gemüse).

▸ Abends weniger Fleisch – am besten mittags das letzte Fleischgericht essen.

Heilen von A bis Z mit dem Lebensmitteldoktor

Brandwunden und Sonnenbrand

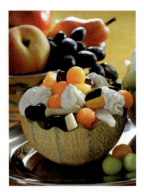

Die in Obst enthaltenen Flavonoide wirken bei Sonnenbrand entzündungshemmend.

Symptome

Je nach Schweregrad der Verbrennung mehr oder weniger heftige Wunden mit starken Schmerzen. Verbrennungen mit massivem Schmerz und starker Blasenbildung sind ein Fall für den Arzt.

Ursachen

▸ **Verbrennungen, Verbrühungen** Heiße Gegenstände, Sonnenstrahlen, heißes Fett oder Kochwasser sowie heiße Dämpfe (z. B. aus Bügeleisen).
▸ **Sonnenbrand** Das Sonnenlicht enthält zwei Typen ultravioletter Strahlung: UV-A und UV-B. UV-A gilt als Hautbräuner, während UV-B recht schnell zu Hautirritationen führt. Darüber hinaus produziert die Sonne mit ihren Infrarotstrahlen eine Hitze, die der Haut Feuchtigkeit entzieht und dadurch anfälliger für Entzündungen macht.

Erste Hilfe

Halten Sie den verbrannten oder verbrühten Körperteil umgehend unter fließendes kaltes Wasser. Hierbei wird nicht nur gekühlt, auch mögliche Keime werden ausgespült. Nach etwa 3 bis 4 Minuten umwickeln Sie die betroffenen Stellen für 15 bis 30 Minuten mit einem Lappen, der mit kaltem Wasser oder abgekühltem, sehr sorgfältig abgeseihtem Calendulatee getränkt wurde, um die gereizten und verletzten Blutgefäße zu verengen und Schmerzen zu lindern. Ist die Verbrennung oder Verbrühung durch die Kleidung hindurch erfolgt, sollte sie – sofern sie nicht mit der Brandwunde verklebt ist – entfernt werden.

Sonne ist nicht gleich Sonne!
Die Sonneneinstrahlung hängt nicht nur von Witterung und Jahreszeit ab. Die Höhenstrahlung in den Alpen ist auch im Winter gefährlich. Schnee, Sand und Wasser können die UV-Strahlen ebenfalls deutlich verstärken.

Das tut verbrannter Haut gut

▸ **Vitamine C und E** Die beiden Vitamine wirken entzündungshemmend und fördern den Wiederaufbau von beschädigten Hautzellen, indem sie die bei Verbrennungen frei werdenden Schadstoffe (freie Radikale) »einfangen«. Essen Sie also viel frisches Obst, Weizenkeimöl und Rohkost. Für die akute Verbrennung sollten Sie zwei gestrichene Teelöffel Gerstenölgranulat (aus der Apotheke) einnehmen.

▶ **Flavonoide** Diese sekundären Pflanzenstoffe lindern vor allem die typische Rötung bei Sonnenbrand, außerdem hemmen sie die Produktion von Prostaglandinen, die bei der Schmerzentstehung eine entscheidende Rolle spielen. Die bei Sonnenbrand besonders wirksamen Flavonoide befinden sich in Salat, Äpfeln, Pflaumen, Beerenobst, Rotkohl und Auberginen. Die betreffenden Nahrungsmittel müssen allerdings in großen Mengen verzehrt werden, um einen nennenswerten Effekt zu erzielen. Eine andere Möglichkeit besteht darin, den Saft aus ihnen herauszupressen, der dann sowohl innerlich als auch äußerlich zur Anwendung kommen kann.

Quarkwickel

Die guten alten Quarkwickel kühlen und lindern den Schmerz. Mischen Sie den Quark mit etwas Buttermilch und streichen Sie ihn auf ein Leinentuch, das Sie – mit der Quarkseite zur Haut – auf die geröteten Stellen legen. Dauer der Anwendung: 20 bis 30 Minuten, 3-mal pro Tag. Wechseln Sie den Wickel, wenn Sie merken, dass er wärmer wird.

Salatwickel

Geben Sie die Blätter eines Kopfsalats in siedendes Wasser; etwa 5 Minuten köcheln lassen. Dann abkühlen lassen und die nassen Blätter direkt auf die entzündete Haut legen. Diese Wickel kühlen und geben der Haut Feuchtigkeit und Nährstoffe zurück, die Salizylate der Salatblätter wirken entzündungshemmend. Hervorragend geeignet gegen Sonnenbrand!

Richtige Selbsteinschätzung

Schätzen Sie Ihren Hauttyp realistisch ein! Viele Menschen halten ihre Haut fälschlicherweise für sonnenrobuster, als sie wirklich ist. Dabei ist es kein Zeichen von Schwäche, wenn Haut blass und sonnenanfällig ist.

Achtung, Hauttyp!

Die Menschen reagieren auf UV-Strahlen sehr unterschiedlich:

▶ **Typ I** – weiche und blasse Haut, rötliche Haare – darf lediglich für 5 bis 10 Minuten ungeschützt in der Sonne bleiben, danach bekommt er einen Sonnenbrand.

▶ **Typ II** – helle Haut, blonde bzw. braune Haare – hat eine Eigenschutzzeit von 10 bis 20 Minuten.

▶ **Typ III** – hellbraune Haut, blonde bzw. braune Haare – hat eine Eigenschutzzeit von 20 bis 30 Minuten.

▶ **Typ IV** – hellbraune (»wettergegerbte«) bis olivfarbene Hautfarbe, dunkle Haare – darf immerhin 30 bis 45 Minuten ungeschützt in der Sonne bleiben.

Der Lebensmitteldoktor rät

▶ Legen Sie sich einen kühlenden Salat- oder Quarkwickel auf die geröteten Stellen.

▶ Viel Rohkost und frisches Obst essen. 2 Teelöffel Gerstengranulat pro Tag einnehmen.

▶ Viel trinken! Denn jede Verbrennung bedeutet einen akuten Wasserverlust.

Heilen von A bis Z mit dem Lebensmitteldoktor

Depressive Verstimmungen

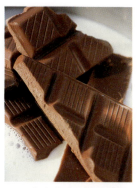

Schokolade gilt traditionell als wirksames Mittel gegen depressive Verstimmungen. Wissenschaftliche Studien bestätigen diese These.

Symptome

- Müdigkeit und Energieverlust
- Schuldgefühle oder das Gefühl, nutzlos zu sein
- Nachlassende Lebensfreude, nachlassendes Interesse an gewohnten Vorlieben oder Aktivitäten
- Schlafstörungen

Wie sich diese Symptome im Einzelfall äußern, kann von Person zu Person sehr unterschiedlich sein.

Risiko Diäten

Kohlenhydratarme Abspeckkuren wie die bekannte Atkins-Diät bergen, wie Wissenschaftler des Massachusetts Institute of Technology in Cambridge herausfanden, die Gefahr depressiver Verstimmungen: Der Kohlenhydratentzug senkt im Gehirn die Mengen an Serotonin, einem Hormon, das appetit- und depressionshemmend wirkt. Die Forscher betonen auch, dass der Schlechtelauneeffekt von Diäten bei Frauen schneller eintritt als bei Männern, weil sie geringere Serotoninreserven im Gehirn haben.

Ursachen

▶ **Erbgut** Depressionen sind teilweise genetisch bedingt. Wer in seiner nächsten Verwandtschaft einen Depressiven hat, weist ein erhöhtes Erkrankungsrisiko auf.

▶ **Störungen im Haushalt der Hirnbotenstoffe** Depressive Patienten zeigen in der Regel eine verringerte Aktivität des Gutelaunehormons Serotonin und in der Nacht eine verringerte Aktivität von Melatonin, das zu den wichtigen Steuerungsinstrumenten eines erholsamen Schlafs gehört.

▶ **Erlernte Verhaltensweisen** Wer als Kind lernt, ein halb volles Glas grundsätzlich als halb leeres Glas und die Welt eher von der pessimistischen Seite her zu betrachten, besitzt ein höheres Risiko für Depressionen als ein Mensch, der optimistisch aufwächst.

▶ **Dramatische Ereignisse** Trauerfälle, Trennungen, Scheidungen, berufliche und finanzielle Rückschläge, unglückliche Liebe – alles, was uns in irgendeiner Weise frustriert, kann die Entstehung einer Depression begünstigen.

▶ **Winterdepression** Bei einigen Menschen kommt es im November zur so genannten Winterdepression. Ihre typischen Merkmale sind Schlafstörungen, Müdigkeit und Heißhunger auf Süßes. Ursache sind die kürzeren Tageslichtperioden der Winterzeit. Dadurch gerät der Melatonin-Serotonin-Haushalt im Gehirn aus der Balance, der bei Entstehung unserer Stimmungen eine entscheidende Rolle spielt.

Depressive Verstimmungen

Das tut Ihrer Stimmung gut

▶ **Folsäure** Das B-Vitamin hat diverse Schlüsselfunktionen im Hirnstoffwechsel, doch es gibt auch ein »Folsäureparadox«: wenn nämlich depressive Patienten stark erniedrigte Folsäurewerte aufweisen, andererseits aber nur wenige von ihnen positiv auf Folsäurepräparate reagieren. Prinzipiell ist es also möglich, dass der Folsäuremangel nur die Folge der Erkrankung oder deren Therapie (meist psychoaktive Medikamente mit hohem B-Vitamin-Verschleiß!) ist, nicht aber ihre Ursache. Eine weitere Möglichkeit ist, dass einfach nur die Präparate schlecht verarbeitet werden und die Folsäure besser durch die Nahrung zugeführt werden sollte. Hierfür spricht auch die Beobachtung britischer Forscher, wonach die Menschen in Taiwan, wo der Speiseplan sehr folsäurehaltig ist, nur selten an Depressionen leiden – und wenn doch, dann dauern sie kürzer als in anderen Ländern.

▶ **Vitamin B6 (Pyridoxin)** Das B-Vitamin ist ein wichtiges Steuerungsinstrument für die Arbeit unserer Nerven, es ist an der Produktion des Stimmungsaufhellers Serotonin beteiligt. Größere Mengen des Vitamins findet man in Bierhefe, Vollkorn, Reis, Hühnerfleisch, Kartoffeln, Avocado und Hülsenfrüchten. Bedenken Sie, dass Rauchen, die Einnahme der Antibabypille und starker Fleischkonsum den Pyridoxinbedarf nach oben schrauben.

Empfindliche Folsäure
Das B-Vitamin gehört zu den empfindlichsten Biostoffen überhaupt. Eine kohlenhydrat- und salzarme Kost, aber auch lang gegarte oder warm gehaltene Speisen (Kantinenkost) verschlechtern die Folsäurebilanz. Vorsicht bei der Einnahme von Medikamenten! ASS (Azetylsalizylsäure), Barbiturate, Phenytoin, Primidon, Chemotherapeutika, Methotrexat und auch die Antibabypille führen zu Folsäuremangel.

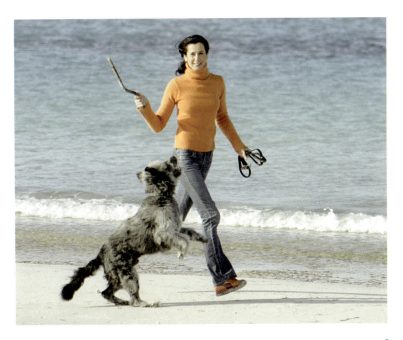

Zwei Dinge, die nachgewiesenermaßen depressionshemmend wirken: Spaziergänge an frischer Luft – und die Beschäftigung mit einem Hund.

Die B-Vitamine aus Gemüse lieben es, wenn sie schonend zubereitet werden. Durch langes Garen und Wässern gehen sie in großem Umfang verloren.

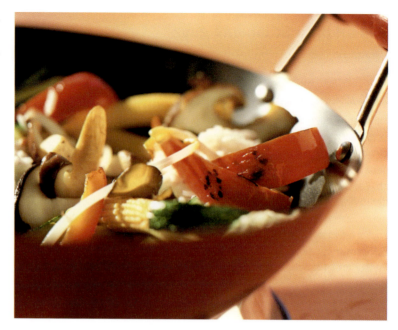

Mit Lavendel gegen Depressionen
In einer iranischen Studie erwies sich Lavendeltinktur als wirkungsvolle Unterstützung in der Therapie von Depressionen. Die Wissenschaftler fanden heraus, dass die Heilpflanze offenbar die Wirkung des Antidepressivums Imipramin verstärkt. Dies bedeutet, dass man mit Hilfe von Lavendel die Dosierung des Medikaments herabsetzen und so das Risiko von Nebenwirkungen verringern könnte. Stellen Sie also ein paar Schälchen mit Lavendelöl in Ihre Wohn- und Arbeitsräume.

▶ **Vitamin B12** Depressive Patienten zeigen neben Folsäure- auch einen ausgeprägten B12-Mangel, was nicht verwundern darf, da ja beide Vitamine in vielen Bereichen eng zusammenarbeiten. Zudem hilft B12 unserem Nervensystem dabei, sich auf veränderte Umweltbedingungen einzustellen. Große Mengen des Vitamins finden sich in Eiern (auch in Rühr- und Spiegelei); man muss dabei keine nachteiligen Effekte auf seinen Cholesterinspiegel befürchten. Besorgen Sie sich außerdem Sanddorn-B12-Granulat aus der Apotheke (denn Sanddorn sammelt unter bestimmten Bedingungen extrem hohe Mengen des Vitamins an). Nehmen Sie davon 1 Teelöffel pro Tag, am besten vor dem Frühstück.

▶ **Tryptophan** Die Aminosäure wird zur Herstellung des stimmungsaufhellenden Hirnbotenstoffs Serotonin gebraucht; akute Depressionsschübe gehen mit regelrechten Tryptophanentleerungen im Gehirn einher. Antidepressive Medikamente aus der Gruppe der Serotonin-Wiederaufnahmehemmer (sie verhindern, dass Serotonin im Hirn deaktiviert wird) wie etwa Fluoxetin wirken besser, wenn gleichzeitig Tryptophanpräparate verabreicht werden. Vor der eigenmächtigen Einnahme dieser Präparate sei jedoch gewarnt, sie sollte von einem Facharzt überwacht werden. Was jedoch nicht schaden kann: Machen Sie Ihren Speiseplan »tryptophanfreundlicher«: mehr Kartoffeln, Sonnenblumenkerne, Sesam, Hülsenfrüchte, Nüsse (vor allem Cashew), Erdnüsse, Schokolade, Weizenkeime, Haferflocken und Käse. Essen Sie abends kohlenhydratreich (auch Süßes ist erlaubt) und möglichst fleischarm – dies öffnet den Weg für die Tryptophanmoleküle ins Blut.

Süß macht gute Stimmung

Schweinebraten mit Sauce senkt, ein Nudelgericht mit Gemüse hebt die Stimmung. In einer US-Studie ließen sich sogar leichtere und mittlere Depressionen lindern, indem man den Anteil von tierischen Fetten auf dem Speisezettel reduzierte. Grund: Gute Laune hängt wesentlich davon ab, wie viel Serotonin und Endorphine in unserem Gehirn kursieren, und deren Pegel steigt deutlich, je weniger tierische Fette und je mehr komplexe Zucker verzehrt werden. Noch besser ist es allerdings, wenn die zuckerreichen Speisen auch tatsächlich süß schmecken. In einer Studie der Universität von South Alabama ließen Frauen die Nahrungsmittel mit »geschmacklich versteckten« Kohlenhydraten links liegen, um zielsicher zu Schokolade, Torte, Pudding & Co. zu greifen. Weswegen die amerikanischen Psychologen zu dem Schluss kommen: »Nicht die Kohlenhydrate per se, sondern süß schmeckende Lebensmittel mit hohem Kohlenhydratanteil zeichnen für die Verbesserung der Stimmungslage verantwortlich.« Voraussetzung ist freilich, dass niemand beim Schlemmen vom schlechten Gewissen geplagt wird.

Orange ist Trumpf
Laut Farbtherapie besitzen orange Farbtöne einen stimmungsaufhellenden Einfluss. Man kann diese Farbe auch in der Ernährung berücksichtigen, beispielsweise durch Apfelsinen, Mandarinen, Möhren, Pfirsiche und bestimmte Saucen aus der ayurvedischen Küche.

Der Lebensmitteldoktor rät

▸ Essen Sie mehr taiwanesisch. Also mindestens 3-mal Reis pro Woche, täglich kurz gegartes Gemüse zum Mittagessen, täglich 1 Portion Rohkost. Verwenden Sie für die Zubereitung Sesamöl. Weniger Fleisch und Wurst, abends am besten gar nichts mehr davon essen!

▸ 1 Teelöffel Sanddorn-B12-Granulat pro Tag einnehmen. Essen Sie immer wieder mal ein Frühstücksei.

▸ Täglich 1 Hand voll Nüsse essen.

▸ Keine Angst vor süßen Speisen! Bevorzugen Sie jedoch Schokolade anstelle von Bonbons, Gummibärchen und fettreichen Kuchen (wie etwa Käse- und Sahnetorte).

▸ Keine Süßstoffe! Denn sie signalisieren Ihrem Körper und vor allem Ihrem Nervensystem einen Zuckerschub, der dann gar nicht eintritt.

Heilen von A bis Z mit dem Lebensmitteldoktor

Diabetes mellitus
(Zuckerkrankheit)

Symptome

- Die Krankheit verläuft oft schleichend, sie wird dann nur durch den Zuckernachweis bei einer routinemäßigen Urinanalyse entdeckt.
- In schweren Fällen zeigen sich starker Durst, übermäßige Harnausscheidung sowie Kraft- und Antriebslosigkeit.

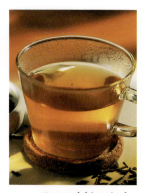

Der südchinesische Oolongtee senkt den Blutzuckerspiegel. Als halbfermentierter Tee steht er – was Herstellung und Geschmack angeht – zwischen Grün- und Schwarztee.

Ursachen

Bei Diabetes handelt es sich um eine Stoffwechselkrankheit, hervorgerufen durch Insulinmangel und gekennzeichnet durch die Unfähigkeit des Körpers, Zucker und andere chemische Verbindungen richtig zu verwerten und aus dem Blut zu entfernen. In der Folge sammeln sich giftige Substanzen im Blut an, die den Organismus längerfristig schädigen können.

Die zwei wesentlichen Formen von Diabetes mellitus

Typ 1 Er befällt überwiegend junge Menschen und ist relativ selten. Beim Typ 1 sind die insulinproduzierenden Zellen der Bauchspeicheldrüse zerstört: Es besteht absoluter Insulinmangel und damit die Gefahr einer akuten Blutüberzuckerung. Diabetiker vom Typ 1 müssen in jedem Fall Insulininjektionen erhalten.

Typ 2 Er ist überwiegend erblich bedingt, kann aber durch eine zucker- und fettreiche Ernährung, Übergewicht sowie Licht- und Bewegungsmangel stark gefördert werden. Bei ihm ist der Insulinmangel nicht absolut, sondern relativ; d. h., dass Typ 2 durch eine Umstellung der Ernährung – gegebenenfalls auch ohne Insulininjektionen – unter Kontrolle zu halten ist.

Runter mit dem Gewicht
Für übergewichtige Diabetiker gilt, dass die Gewichtsreduktion den wichtigsten Baustein ihrer Therapie darstellt, am besten durch eine Kombination von kalorienreduzierter Kost und Sport. Oft löst bereits ein Gewichtsverlust von wenigen Kilogramm das gesamte Diabetesproblem, wenn auch manchmal nur vorübergehend.

Das tut bei Zuckerkrankheit gut

- **Chrom** Das Mineral ist Bestandteil des so genannten Glukosetoleranzfaktors (GTF), der zusammen mit dem Hormon Insulin den Zuckerspiegel im Blut stabilisiert. Chrommangel begünstigt die Entstehung von Diabetes. Das Verabreichen chromhaltiger Präparate erbrachte in wissenschaftlichen Studien jedoch widersprüchliche Ergebnisse. Das Entstehen,

Diabetes mellitus

gerade von Diabetes Typ 2, ist zu komplex, als dass es nur von einem Biostoff beeinflusst werden könnte. Es bleibt jedoch sinnvoll, den Speiseplan »chromfreundlich« zu gestalten. Das Mineral findet man hauptsächlich in Tee, Nüssen, Pilzen, Spargel, fermentierten Vollkornprodukten, Käse und Kakao. Meiden Sie die so genannten Cremigmacher, also Alginate, Guarkern- und Johannisbrotmehle in Puddingpulver, Brotaufstrichen, Fertigsaucen, Instantsuppen, Speiseeis und fettreduzierten, aber trotzdem sahnigen Nahrungsmitteln. Denn sie hemmen die Chromaufnahme.

▸ **Vitamine D und B3 (Niazin)** Die beiden Vitamine zeigten Erfolge in der Therapie von Diabetes Typ 1; gerade Vitamin D scheint eine Art Schutz für die Bauchspeicheldrüse aufzubauen. Ihre Anwendung gehört jedoch in die Hand eines erfahrenen Arztes. Was jedoch beide Diabetikertypen machen sollten: täglich für eine Stunde an die frische Luft gehen, um die Vitamin-D-Produktion anzukurbeln! Der Vormarsch von Diabetes in unserer Zeit hat auch etwas mit dem aktuellen Indoor-Lebensstil zu tun.

▸ **Vitamine B1, B6 und B12** Eine Kombination dieser Vitamine hilft gegen Neuropathien (Nervenerkrankungen), wie sie für Diabetiker typisch sind. Die Behandlung durch entsprechende Präparate sollte jedoch unter Aufsicht eines Arztes erfolgen.

Achtung, Fette!

Nicht wenige Diabetiker meinen, dass es bei ihrem Speiseplan vor allem auf die Anzahl der »Broteinheiten« (BE) ankäme. Diese Einheit wurde eingeführt, um die Zuckeraufnahme besser kontrollieren zu können: Eine Broteinheit entspricht der Wirkung von 12 Gramm Glukose, und je mehr BE ein Nahrungsmittel enthält, desto größer ist die Menge an Zucker, mit dem der Stoffwechsel des Diabetikers fertig werden muss. Wer also auf eine niedrige BE-Zufuhr in seinem Speiseplan achtet, so der verbreitete Tenor, hat die besten Chancen, seinen Blutzuckerspiegel im erträglichen Rahmen zu halten.

Diese These scheint jedoch überholt. Sie hat nur dazu geführt, dass Diabetiker glauben, Kohlenhydrate beim Essen sparen zu müssen, und dafür mehr Fett gegessen haben. Tatsache ist jedoch, dass gerade die hohe Zufuhr von tierischen Fetten problematisch für den Zuckerkranken ist. Denn für den Fettstoffwechsel werden besonders viele Insulinkapazitäten benötigt – mit der Folge, dass für den Blutzuckerabbau zu geringe Reserven des Bauchspeichelhormons bleiben und die Blutzuckerwerte gefährliche Spitzen erreichen können. Mit anderen Worten: Wer Zucker von seinem Speisezettel streicht und dafür tierische Fette einsetzt, raubt seinem Körper große Mengen an Insulin und tut dadurch als Diabetiker genau das Falsche.

Vorsicht!

Falls Sie vom Arzt auf blutzuckersenkende Medikamente eingestellt sind, dürfen Sie diese nicht einfach absetzen, wenn Sie mit Alternativheilmitteln beginnen wie etwa Oolong oder Muskatellersalbei. Denn dann besteht prinzipiell die Gefahr einer Unterzuckerung! Die korrekte Vorgehensweise besteht vielmehr darin, das entsprechende Naturheilverfahren besonders intensiv mit Blutzuckermessungen zu begleiten, damit Sie Erfahrung dazu sammeln, wie stark es auf Sie wirkt und ob es Sie möglicherweise in die Lage versetzt, Ihre Medikamentendosis zu reduzieren. Sie sollten sich dazu mit Ihrem Arzt absprechen!

Heilen von A bis Z mit dem Lebensmitteldoktor

Zimtstangen werden geerntet, indem man die Zweige des Zimtbaumes abschneidet und die Rinde trocknet.

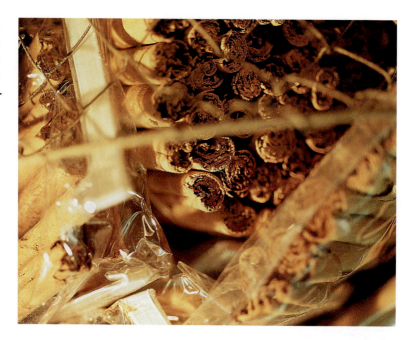

Den Blutzucker senken mit Muskatellersalbei

Muskatellersalbei wird in Israel schon länger zur Behandlung von Diabetes eingesetzt. Seine blutzuckersenkenden Wirkungen konnten im Labor eindrucksvoll bestätigt werden. Demzufolge senkt Muskatellersalbei den Blutzuckerwert nicht etwa dadurch, dass er in den Stoffwechsel eingreift, sondern dadurch, dass er bereits im Darm den Übertritt von großen Zuckermengen in den Blutkreislauf verhindert.

Trinken Sie täglich jeweils 1 Tasse Muskatellersalbeitee zu den Hauptmahlzeiten. Die Zubereitung: 1 Teelöffel Salbei mit 1 Tasse (200 Milliliter) kochendem Wasser überbrühen, 10 Minuten zugedeckt ziehen lassen, schließlich abseihen. Sie erhalten den Muskatellersalbei (Salvia sclarea) in ethnobotanischen Fachgeschäften und einigen Apotheken.

Auch Gartensalbei hilft
Nicht nur beim Muskatellersalbei konnten blutzuckersenkende Wirkungen beobachtet werden, sondern auch beim Gartensalbei. Der Muskatellersalbei hat allerdings in der Diabetesbehandlung bereits eine gewisse Tradition.

Den Blutzucker senken mit Oolong

Der südchinesische Oolongtee zeigte in einer Studie des Suntory Research Center im japanischen Osaka, dass er die Diabetestherapie unterstützen kann. Die Wissenschaftler verordneten 20 Patienten zusätzlich zu ihren konventionellen Medikamenten eine Tagesration von 1,5 Liter Oolong. Im Unterschied zu einer Vergleichsgruppe zeigten sich nach einer 30-tägigen Anwendung deutlich stärkere Senkungen im Blutzuckerspiegel. Man erhält den malzig schmeckenden Tee in Apotheken und Teefachgeschäften.

Diabetes mellitus

Den Blutzucker senken mit Zimt

Zimt kann Diabetikern den Verzehr von Süßwaren erleichtern. Zu diesem Ergebnis kommt eine Studie eines amerikanisch-pakistanischen Forscherteams. Die Wissenschaftler sind über einen Zufall auf diesen Effekt gestoßen, als sie die Auswirkungen von Apfelkuchen auf den Blutzucker untersuchten: Das süße Gebäck präsentierte sich als Blutzuckersenker, obwohl man aufgrund seines hohen Zuckergehalts eigentlich das Gegenteil erwartete. In weiteren Untersuchungen stellte sich der Zimt als Ursache für dieses Paradox heraus. Die Wissenschaftler betonen, dass schon eine gelöste Zimtstange im Tee ausreicht, um den Blutzuckerwert deutlich zu senken.

Kochen Sie öfter mit Zimt; er eignet sich ja nicht nur für Süßspeisen, sondern auch für andere Gerichte. Sehr gut schmeckt auch Zimttee: Oolong mit Zimt. Dazu 1 Teelöffel Oolongtee und 1/4 Stange Zimt mit 1 Tasse (200 Milliliter) kochendem Wasser übergießen. 5 Minuten ziehen lassen, anschließend abseihen.

Achtung, Vitamin C!

Diabetiker, die regelmäßig Vitamin-C-Präparate einnehmen, haben ein erhöhtes Risiko für tödliche Herz-Kreislauf-Erkrankungen! Dies ist das Ergebnis einer Studie der School of Public Health im amerikanischen Minnesota. Offenbar entfalten größere Mengen des an sich so gesunden Vitamins bei Diabetikern ungünstige Wirkungen auf die Blutgefäße. Es bleibt jedoch festzuhalten, dass von einer Ernährung mit reichlich natürlichem Vitamin C keinerlei negative Effekte ausgehen.

Der Lebensmitteldoktor rät

▸ Reduzieren Sie Ihren Konsum an tierischen Fetten und einer hohen glykämischen Last (Belastung der Bauchspeicheldrüse durch Kohlenhydrate): Fleisch, Wurst, Kartoffeln, Gnocchi, Softdrinks, Nudeln, Milchschnitten, Müsliriegel, fettreiche Süßwaren. Der Wechsel von hochwertigen Milchprodukten auf Lightprodukte bringt hingegen nur wenig.

▸ Trinken Sie täglich zu den Mahlzeiten 1 Tasse Oolongtee: 1 Teelöffel mit 1 Tasse kochendem Wasser übergießen, 3 bis 5 Minuten ziehen lassen.

▸ Würzen Sie öfter mit Zimt, Salbei oder Muskatellersalbei. Bevorzugen Sie Desserts und Süßwaren, die mit Zimt zubereitet wurden.

▸ Meiden Sie alle Fertignahrungsmittel, die mit Hilfe von Dickungsmitteln cremig gemacht wurden.

▸ Nicht wahllos Vollkornwaren essen, auch wenn diese viel Chrom enthalten. Denn Müsli und normale Vollkornbrote bedeuten eine hohe glykämische Last für Ihre Bauchspeicheldrüse. Deutlich besser sieht es bei Sauerteigbrot (Roggen) und Pumpernickel aus. Das optimale Frühstück für Diabetiker ist ein Käsebrot (Brot aus Roggensauerteig) mit einer Tasse Oolongtee.

Heilen von A bis Z mit dem Lebensmitteldoktor

Durchfall

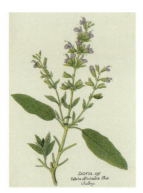

Salbei ist auch bei Darmerkrankungen eine echte Hilfe.

Symptome

Wässriger Stuhl, starker Stuhldrang und heftige Unterleibskrämpfe

Ursachen

Hauptursache sind Infektionen. Vor allem Reisedurchfall wird durch Erreger aus der Nahrung ausgelöst. Darüber hinaus können Darmentzündungen, Nahrungsmittelallergien und -unverträglichkeiten zu Durchfall führen.

Das tut Ihrem Darm gut

▸ **Vitamin B6 (Pyridoxin)** Durchfall gehört zu den typischen Symptomen von Pyridoxinmangel. Größere Mengen des Vitamins findet man in Bierhefe, Vollkorn, Reis, Hühnerfleisch, Kartoffeln, Avocados und Hülsenfrüchten. Bedenken Sie, dass Rauchen, die Einnahme der Antibabypille und starker Fleischkonsum den Pyridoxinbedarf nach oben schrauben.

▸ **Vitamin A** Das Vitamin wird für die Funktionen der Schleimhäute benötigt und spielt daher auch eine wichtige Rolle bei den Darmfunktionen. Statistische Erhebungen belegen, dass vor allem chronischer und immer wiederkehrender Durchfall oft mit Vitamin-A-Mangel einhergeht. Wenn jedoch der Durchfall mit hoch dosierten Vitamin-A-Präparaten behandelt wurde, blieben die Erfolge in der Regel aus. Ein weiterer Hinweis darauf, dass es meist zwecklos ist, einen bestimmten Nährstoffmangel durch die direkte Zufuhr des Nährstoffs beheben zu wollen. Was lassen sich für positive Schlüsse daraus ziehen? Erst einmal, dass es sinnlos ist, sich Vitamin-A- und auch Karotinpillen aus der Apotheke zu besorgen – das spart letzten Endes auch viel Geld. Und zweitens, dass wir unsere Ernährung »Vitamin-A-freundlicher« gestalten sollten: eine ausgewogene Mischung aus Rohkost und erhitztem Gemüse, wobei orangegelbe Farbtöne (Möhren, Kürbis, rote und gelbe Paprikaschoten) überwiegen sollten; außerdem empfiehlt sich die Zufuhr von reichlich Vitamin E (in Form von Weizenkeimöl und Nüssen), denn dieser Biostoff sorgt dafür, dass Vitamin A überhaupt erst aus der Leber frei und damit auch in unserem Körper aktiv werden kann.

Schutz vor Reisedurchfall

Kein Leitungswasser und keine offenen Getränke zu sich nehmen, außerdem keine Eiswürfel und keine Salate. Stattdessen nur in Flaschen abgefüllte oder abgekochte Getränke, die Speisen sollten gut durchgekocht und das Obst schälbar sein, wie etwa Kiwis und Bananen. Generell gilt der Satz: »Koch es, brat es, schäl es oder vergiss es!«

▶ **Mineralstoffe** Durchfall führt generell zur starken Ausschwemmung von Mineralien; der Kranke sollte also reichlich Mineralwasser trinken. Darüber hinaus besitzt das Mineral Zink konkrete therapeutische Chancen. Zinkmangel gehört, was nur wenige wissen, zu den häufigen Ursachen für Durchfall. Grund: Ein Zinkdefizit macht den Darm anfälliger für Bakterien, deren Gifte dann vom Körper mit Durchfall beantwortet werden, um die schädlichen Stoffe zügig aus dem Körper zu entfernen. Auch Darmviren haben es leichter, wenn uns Zink fehlt. Ganz zu schweigen davon, dass das Mineral an der Produktion zahlreicher Verdauungsenzyme beteiligt ist. Achten Sie daher auf eine betont zinkhaltige Nahrung: Käse, Austern, Bierhefe, Weizenkeime, Sesam und Mohn. Die Phytate aus Zerealien wie Cornflakes, Haferflocken und Müsli hemmen die Zinkaufnahme und sollten daher von Durchfallpatienten reduziert werden.

Sonderfälle Morbus Crohn und Colitis ulcerosa

Die beiden entzündlichen Darmerkrankungen führen sehr oft zu Vitaminmangel. Nicht nur, weil der Darminhalt bei Betroffenen zu schnell abgeführt wird, wodurch zu wenig Zeit für die Ausschöpfung der Biostoffe bleibt. Bei entzündlichen Darmerkrankungen leidet auch die Darmflora, sodass vor allem der Vitamin-B12-Pegel gedrückt wird. Die Behandlung erfolgt am besten über Vitamininfusionen, da so die geschwächte Darmverdauung umgangen werden kann. Sie sollte durch einen erfahrenen Arzt erfolgen.

Salbei für entspannte Darmmuskeln

Salbei entspannt die gereizten Darmmuskeln, seine Gerbstoffe bieten der Darmschleimhaut natürlichen Schutz. Außerdem verfügt er über antibiotische Substanzen, u. a. auch gegen den Erreger Escherichia coli – dieser Erreger zählt mit seinen giftigen Ausscheidungen zu den Hauptauslösern vieler Durchfallerkrankungen.

Apfelbrei mit Salbei

Zutaten *2–3 süßsaure Äpfel (z. B. Jonagold) | 1 TL Honig | 1 TL zerkleinerte Salbeiblätter | 1 EL Butter | 1 Messerspitze edelsüßes Paprikapulver*
Zubereitung Äpfel schälen, entkernen, klein schneiden und mit einer kleinen Menge Wasser zu Mus verkochen. Honig, Salbei und Butter einrühren, mit Paprika abschmecken und etwa 10 Minuten ziehen lassen.

Cystussud, der Entgifter

Aufgrund seiner Gerbstoffe ist Cystus ähnlich Erfolg versprechend wie Salbei. Die Anwendung erfolgt als Sud (gibt es fertig zubereitet in der Apo-

Achtung!
Wann wird Durchfall ein Fall für den Arzt? Wenn gleichzeitig Fieber festzustellen ist oder sich Blut oder Schleim im Stuhl zeigt, und wenn der Durchfall länger als drei Tage dauert. Bei Kleinkindern und älteren Menschen sollte man allerdings umgehend den Arzt aufsuchen, da hier der durchfallbedingte Flüssigkeits- und Elektrolytverlust schon früh zu Nierenversagen führen kann.

Kefir wird aus Milch hergestellt, der verschiedene Bakterienarten und Hefepilze zugesetzt werden.

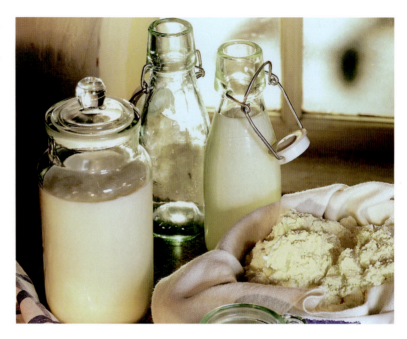

theke). Trinken Sie davon 3 bis 4 Likörgläser pro Tag. Cystussud wirkt stark entgiftend.

Lapacho als »Dickungsmittel«

Lapacho ist auch ein ergiebiger Gerbstofflieferant. Für 4 große Tassen (jeweils 250 Milliliter) Lapachotee benötigen Sie 2 gestrichene Esslöffel Lapachorinde und 1 Liter Wasser.

Zubereitung: Das Wasser aufkochen, dann die Rinde hinzugeben und alles zusammen kurz aufkochen. Anschließend die Hitze reduzieren und den Tee auf kleiner Flamme etwa 5 Minuten köcheln lassen. Noch 15 Minuten zugedeckt ziehen lassen, schließlich abseihen. Am besten füllen Sie den Tee dann in eine Thermoskanne, um ihn über den Tag verteilt trinken zu können. Lapachorinde bekommen Sie in Apotheken, Reformhäusern und Naturkostläden.

Schwarzer Tee mit Zimt

1 Teelöffel Schwarztee und 1/4 Stange Zimt mit 1 Tasse (200 Milliliter) kochendem Wasser übergießen. 5 Minuten ziehen lassen, anschließend abseihen. Zimt gilt in Indien als bestes Mittel gegen Durchfall. Er wirkt stopfend und antibiotisch auf zahlreiche Darmkeime. Trinken Sie 3 Tassen Zimttee pro Tag.

Richtig kombinieren
Machen Sie nicht den Fehler, möglichst viele der angegebenen Heilmittel miteinander zu kombinieren. Von den pflanzlichen Zubereitungen (Cystus, Salbei, Bärlauchessig, Eichenrinde, Zimt) sollten Sie nur eine zur Anwendung bringen, ergänzend dazu vielleicht die Kefir-Johannisbeeren-Kur.

Kefir mit Johannisbeersaft

Ein wirkungsvolles Rezept gegen Darmentzündungen: Vermischen Sie 150 Milliliter Kefir mit 50 Milliliter Johannisbeersaft. Trinken Sie täglich 3 Gläser davon. Sie können auch ein paar Nuss- oder Mandelsplitter über das Getränk streuen. Johannisbeersaft und Kefir erhalten Sie z. B. in Reformhäusern.

Die Essigapotheke

Wissenschaftlich erwiesen ist, dass Essig gegenüber zahlreichen Darmbakterien antibiotisch wirkt. Seine Mineralien gleichen überdies den Verlust infolge des Durchfalls aus.

Da es im Alltag immer wieder zu Durchfallerkrankungen kommt, kann es nicht schaden, sich einen speziellen Heilessig herzustellen. Übergießen Sie dazu 20 Gramm getrocknete Pfefferminze (aus Apotheke oder Reformhaus), 1 Teelöffel Bärlauch-Frischblattgranulat (aus der Apotheke) und 20 Gramm Zimt mit 500 Milliliter Essig (am besten nehmen Sie dazu wegen der entzündungshemmenden Gerbstoffe eine möglichst dunkle Essigsorte). Lassen Sie die Kräuter-Essig-Mischung 2 Wochen gut verschlossen ziehen, danach wird abgeseiht. Trinken Sie davon 3 Likörgläser pro Tag zu den Mahlzeiten; bei starkem Durchfall dürfen es durchaus auch 5 Gläser sein.

Diese Mischung hält sich einige Monate (Essig ist ja ein Konservierungsmittel), kann also gut in der Hausapotheke für den »Fall des Durchfalls« aufbewahrt werden.

Schonen

Durchfall heißt Schonzeit für den Darm. Das bedeutet, dass Sie jetzt keine opulenten Mahlzeiten verzehren sollten. Auch ballaststoffreiches Gemüse müssen Sie erst einmal meiden. Am besten: viel trinken (Wasser, keine Colagetränke!), etwas Zwieback oder Salzstangen dazu essen.

Achtung, Vitamin C und Magnesium!

Präparate mit hoch dosiertem Vitamin C und Magnesium können zu starkem Durchfall führen. Dieser Aspekt wird von den Anwendern von Nahrungsergänzungsmitteln gerne vergessen.

Der Lebensmitteldoktor rät

▸ Mehr Vitamin B6 (Vollkorn, Kartoffeln, Hülsenfrüchte, Geflügel), Vitamin A (orangegelbes Obst und Gemüse) und Vitamin E (Weizenkeim- und Sesamöl, Nüsse) essen.

▸ Anstelle des Müslis Roggenvollkornbrot mit Wurst oder Käse zum Frühstück essen. Den Joghurt oder das Dessert mit Weizenkeimen bestreuen.

▸ Bei akuten Durchfallschüben helfen Apfelbrei mit Salbei, Cystussud, Lapachotee oder schwarzer Tee mit Zimt.

▸ Viel trinken! Denn Durchfall bringt starken Wasserverlust mit sich. Die idealen Getränke: Mineralwasser oder eine Apfelschorle (3 Teile Wasser, 1 Teil Apfelsaft).

Heilen von A bis Z mit dem Lebensmitteldoktor

Erbrechen und Übelkeit

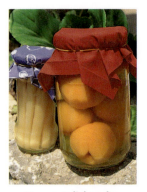

Unverträgliche oder verdorbene Nahrungsmittel können heftiges Erbrechen auslösen.

Symptome

▸ Unkontrolliertes Zusammenziehen der Muskeln in Magenwänden, Zwerchfell und Bauch
▸ Der Mageninhalt wird kräftig nach oben gedrückt und durch den Mund abgegeben.

Ursachen

Der Auslöser des Erbrechens sitzt im unteren Teil des Hirns: in der Medulla oblangata. Sie kann durch die Psyche (alle Nervenstränge aus dem Gehirn verlaufen durch die Medulla, um zum Rückenmark zu gelangen) und durch Gifte wie Nikotin oder Toxine aus verdorbener Nahrung sehr schnell beeinflusst und zum Auslösen des Brechreizes gebracht werden.

Woher kommt Reiseübelkeit?

Hauptauslöser für Reiseübelkeit ist das überforderte Gehirn. Befindet man sich z. B. im Fond eines fahrenden PKW, wo der Blick nach vorn stark eingeschränkt ist, nimmt man widersprüchliche Reize aus dem Seh- und Gleichgewichtsbereich wahr. Die Augen melden dem Gehirn Bewegungslosigkeit, das Innenohr mit seinem Gleichgewichtsorgan meldet hingegen Beschleunigungs- und Lageveränderungen. Das Gehirn fühlt sich durch diese widersprüchlichen Signale bedroht und veranlasst die Ausschüttung von Stresshormonen, die zu den bekannten Symptomen Kopfschmerzen, Übelkeit, Schwindel und Erbrechen führen.

Wichtig!
Erbrechen kann das Symptom der unterschiedlichsten Erkrankungen sein. Sollte es über mehrere Tage anhalten, ist in jedem Fall eine ärztliche Untersuchung notwendig. Die Ernährung richtet sich dann natürlich nach dem ärztlichen Befund.

Das tut bei Übelkeit mit Erbrechen gut

▸ **Vitamin B6 (Pyridoxin)** Es wird schon seit längerer Zeit als Mittel gegen unerwünschte Brechreize eingesetzt und scheint eine beruhigende Wirkung auf die Medulla oblangata zu besitzen. Die üblichen Pyridoxinlieferanten wie Fleisch, Milchspeisen und Getreide sind jedoch für den gereizten Magen genau das Falsche. Beschränken Sie sich auf Weizenkeime, die man über die verschiedensten Speisen streuen kann.

Erbrechen und Übelkeit

▶ **Ingwer** Das traditionsreiche Gewürz hilft speziell bei Reise- und Schwangerschaftsübelkeit und setzt das Erregungsniveau in den Magenwänden herab, darüber hinaus wirkt es angstlösend.
Die Anwendung erfolgt am besten über Präparate aus der Apotheke (»Zintona«). In leichteren Fällen bringt es aber auch schon etwas, ein paar Ingwerkekse zu knabbern oder etwas Ingwerpulver zusammen mit Pudding oder Obstsalat zu einem schmackhaften Dessert zu vermischen.

Karottencremesuppe

Erbrechen kostet Kraft. Vor allem Kleinkinder sind danach so erschöpft, dass sie sich mitunter kaum noch aufrecht halten können. Dennoch ist das kein Freibrief für Schokolade oder Fleisch, denn diese Nahrungsmittel geben keine Kraft, sondern sie kosten Kraft. Eine Suppe nach folgendem Rezept ist da schon wesentlich besser geeignet:
Geben Sie 1 Glas Karotten (am besten ein Glas Babynahrung) in einen Topf mit 1/2 Liter milder Brühe. Das Ganze aufkochen, mit Suppenkräutern und etwas Muskat würzen. Diese Suppe bringt den Salz- und Kohlenhydrathaushalt wieder in Ordnung, die Mineralien und Vitamine der Karotte (vor allem Provitamin A) sorgen darüber hinaus für die Genesung der strapazierten Magenschleimhaut.

Balsam für den gereizten Magen

Nach dem Erbrechen sollte man dem Magen Gutes tun. Dazu eignen sich Nahrungsmittel wie Zwieback, Haferschleim, Milchbrei, Kompott oder trockenes Weißbrot.

Mit Mineralien warten

Immer wieder hört man die Empfehlung, dass nach dem Erbrechen sofort Minerallösungen verabreicht werden sollten. Eine überflüssige Eile. Auch wenn mit dem Erbrochenen viele Mineralien ausgespült werden, heißt dies noch lange nicht, dass der Körper von starkem Mineralmangel bedroht ist. Eine riskante Situation entsteht erst nach zwei bis drei Tagen – und da sollte ohnehin der Arzt hinzugezogen werden, der dann auch gegebenenfalls eine mineralische Infusion verabreichen kann.

Der Lebensmitteldoktor rät

▶ Nach dem Erbrechen: den Magen schonen! Also zunächst einmal wenig Fett, wenig Eiweiß, wenig Zusatzstoffe (keine Lebensmittel aus der Konserve) und keine anregende Substanzen (wie z. B. Koffein und Gewürze wie Pfeffer, Paprika oder Curry) verzehren.

▶ Kohlenhydrate, Wasser und Mineralien sind sehr wichtig! Zu Großmutters Zeiten gab man den kleinen und großen Patienten nach dem Erbrechen erst einmal stilles Mineralwasser zum Trinken und zum Essen eine Portion Götterspeise. Das macht durchaus Sinn. Denn das Gelatinedessert enthält viele Kohlenhydrate und Mineralien (mit Ausnahme von Natrium und Kupfer), wird leicht vertragen – und schmeckt.

▶ Streuen Sie für die Pyridoxinversorgung 1 bis 2 Teelöffel Weizenkeime auf die Götterspeise.

▶ Zur Vorbeugung von Reiseübelkeit: Ingwerkekse knabbern oder Ingwer über ein Dessert bzw. Müsli streuen.

Heilen von A bis Z mit dem Lebensmitteldoktor

Fibromyalgie

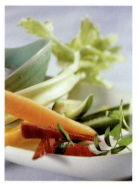

Frisches Gemüse versorgt uns mit einer Reihe von schmerzlindernden Inhaltsstoffen.

Symptome

Etwa 3 % der Bundesbürger leiden an Fibromyalgie. Die betroffenen Patienten beschreiben ihre Beschwerden oft mit Sätzen wie »Mir tut alles weh«, in bayerischen Kliniken sprach man früher auch scherzhaft vom »Ois-ziagt-Syndrom«, vom »Alles-zieht-Syndrom«, womit auch zum Ausdruck gebracht wurde, dass man die Beschwerden eher mit einer wehleidigen bis hypochondrischen Einstellung als mit einer ernst zu nehmenden Erkrankung in Verbindung brachte.

Tatsache ist jedoch, dass Fibromyalgie zu den rheumatischen Erkrankungen gehört und ihre Schmerzen durchaus real sind. Sie treten nur in der Muskulatur auf und können daher – im Unterschied zu Gelenkerkrankungen – weitflächig verteilt sein und komplette Körperteile treffen, was schließlich möglicherweise zu einer starken Beeinträchtigung der Beweglichkeit führt. Einige Körperstellen, die so genannten Tenderpunkte, reagieren überdurchschnittlich sensibel auf Fingerdruck. Sie sind typisch für Fibromyalgie und können daher dem Arzt dazu dienen, die Diagnose abzusichern.

Problem Vitaminmangel

Wissenschaftler haben festgestellt, dass Vitamin-D-Mangel aufgrund seiner umfassenden Symptome oft als Fibromyalgie missinterpretiert wird, gerade bei älteren Menschen. Unter Ärzten ist das weitgehend unbekannt. D. h.: Wenn Ihnen in der Arztpraxis eine Fibromyalgie attestiert wird, sollte sicherheitshalber auch der Vitamin-D-Status erhoben werden.

Ursachen

Die Ursachen der Fibromyalgie liegen noch im Dunkeln. Einige Wissenschaftler vermuten hinter den Schmerzen mikroskopisch kleine Schäden in der Muskulatur, andere suchen die Ursachen in einer Störung der Botenstoffe im zentralen Nervensystem.

Das tut bei Muskelschmerz gut

▶ **Tryptophan** Fibromyalgiepatienten haben oft verringerte Mengen an Tryptophan im Gehirn. Was nicht verwunderlich ist, weil diese Aminosäure eine zentrale Rolle im Schmerz- und Stimmungsempfinden spielt. Es kann also sinnvoll sein, den Speisezettel »tryptophanfreundlicher« zu gestalten: mehr Kartoffeln, Sonnenblumenkerne, Sesam, Hülsenfrüchte, Nüsse (vor allem Cashew), Erdnüsse, Schokolade, Weizenkeime, Haferflocken und Käse. Essen Sie abends kohlenhydratreich (auch Süßes ist

erlaubt) und möglichst fleischarm – dies öffnet den Weg für die Tryptophanmoleküle ins Blut.

▶ **Vitamin C und Flavonoide** In einer Studie des amerikanischen Nati-
onal College of Naturopathic Medicine besserten sich die Beschwerden
von Fibromyalgiepatienten, indem man ihnen täglich eine Kombination
aus 500 Milligramm Vitamin C und einem Brokkoliextrakt verabreichte. Vermutlich ist es jedoch nicht nur diese Kombination allein, die hilft.
Wahrscheinlicher ist, dass generell eine Diät mit reichlich Vitamin C und
Flavonoiden Muskelschmerzen lindern kann, weil beide Stoffe als entzündungshemmend gelten und den Körper vor schädlichen Sauerstoffverbindungen schützen. Für diese Diät spricht auch, dass in anderen
Untersuchungen stark rohkostbetonte Speisepläne (die den Vitamin-C-
und Flavonoidstatus verbessern) bei Fibromyalgie ausgesprochen positiv
anschlugen.

▶ **Selen und Magnesium** Magnesium wirkt entspannend auf schmerzende und verkrampfte Muskeln; von Selen ist bekannt, dass es bei einigen
Rheumatikern zur Symptomlinderung beiträgt – und letzten Endes gehört
ja auch die Fibromyalgie zu den Erkrankungen des rheumatischen Formenkreises. Bei Fibromyalgiepatienten wurden außerdem immer wieder
stark erniedrigte Magnesium- und Selenwerte festgestellt. Es ist also sinnvoll, beide Mineralien im Speiseplan deutlich mehr zu berücksichtigen
als bisher: also immer wieder Nüsse, Weizenkleie oder -keime über die
Mahlzeiten streuen. Viel Magnesium findet sich ferner in Sesam, Hülsenfrüchten und kakaobetonter Schokolade, größere Selenmengen sind in
Seefisch vorhanden.

Pluspunkte für pflanzliches Selen

Oft werden Mineralien aus tierischen Quellen besser verarbeitet als ihre Pendants pflanzlicher Herkunft. Beim Selen verhält es sich jedoch anders; hier haben
die pflanzlichen Nahrungs-
mittel eindeutig Vorrang.
Das etwa im Getreide vorkommende Selen hat eine Resorptionsquote von
95 %, während die Selenite aus Fleisch nur auf 44 bis
76 % kommen. Allerdings können zwischen den einzelnen Getreidepflanzen je nach Standort große Unter-
schiede im Selengehalt auftreten.

Der Lebensmitteldoktor rät

▶ Weniger Wurst- und Fleischwaren, dafür mehr Seefisch essen.
▶ Immer wieder Nüsse oder Weizenkeime über Desserts und Müslis
   streuen.
▶ Täglich eine große Portion Rohkost essen.
▶ Am Abend kein Fleisch und keinen Käse mehr essen, dafür ein
   Gericht mit vielen Kohlenhydraten, beispielsweise Vollkornnudeln.
   Es kann aber auch etwas Süßes sein.

Heilen von A bis Z mit dem Lebensmitteldoktor

Finger- und Zehennagelprobleme

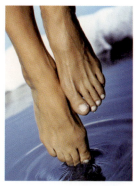

Viele Zehennägelprobleme werden auch durch zu enges Schuhwerk provoziert.

Symptome

▸ **Nagelbettentzündung:** Die Haut um das Nagelbett herum ist rot, verdickt, angespannt und reagiert druck- und schmerzempfindlich. In schwereren Fällen kommt es zur Eiterbildung. Nagelbettentzündungen entstehen durch Bakterien, die durch kleine Verletzungen – aber auch durch Pilzbefall – ins Nagelbett vordringen konnten.
▸ **Nagelschwäche:** Die Nägel sind brüchig und reißen schon bei geringen Belastungen ein.
▸ **Eingewachsene Nägel:** Trifft vor allem die Zehennägel. Der Nagel ist längsseitig eingewachsen, das umliegende Gewebe ist entzündet.

Bei eingewachsenen Nägeln

Baden Sie Ihren Fuß in warmem Wasser, um die Nagelsubstanz aufzuweichen. Danach abtrocknen und behutsam ein kleines, dünnes Stück Watte unter den eingewachsenen Nagel schieben. Die Watte hebt den Nagel an, sodass er besser aus dem Gewebe herauswachsen kann. Wechseln Sie die Watte mindestens 1-mal pro Tag; desinfizieren Sie die Stelle (z. B. mit einer Mischung aus 10 Teilen Olivenöl und 1 Teil Teebaumöl), um Entzündungen zu vermeiden.

Das tut Ihren Nägeln gut

▸ **Kalzium und Silizium (Kieselerde)** Diese Mineralien gehören zu den wichtigsten Biostoffen für unsere Nägel, denn sie sind entscheidend am Kalkstoffwechsel beteiligt. Weiße Flecken auf der Nageloberfläche sprechen für Kalziummangel, leicht brechende und splitternde Nägel für ein kombiniertes Kalzium- und Siliziumdefizit. Zum Frühstück sollten Sie Ihr Müsli und auch Ihr Marmeladenbrot zugunsten der Käsestulle austauschen. Denn die enthält neben Kalzium und Silizium hochwertige Proteine und Kupferverbindungen, die Ihren Nagelwuchs unterstützen. Meiden Sie außerdem phosphatlastige Lebensmittel (sie schränken die Kalziumaufnahme ein!) wie Colagetränke, Limonaden, Fertiggerichte, Dosenwürste, Schmelzkäse, milchfreie Kaffeeweißer, Gummibärchen, bunte Süßwaren und fertige Kakaodrinks.
▸ **Eisen** Ein Mangel dieses Minerals sorgt für typische Wachstumsstörungen wie starke Dellen, Längsrillen und Wölbungen an den Nägeln. Eisenpräparate bleiben allerdings meist wirkungslos. Sorgen Sie vielmehr für einen »eisenfreundlicheren« Speiseplan: weniger Müsli, Spinat und unfermentierte Vollkornprodukte, besser sind durch Hefe- oder Sauerteig aufbereitete Vollkornprodukte (z. B. Roggenvollkornbrot). Überhaupt verbessern saure, fermentierte Speisen – also auch Joghurt und Kefir – die

Eisenaufnahme. Wer sich überwiegend vegetarisch ernährt, sollte Kaffee und schwarzen Tee mit ihren eisenbindenden Gerbsäuren meiden. Zu den größten Eisenräubern gehören aber die »Cremigmacher«, also die Alginate, Guarkern- und Johannisbrotmehle in Puddingpulver, Brotaufstrichen, Fertigsaucen, Instantsuppen, Speiseeis und fettreduzierten, aber trotzdem sahnigen Nahrungsmitteln. Die Schmerzmittel ASS (Azetylsalizylsäure) und Indometacin sowie die Antazida (zur Magensäurepufferung bei Sodbrennen) führen ebenfalls zu Eisenverlusten.

▸ **Vitamin D** Es unterstützt die Aufnahme von Kalzium. Gehen Sie daher viel an die frische Luft! Wer zudem keine Eierallergie oder Herz- und Gichtprobleme hat, sollte mindestens vier Eier (auch in Form von Rühr- oder Spiegelei) pro Woche essen.

Mit Honig und Zwiebelsaft gegen Nagelbettentzündungen

Diese Kombination wirkt desinfizierend und mobilisiert die körpereigenen Abwehrkräfte. Mischen Sie beide Substanzen zu gleichen Teilen und bereiten Sie daraus vor dem Schlafengehen Auflagen, die mit einem Mullverband abgedeckt werden.

Kein V!

Fußnägel wachsen normalerweise gleichmäßig von hinten nach vorne. Kommen Sie daher nicht auf die Idee, vorne aus dem Nagel ein V-förmiges Stück herauszuschneiden – in dem falschen Glauben, dass dann der Nagel in der Mitte zusammenwachsen und dabei die eingewachsenen Seiten »herausziehen« könnte.

Der Lebensmitteldoktor rät

▸ Bei Dellen, Längsrillen und Wölbungen der Nägel: Käsebrot statt Müsli oder Marmelade zum Frühstück; keinen Spinat, keine Fertiggerichte, keine unfermentierten Vollkornprodukte, sondern echte Sauerteigwaren essen.

▸ Bei Nagelschwäche: viel ins Freie gehen! Mehr Käse, Eier und naturbelassenen Joghurt essen, vor allem zum Frühstück. Weniger Müsli! Keine Colagetränke und andere Softdrinks!

▸ Bei ausgeprägter Nagelschwäche können Kieselerdepräparate sinnvoll sein. Am besten sind Kieselsäuregels aus dem Reformhaus, weil sie die Siliziumanteile gleichmäßig im Wasser verteilen, ohne dass es zu Verklumpungen kommt. Die Moleküle verbleiben dadurch in optimaler »Verdauungsgröße«, sodass sie problemlos verdaut werden können.

Heilen von A bis Z mit dem Lebensmitteldoktor

Gallenbeschwerden

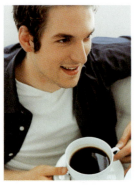

Eine große Tasse Kaffee, jeweils morgens und nachmittags getrunken, senkt das Gallensteinrisiko.

Symptome

- Ein unzureichender Gallenfluss kann sich durch Völlegefühl, Appetitlosigkeit, Oberbauchbeschwerden sowie Sodbrennen zeigen. Die Symptome verschlimmern sich nach fetthaltiger Kost.
- Im akuten Stadium der Gallenblasenentzündung (Cholezystitis): Fieber, Schüttelfrost, vorübergehende Gelbsucht, Erbrechen und Schmerzen im rechten Oberbauch

Ursachen

Gallenblasenbeschwerden werden in erster Linie durch eine Kost verursacht, die zu viele tierische Fette enthält. Die erbliche Veranlagung spielt auch eine Rolle. Zu den klassischen Auslösern zählen Gallensteine, deren Entstehung wiederum durch Stress (vor allem Ärger und Hektik) und falsche Ernährung (zu wenig pflanzliche Fette) gefördert wird. Die Steine können zu einem Abknicken des Verbindungsstrangs (Ductus cysticus) führen, an dem die Gallenblase befestigt ist. Folge: Der Inhalt der Gallenblase staut sich auf, das Organ überdehnt und entzündet sich. Mitunter kommen auch noch bakterielle Infektionen hinzu.

Weit verbreitet
Jeder vierte Mensch hat Gallensteine, Frauen etwa fünfmal häufiger als Männer. Viele Gallensteine verursachen allerdings keine Beschwerden.

Das tut Ihrer Gallenblase gut

- **Fettlösliche Vitamine** Wenn nicht genug Gallenflüssigkeit produziert wird, kommt es zu Problemen bei der Verdauung von Fetten und fettlöslichen Vitaminen (vor allem der Vitamine A und E). Diese Stoffe sollten daher vermehrt zugeführt werden. Am besten als pflanzliche Öle. Nehmen Sie daher als Salatsauce grundsätzlich Sesam- oder Weizenkeimöl, sorgen Sie dafür, dass stets ein Schälchen Nüsse in Ihrer Reichweite steht!
- **Pflanzliche Eiweiße und Fette** Statistische Erhebungen belegen, dass Menschen mit einem hohen Konsum von pflanzlichen Fetten und Eiweißen deutlich seltener an der Gallenblase erkranken, da die Gallenblase mit dieser Kostform viel weniger belastet wird und sich dadurch besser regenerieren kann. Achten Sie daher darauf, dass Sie täglich zwei Portionen Rohkost und eine Portion Kochgemüse verzehren.

Nüsse und Kaffee schützen vor Gallensteinen

Eine Studie der Harvard Medical School in Boston ergab: Wer mehr als fünfmal pro Woche 30 Gramm Nüsse verzehrt, reduziert sein Risiko für Gallensteine um etwa 25 %. Der Gallenschutz wird vermutlich durch die Fettsäuren und fettlöslichen Vitamine der Nüsse aufgebaut.

Auch Kaffee bringt die Galle in Schwung. Bereits 2 bis 3 Tassen pro Tag senken laut wissenschaftlichen Erhebungen das Gallensteinrisiko um etwa 30 %. Verantwortlich dafür ist offenbar das Koffein: Denn entkoffeinierter Kaffee hat keinen Einfluss auf die Quote.

Besserer Gallenfluss dank Kurkuma

Das Gewürz hat als Gallentherapeutikum eine lange Tradition. Seine Farbstoffe regen die Entleerung der Gallenblase an, außerdem schützen sie die im Organismus kursierenden Fette vor aggressiven Verbindungen, den freien Radikalen. Diese Effekte unterstützen die Heilung von Gallenblasenerkrankungen. Man erhält Kurkumawurzeln in Gewürzgeschäften und im ethnobotanischen Fachhandel, seine Präparate gibt es in Apotheken. Achtung: Im akuten Stadium einer Entzündung ist das Gewürz nicht mehr angezeigt; hier kann seine anregende Wirkung sogar schädlich sein!

▶ **Kurkumaöl** Vermischen Sie 1 Esslöffel kaltgepresstes Mandelöl mit 1 Teelöffel zerriebenem Kurkuma. Mit der daraus entstehenden gelben Masse ölen Sie die Hautpartien über der Gallenblase (Oberbauch) ein.

▶ **Tee** 1/2 Teelöffel Kurkumapulver mit 1 Tasse kochendem Wasser überbrühen, 5 Minuten zugedeckt ziehen lassen, schließlich abseihen. Trinken Sie davon 2 bis 3 Tassen pro Tag.

▶ **Präparate** Kurkuma wird mittlerweile in diversen Präparaten angeboten: Choldestral Krugmann, Curcu-Truw, Sergast. Die Behandlung sollte unbedingt mit Ihrem Arzt abgesprochen werden!

Hilfreiche Artischocke

Die Artischocke wurde schon bei den alten Römern zur Verbesserung der Fettverdauung eingesetzt. Heute weiß man, dass sie die Gallenproduktion um bis zu 30 % steigern kann. Die gelegentliche Artischocke auf der Pizza bringt jedoch wenig, und die teuren Extrakte sind nicht notwendig. Die »Zeitschrift für Phytotherapie« bricht deswegen eine Lanze für eine traditionelle Zubereitungsform, nämlich den Frischpflanzensaft der Artischocke. Er zeigt selbst in einer Verdünnung von 1:10 noch eine Wirkung auf den Gallefluss. Man erhält ihn in Apotheken. Achtung: Er darf im akuten Stadium einer Gallenblasenentzündung nicht mehr angewendet werden!

Der Lebensmitteldoktor rät

▶ Verzehren Sie täglich 1 Hand voll Nüsse – am besten ungesalzene Nüsse, die Sie selbst aus der Schale geholt haben.

▶ Trinken Sie 2 bis 3 Tassen Kaffee pro Tag. Wer ihn nicht mag, kann auch Tee trinken, der allerdings wegen des Koffeins nicht länger als 2 Minuten ziehen sollte.

▶ Stellen Sie einen Gemüseverzehrplan auf. Denn Sie sollten täglich 2 Portionen Rohkost (z. B. ein paar Scheiben Gurke zum Frühstück und eine Tomate am Abend) und 1 Portion Kochgemüse verzehren.

Heilen von A bis Z mit dem Lebensmitteldoktor

Gelenkschmerzen
(Arthritis und Arthrose)

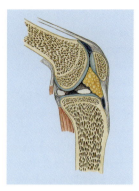

Das Knie zählt zu den Gelenken, die besonders oft von Arthritis und Arthrose betroffen sind.

Symptome

- Schwellung am Gelenk
- Die Bewegung des Gelenks ist eingeschränkt.
- Das Gelenk schmerzt. Beim Beugen kann es zu Geräuschen kommen.
- Arthrose befällt vornehmlich die Knie- und Hüftgelenke und macht sich zunächst durch Spannungsgefühle und Knirschen bei der Bewegung bemerkbar; der Patient hat den Eindruck, dass etwas in seinem Gelenk steckt. Im Spätstadium kommt es zu Verformungen im Gelenk mit starken Bewegungseinschränkungen.
- Arthritis befällt vorwiegend die Fingermittel- und -grundgelenke, Handgelenke, Ellbogen, Knie sowie Sprung- und Zehengrundgelenke. Typisch für sie ist die Morgensteifigkeit, im fortgeschrittenen Stadium zeigen sich Rheumaknoten in Gelenken, Knochenvorsprüngen und Sehnen.

Ursachen

Arthritis gehört zu den so genannten Autoimmunkrankheiten, bei denen sich der Körper buchstäblich gegen sich selbst wendet. Das Immunsystem verliert die Orientierung und richtet sich zerstörerisch gegen die körpereigenen gesunden Zellen der Gelenkinnenhaut, was dort zu schmerzhaften Entzündungen und Wucherungen führt.

Ähnliche Symptome
Die Symptome von Arthritis und Arthrose können sehr ähnlich sein. Eine genaue Abklärung durch einen Spezialisten sollte also erfolgen, da die Behandlung beider Erkrankungen zum Teil unterschiedlich ist.

Bei Arthrose werden zwei Formen unterschieden:
1. Die primäre Arthrose ist Resultat des Alterns oder einer Überbeanspruchung der Gelenke, etwa durch Übergewicht, Schwerstarbeit oder Leistungssport.
2. Die sekundäre Arthrose entsteht infolge von angeborenen Gelenkveränderungen, Erkrankungen (z. B. Rheuma, Diabetes mellitus) oder Unfällen.

Das tut Ihren Gelenken gut

- **Vitamin C und E** Viele Patienten mit Arthritis und Arthrose zeigen eine Unterversorgung mit den Vitaminen C und E. Auch ist bekannt, dass die beiden Biostoffe Entzündungen hemmen und die Gelenke vor freien Radikalen schützen. Ob jedoch die Einnahme von entsprechenden Präparaten etwas bringt, ist umstritten. Erhöhen Sie also die Vitamin-C- und Vitamin-E-Anteile in Ihrer Nahrung! Essen Sie mehr frisches Obst und Gemüse. Bereiten Sie Ihren Salat mit hochwertigen Pflanzenölen (am besten mit Weizenkeimöl) zu.

▶ **Vitamin B6 (Pyridoxin)** Bei starken Schmerzschüben zeigen sich bei Gelenkkranken deutlich erniedrigte Pyridoxinwerte. Was nicht verwundern darf, da dieses Vitamin bei der extremen Nervenarbeit besonders stark verbraucht wird. Mit einer Ernährungsumstellung ist hier allerdings kaum etwas zu erreichen. Man sollte auf hoch dosierte Vitaminpräparate (Pyridoxintagesdosis bis zu 300 Milligramm) umsteigen, die neben Vitamin B6 auch die Vitamine B1 und B12 enthalten. Fragen Sie in der Apotheke danach.

▶ **Kalzium und Vitamin D** Das Mineral wird für den Knochenaufbau benötigt, es schützt vor Gelenkverschleiß. Das Vitamin setzt hingegen nicht nur den Kalziumstoffwechsel in Gang, es besetzt auch im Immunsystem zahlreiche Schlüsselfunktionen: Autoimmunerkrankungen wie Arthritis scheinen häufiger unter Vitamin-D-Mangel aufzutreten. Gehen Sie daher täglich für mindestens eine halbe Stunde an die frische Luft, für die Arbeit sollten Sie eine Tageslichtlampe anschaffen. Meiden Sie außerdem Fertiggerichte und Tütensuppen, die mit Carrageen, Guarkernmehl und Alginaten sahnig gemacht wurden. Denn sie gehören zu den großen Kalziumräubern.

▶ **Zink** Das Mineral moduliert das Immunsystem und beeinflusst dadurch die Anfälligkeit für Autoimmunerkrankungen wie Arthritis. Das Verabreichen von Zinkpräparaten bringt den Patienten oft Linderung, kann aber zu Kupferdefiziten führen, weil beide Mineralien bei der Aufnahme gegeneinander arbeiten. Langfristig sollte daher eine Ernährungsumstellung erfolgen: mehr Käse, Austern, Bierhefe, Weizenkeime, Sesam und Mohn. Die Phytate aus Zerealien wie Cornflakes, Haferflocken und Müsli hemmen die Zinkaufnahme, die Phytatwerte der Vollkornwaren sind hingegen kein Problem. Dafür zehren Medikamente wie Penizillamin, Tetrazyklin, Isoniazid und Diuretika an den Zinkreserven.

Drücken Sie Ihren Arachidonsäurespiegel

Eine zentrale Rolle in der arthritischen Schmerzentstehung spielt die so genannte Arachidonsäure, eine Fettsäure, an die der Mensch ausschließlich über tierische Ernährung kommt. Die fleischbetonte Ernährung ist allerdings nicht allein verantwortlich für Arthritis, die Hauptschuldigen sind vielmehr in solchen psychoimmunologischen Prozessen zu suchen,

Bescheiden bleiben!
Der Gelenkknorpel besitzt keine eigene Blutversorgung, sondern er wird eher schlecht als recht durch eine »Schmiere« im Inneren des Gelenks versorgt. Er hat daher bei Verletzungen mangelnde Heilungstendenz. Sollte es also infolge von Arthrose zu einem starken Knorpelverschleiß gekommen sein, muss sich der Patient auf eine langwierige Heilung einstellen – oder sogar darauf, dass der Knorpelverschleiß nicht mehr korrigiert werden und der Patient froh sein kann, wenn es zu keiner Verschlimmerung mehr kommt.

Joggen schützt vor Gelenkerkrankungen in den Beinen. Wer jedoch schon unter Arthritis leidet, muss dabei vorsichtig sein und vorher erst einmal sein Muskelgerüst auf- und Fettmasse abbauen.

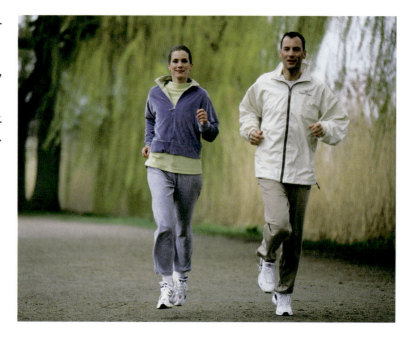

Achtung, Vitamine A und D!
Hüten Sie sich vor Präparaten mit hoch dosiertem Vitamin A oder D! Denn in der medizinischen Literatur existieren zahlreiche Fallbeschreibungen von Patienten, die durch sie ähnliche Symptome wie bei Arthritis bekommen haben.

die den Arachidonsäurestoffwechsel überhaupt erst auslösen.
Zur Senkung des Arachidonsäurestoffspiegels sollten Sie prinzipiell drei Wege einschlagen:

▶ Reduzieren Sie Nahrungsmittel, die besonders viel Arachidonsäure enthalten, z. B. Hühnerei, Fleisch, Wurst und Aal.

▶ Bauen Sie verstärkt jene Nahrungsmittel in Ihren Speiseplan ein, die besonders viel Linolsäure enthalten. Von dieser Fettsäure ist bekannt, dass sie den Arachidonsäurestoffwechsel hemmt. Die entsprechenden Nahrungsmittel sind Margarine, Weizenkeimöl, Erdnussöl und andere Getreidekeim- und Nussöle.

▶ Essen Sie mehr fetten Fisch wie Makrele, Hering, Sardine und Lachs (aber keinen Aal!). Denn Fischöl mit seinem hohen Gehalt an Omega-3-Fettsäuren hemmt den Arachidonsäurestoffwechsel, indem es dazu notwendige Enzyme ausschaltet. Falls Sie keinen Fisch mögen, können Sie auch entsprechende Präparate (in der Dosierung von drei bis fünf Gramm Öl pro Tag) aus Reformhaus und Apotheke einnehmen.

Die Essigapotheke

Die Volksmedizin empfiehlt bei rheumatischen Erkrankungen generell Mittel zur Entschlackung; dazu zählt auch der Essig. Trinken Sie jeden Tag nach dem Aufstehen 1 Glas aus gleichen Teilen Wasser und Essig (am

Gelenkschmerzen

besten Apfel- oder Reisessig). Sind die Gelenke erhitzt und geschwollen, helfen Umschläge aus Essigwasser. Tränken Sie ein Leinentuch in einer Mischung aus gleichen Teilen Essig und Wasser und wickeln Sie es um das schmerzende Gelenk. Anwendungsdauer: mindestens 20 Minuten. Wenn der Umschlag sich deutlich erwärmt hat, wird er erneut mit Essigwasser getränkt.

Bei rheumatischen Beschwerden haben sich in den letzten Jahren Brennnesselblätter in den Vordergrund gespielt. Ihre Wirkstoffe greifen dämpfend in das rheumatische Entzündungsgeschehen ein. Eine Reihe von Studien belegt, dass sie bei Rheumakranken schmerzlindernd wirken und deren Konsum an pharmazeutischen Schmerzmitteln herunterschrauben. Es ist also durchaus sinnvoll, Brennnesselblätter mit Essig zu kombinieren. Mischen Sie dazu 40 Gramm getrocknete Brennnesselblätter (aus Apotheke oder Reformhaus) mit 1/2 Liter Apfelessig. Lassen Sie diese Mischung etwa 2 Wochen gut verschlossen stehen, danach durch einen Filter abseihen. Trinken Sie davon 2 Likörgläser pro Tag, morgens und abends, jeweils nach den Mahlzeiten.

Trigonellaauflagen

Bei Gelenkschmerzen mit Schwellung und Hitzeentwicklung empfehlen sich Auflagen aus Bockshornklee, die man unter Trigonellasogauflagen in Apotheken erhält. Verrühren Sie das Trigonellapulver zu einem zähen Brei, der auf einem Leinentuch verstrichen wird. Sie können den Umschlag mit der Breiseite direkt auf das Gelenk legen und mit einem Verband oder Tuch umwickeln oder aber – wenn Ihnen die Wirkung so zu stark ist – noch ein Leinen- oder Mulltuch (je nach Größe des Gelenks) zwischen Haut und Trigonellabrei legen. Dauer der Anwendung: mindestens 30 Minuten, am besten abends.

Keine Chance für Selen

Selen gilt als wirkungsvolles Antioxidans, das unsere Gelenke vor freien Radikalen schützen kann. Die Hoffnung jedoch, mit Selenpräparaten Arthritikern helfen zu können, wurde kürzlich durch eine belgische Studie zerschlagen. Dort zeigte sich das Mineral ähnlich wirkungslos wie ein Scheinmedikament (Plazebo).

Achtung, Rheumamedikamente

Die üblichen Antirheumatika haben zahlreiche Nebenwirkungen. Dazu zählt auch ihr enormer Biostoffverschleiß:

▸ ASS (Azetylsalizylsäure) raubt Folsäure, Vitamin C und Eisen.
▸ Indometazin raubt Eisen.
▸ Kortison raubt Kalzium, Vitamin D, Kalium und B-Vitamine.

Der Lebensmitteldoktor rät

▸ Mehr Fisch (außer Aal), täglich 1 Portion Rohkost und Gemüse essen. Fleisch- und Wurstkonsum deutlich reduzieren. Weniger Müsli zum Frühstück essen; Obst mit Joghurt ist besser. Salat mit Weizenkeim- oder Olivenöl zubereiten.

▸ Keine Fertiggerichte, Tütensuppen und Fertigsaucen mehr essen!

▸ Täglich 30 Minuten an die frische Luft! Besorgen Sie sich zum Arbeiten eine Tageslichtlampe.

Heilen von A bis Z mit dem Lebensmitteldoktor

Gicht

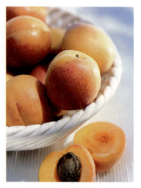

Aprikosen enthalten entzündungshemmende Salizylate und Karotinoide.

Symptome

▸ Gicht kommt in Schüben, meist in der Nacht. Die Schübe können mehrere Tage andauern.
▸ Die Schübe zeigen sich als Rötung und Schwellung der betroffenen Gelenke mit teilweise extremen Schmerzen.

Ursachen

Gichtursache Nummer eins ist ein erhöhter Harnsäurewert im Blut. Wenn die Harnsäure nicht mehr über die Nieren abtransportiert werden kann, sammelt sie sich in Form von Kristallen an den Gelenken, die schließlich unter Einschaltung des so genannten Arachidonsäurestoffwechsels den typischen Gichtanfall hervorrufen.

Die Ausbildung der Kristalle wird vor allem durch drei Faktoren begünstigt: genetische Faktoren, purin- und fettreiche Ernährung (zu viel Fleisch) und Kälte.

Ein echtes Männerleiden
Dass erbliche Faktoren bei Gicht eine große Rolle spielen, zeigt die Statistik. Demzufolge sind Männer 20-mal so häufig betroffen wie Frauen, 3 % aller Männer müssen bis zu ihrem 65. Lebensjahr mit Gicht rechnen. Nichtsdestoweniger könnte das männliche Geschlecht den erblich bedingten Risikofaktor deutlich begrenzen, wenn es sich in seiner Ernährung umstellen würde.

Den Entzündungsstoffwechsel hemmen

Gicht gehört wie Arthritis zu den Krankheiten des rheumatischen Formenkreises, bei denen die Arachidonsäure als Ausgangsstoff der Entzündungen eine entscheidende Rolle spielt. Denn letzten Endes ist sie es, die das Anlagern der Kristalle an den Gelenken in einen konkreten körperlichen Entzündungsprozess (Rötung, Schwellung, Schmerzen) umsetzt. Eine Senkung des Arachidonsäurespiegels (weniger Fleisch, dafür mehr Fisch – außer Aal! – und Gemüse) lindert daher das Ausmaß und die Schmerzen der Gichtschübe, auch wenn die Harnsäurekristalle als Hauptursache letzten Endes unbeeinflusst bleiben.

Reduzieren Sie tierische Fette

Die Rolle der Purine in der Nahrung im Hinblick auf unseren Harnsäurespiegel wurde von Medizinern lange Zeit überschätzt. Offenbar ist nicht der Purinwert eines Nahrungsmittels allein ausschlaggebend für die Gicht, sondern der Gehalt von Purinen zusammen mit gesättigten Fetten – eine Kombination, die besonders in Fleisch- und Wurstwaren zu finden ist.

Gicht

Das tut bei Gicht gut

▶ **Vitamin C und Folsäure** Diese beiden Vitamine mobilisieren den Abtransport der Harnsäure. Entsprechende Präparate bringen jedoch nichts, hoch dosiertes Vitamin C provoziert sogar seinerseits Gichtschübe. Essen Sie daher viel frisches Obst und Blattsalate, pro Tag mindestens 1 Portion!

▶ **Sulfide und Flavonoide** Die beiden Substanzen hemmen die Entzündungsprozesse an den Gelenken. Wirksame Sulfidverbindungen befinden sich in Bärlauch, Zwiebeln und Knoblauch, Flavonoide findet man in gelben Zwiebeln, Beerenobst, Äpfeln, Tomaten, Grapefruit, Grünkohl, grünem Tee und Brokkoli. Wichtig ist, dass man bei Äpfeln und Tomaten die Schale mitisst.

▶ **Salizylsäure** Diese Substanz gehört zu den natürlichen Entzündungshemmern. Sie ist chemisch ein Verwandter der Azetylsalizylsäure, die unter dem Kürzel ASS in der Medizin als Mittel gegen Schmerzen und Entzündungen eingesetzt wird. Nahrungsmittel mit hohem Salizylsäureanteil sind Äpfel, Aprikosen, Beerenfrüchte, Kirschen, Nektarinen, Pfirsiche, Weintrauben, Erbsen, Gurken und Tomaten.

Biertrinker neigen zu Gicht

Wer täglich mehr als sieben Glas Bier trinkt, verdoppelt sein Gichtrisiko, doch selbst moderate Biertrinker mit zwei Gläsern pro Tag erkranken eher an Gicht als Abstinenzler. Dies ist das Ergebnis einer Langzeitstudie des Massachusetts General Hospital in Boston. Ob der Alkoholgehalt des Biers wesentlich zur Erhöhung des Gichtrisikos beiträgt, ist unklar, denn bei Weintrinkern konnten die amerikanischen Wissenschaftler keine Zusammenhänge mit der Erkrankung finden.

Heilende Kirschen
Amerikanische Wissenschaftler entdeckten, dass schon zwei Hand voll frische Kirschen pro Tag den Harnsäurespiegel senken. Außerdem zeigten die »Versuchsesser« einen deutlich erhöhten Vitamin-C-Wert, andere Messungen deuteten auf eine Entzündungshemmung hin. Ob Kirschkonserven ähnliche Effekte bringen wie das frische Obst, ist fraglich.

Der Lebensmitteldoktor rät

▶ Weniger Fleisch, dafür mehr Fisch, Obst und Gemüse essen. Versuchen Sie, Knoblauch und Zwiebeln als feste Bestandteile in Ihrem Speisezettel zu etablieren. Probieren Sie eine Kur mit Bärlauch-Frischblattgranulat (aus der Apotheke): 1 Teelöffel täglich vor dem Frühstück einnehmen.

▶ Kein Bier, höchstens Weißwein in Maßen trinken.

▶ Kaffee erhöht – entgegen der weit verbreiteten Meinung – nicht das Gichtrisiko. Dennoch sollten Sie versuchen, ihn weitgehend durch grünen Tee zu ersetzen, um die Zufuhr der Flavonoide zu erhöhen.

Heilen von A bis Z mit dem Lebensmitteldoktor

Gliederzucken

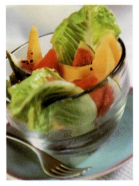

Magnesiumreiches Gemüse schützt vor dem »Zucken in der Nacht«.

Symptome

Der medizinisch korrekte Begriff ist »Restless-Legs-Syndrom« (RLS): Die Gliedmaßen des Schlafenden – vor allem seine Beine – zucken, manchmal kommt es zu regelrechten Laufbewegungen im Bett. Am nächsten Morgen fühlt er sich matt und erschlagen.

Ursachen

Grundsätzlich muss zwischen der idiopathischen und der symptomatischen RLS-Form unterschieden werden. Bei der symptomatischen Variante gehören die Zuckungen zu dem Beschwerdebild einer anderen, übergeordneten Krankheit wie etwa Arthritis, Diabetes mellitus sowie Lungen- und Nierenleiden, die natürlich bei der Behandlung Priorität haben. Auch schwangere Frauen leiden häufiger unter RLS-Erscheinungen, die sich jedoch glücklicherweise meist legen, wenn das Kind geboren ist.
Problematisch wird die Fahndung nach den Ursachen jedoch, wenn die Restless Legs idiopathischer Natur sind und keine übergeordnete Krankheit hinter ihnen nachweisbar ist. Die meisten Patienten vermuten, dass ein Venenleiden hinter ihren Zuckungen steckt. Tatsache ist jedoch, dass die genauen Ursachen der idiopathischen Restless Legs nach wie vor im Dunkeln liegen und Venenerkrankungen meist keine Rolle spielen.

Folsäure und Schwangerschaft

In den Anfängen einer Schwangerschaft empfehlen viele Ärzte die Einnahme von Folsäurepräparaten, um Missbildungen des Babys vorzubeugen. Als Nebeneffekt stellt die Frau dann meist fest, dass ihre nächtlichen Beinzuckungen und -krämpfe nachlassen oder sogar verschwinden. Ein deutlicher Hinweis darauf, wie eng die Restless Legs mit Folsäuremangel zusammenhängen können.

Das tut bei zuckenden Beinen gut

▸ **Folsäure** RLS-Patienten leiden in der Regel unter einem ausgeprägten Mangel des Vitamins, das am Eiweißstoffwechsel und an diversen Vorgängen im Gehirn beteiligt ist. Folsäure kommt in praktisch allen Blattgemüsen vor. Besonders reich sind Spinat, Salat, Tomaten, Gurken, Blumenkohl und Getreide, während Rindfleisch, Fisch und Obst eher folsäurearm sind. Damit das B-Vitamin über den Darm aufgenommen werden kann, müssen ausreichend Zucker und Natrium vorliegen. Eine kohlenhydrat- und salzarme Kost, aber auch lang gegarte oder warm gehaltene Speisen (Kantinenkost) verschlechtern die Folsäurebilanz. Vorsicht bei der Einnahme von Medikamenten! ASS (Azetylsalizylsäure), Barbiturate, Phenytoin,

Primidon, Chemotherapeutika, Methotrexat und die Antibabypille führen zu Folsäuremangel.

▶ **Eisen** Das Mineral wird nicht nur für die Blutbildung benötigt, sondern auch für die Bildung des Muskelfarbstoffs Myoglobin und diverser Enzyme. Bei schwangeren Frauen und älteren Menschen mit RLS werden überdurchschnittlich häufig Eisendefizite gefunden. Entsprechende Präparate bleiben jedoch meist wirkungslos; es geht vielmehr darum, die Eisenverwertung zu verbessern: also weniger Müsli, Spinat und unfermentierte Vollkornprodukte, mehr Joghurt und Kefir (deren Säuren verbessern die Eisenaufnahme) auf den Speiseplan setzen. Wer sich überwiegend vegetarisch ernährt, sollte Kaffee und schwarzen Tee mit ihren eisenbindenden Gerbsäuren meiden. Zu den größten Eisenräubern gehören aber Alginate, Guarkern- und Johannisbrotmehle in Puddingpulver, Brotaufstrichen, Fertigsaucen, Instantsuppen, Speiseeis und fettreduzierten, aber trotzdem sahnigen Nahrungsmitteln.

▶ **Magnesium** Das Mineral hat eine Schlüsselfunktion in der Kontrolle von Muskelaktionen. Machen Sie eine 8-wöchige Kur mit »Bärlauch Magnesium« (aus der Apotheke, 4 Kapseln pro Tag). Stellen Sie außerdem längerfristig Ihre Ernährung um: Gute Magnesiumquellen sind Weizenkeime, Hirse, Sesam, Leinsamen, Nüsse und Schokolade mit hohem Kakaoanteil. Zusätzlich täglich 1 Teelöffel Milchzucker einnehmen – und es verbessert sich auch Ihre Magnesiumresorption.

Schwarz gegen grün und rot
Im Unterschied zum schwarzen Tee hemmt der grüne Tee die Eisenaufnahme nur wenig. Der südafrikanische Rotbusch- und der südamerikanische Lapachotee tragen hingegen sogar zur Eisenversorgung bei.

Der Lebensmitteldoktor rät

▶ Sofern das Gliederzucken von Gesichtsblässe, Müdigkeit und Reizbarkeit begleitet ist: auf die Eisenversorgung achten! Keinen Kaffee, keinen Schwarztee, weniger Müsli und Spinat, mehr Joghurt und Kefir (ohne Farb- und Geschmacksstoffe), keine Fertiggerichte mit sahniger Konsistenz.

▶ Ansonsten: auf Folsäure achten! Keine Kantinenkost, die Mahlzeiten nur kurz garen und reichlich salzen. Mehr Blattgemüse essen.

▶ Reichlich Magnesium! Weizenkeime oder Leinsamen übers Essen streuen, täglich 1 Teelöffel Milchzucker einnehmen.

Heilen von A bis Z mit dem Lebensmitteldoktor

Haarausfall und andere Haarprobleme

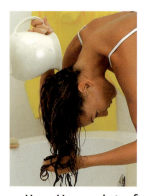

Unser Haar reagiert auf langes Frottieren und heißes Föhnen nach dem Waschen sehr empfindlich.

Symptome

▸ Haarprobleme können vielfältige Formen annehmen. Die häufigsten sind Haarausfall, fettiges und sprödes Haar sowie Schuppen und Spliss.

Das nimmt Ihr Haar übel

▸ **Physikalische Belastungen** Das Haar reagiert auf mechanische Belastungen wie das lange Tragen von Helmen oder übermäßiges Trockenrubbeln mit Handtüchern, aber auch auf Temperaturbelastungen durch langes Föhnen sehr empfindlich. Ebenfalls schädlich für den Haarwuchs sind übermäßige Sonnenbestrahlung und kalter Wind.

▸ **Falsche Haarpflege** Wer etwa auf verfilztes Haar damit reagiert, dass er es mit einer Drahtbürste bearbeitet, darf sich nicht wundern, wenn Haarwurzeln ausgedünnt und die Talgdrüsen zu verstärkter Fettproduktion angeregt werden. Durch tägliches Haarewaschen können Haare hingegen kaum noch geschädigt werden, denn moderne Shampoos sind recht mild.

Haarausfall bei Stress

Haarausfall kann mit Belastungssituationen zusammenhängen, durch die bestimmte Mineralien aufgebraucht werden. Besonders häufig: Blutarmut in Verbindung mit Haarausfall bei Leistungssportlern (Auslöser: Eisenmangel), Haarausfall während der Schwangerschaft (Auslöser: Jodmangel) und Haarausfall während psychischer Belastungen (Auslöser: Siliziummangel).

Das tut den Haaren gut

▸ **Eiweiße und B-Vitamine** Jedes Haar besteht zu 97 % aus Keratin, einem Eiweißstoff, der in der Haarwurzel aus zugeführtem Nahrungseiweiß gebildet und vor allem tagsüber nach oben herausgeschoben wird. Klar, dass dieser Vorgang umso besser funktioniert, je besser der Körper mit Eiweiß versorgt wird. Allerdings: Nicht nur der Proteingehalt unserer Nahrung bestimmt, ob unser Organismus ausreichend mit Eiweiß versorgt wird, sondern auch unsere Fähigkeit, die Nahrungsproteine zu verwerten. Und da spielen vor allem die B-Vitamine eine zentrale Rolle.

▸ **Eisen** Eisenmangel gehört zu den häufigsten Auslösern von Haarausfall, vor allem bei Frauen. Eisenpräparate sind jedoch nur bedingt hilfreich; oft werden sie schlecht verwertet. Besser sind natürliche Eisenquellen wie Kefir und Joghurt. Zu den größten Eisenräubern gehören die »Cremigmacher«, also die Alginate, Guarkern- und Johannisbrotkernmehle in Puddingpulver, Brotaufstrichen, Fertigsaucen, Instantsuppen, Speiseeis und fettreduzierten, aber trotzdem sahnigen Nahrungsmitteln. Die Schmerzmittel ASS (Azetylsalizylsäure) und Indometacin sowie Antazida (zur Magensäurepufferung bei Sodbrennen) führen ebenfalls zu Eisenverlusten.

▶ **Zink** Das Mineral gewährleistet die Nährstoffversorgung über die Haarwurzeln und gehört auch selbst zu den essenziellen Bestandteilen der Haarsubstanz. Jungen zeigen in der Regel geringere Zinkwerte im Haar als Mädchen, schwarzes Haar hat mehr Zink als braunes – und das hat wiederum mehr als blondes Haar. Zinktabletten unterstützen allerdings nicht unbedingt den Haarwuchs – denn in extremen Mengen blockiert das Spurenelement die Aufnahme von Kupfer, das ebenfalls für den Haarwuchs benötigt wird. Besonders zinkreich sind Käse, Austern, Bierhefe, Weizenkeime, Sesam und Mohn. Die Phytate aus Zerealien wie Cornflakes, Haferflocken und Müsli hemmen die Zinkaufnahme und sollten daher reduziert werden. Beachten Sie, dass Medikamente wie Penizillamin, Tetrazyklin, Isoniazid und Diuretika an den Zinkreserven zehren.

▶ **Jod** Jodmangel kann vor allem während der Schwangerschaft zu Haarausfall führen. Daher sollte gerade in dieser Phase regelmäßig Seefisch auf den Teller kommen.

▶ **Vitamin A** Schuppigem und leicht fettendem Haar kann durch ausreichend Vitamin A vorgebeugt werden, denn dieser Stoff verhindert Gewebeuntergänge an den Haarwurzeln und blockiert die Bildung von überflüssigen Talgdrüsen.

Die Haarfabriken auf unserem Kopf

Bei der Produktion unserer Haare wird viel mehr Substanz verwendet, als viele glauben. Das einzelne Haar wird zwar jeden Tag nur um 0,35 Millimeter länger, doch in der Summe von 100 000 Haaren macht das sage und schreibe 35 Meter pro Tag. Bei solchen Produktionsmengen muss zwangsläufig die Ernährung eine große Rolle spielen.

Honigpackung bei sprödem Haar

Zutaten *2 EL Weizenkeimöl | 1 EL Honig | 1 EL Weinessig*
Anwendung Alle Zutaten miteinander vermischen und in das vorher angefeuchtete Haar einmassieren. Mit einer Alu- oder Plastikfolie abdecken, etwa 30 Minuten einwirken lassen. Danach mit lauwarmem Wasser ausspülen. Die raue Haaroberfläche wird geglättet, das Haar bekommt einen schönen Glanz.

Sahnekur bei strapaziertem Haar

Zutaten *2 EL süße Sahne | 1 TL Speiseöl | 1 TL Zitronensaft*
Anwendung Alle Zutaten gründlich vermischen und in das vorher angefeuchtete Haar einmassieren. Mit einer Alu- oder Plastikfolie abdecken, 15 Minuten einwirken lassen. Schließlich mit reichlich lauwarmem Wasser ausspülen.

Weißkohl entwickelt beim Gären zu Sauerkraut wichtige Biostoffe für den Haarwuchs.

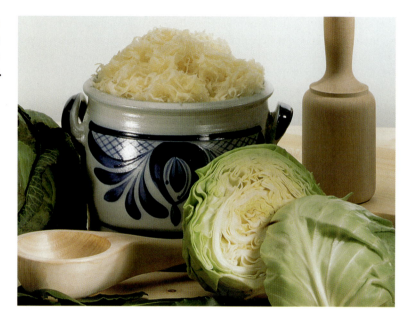

Meerrettichwasser gegen Schuppen

Zutaten 1 Meerrettichwurzel

Anwendung Den ganzen Meerrettich grob zerteilen und 30 Minuten bei mäßiger Hitze köcheln lassen. Durch ein Sieb abgießen und den Sud in eine saubere Flasche füllen. Alle 2 Tage diesen Sud in die Kopfhaut einmassieren. Meerrettich enthält Schwefelverbindungen, die das Zellwachstum anregen und schädliche Keime abtöten.

Ei-Bier-Packung für Glanz und Geschmeidigkeit

Zutaten 1 Ei | 50 ml Bier

Anwendung Ei und Bier kräftig miteinander verquirlen. Das Haar mit Wasser anfeuchten, dann die Ei-Bier-Packung darauf verteilen. Mit einer Plastik- oder Alufolie umwickeln. Den Kopf mit einem Handtuch bedecken und die Packung etwa 30 Minuten einwirken lassen. Danach mit lauwarmem Wasser ausspülen.

Essigspülung für schönen Glanz

Zutaten 2 EL getrocknete und zerkleinerte Klettenwurzeln (aus der Apotheke) | 250 ml Wasser | 1 l Apfelessig

Anwendung Klettenwurzeln 30 Minuten lang im Wasser kochen, abseihen. Den verbleibenden Sud mit Essig mischen. Diese Spülung sollte nach jeder Haarwäsche (5 Minuten einwirken lassen) zum Einsatz kommen.

So schützen Sie sich vor fettigem Haar

▸ Finger weg von fettenden Haarprodukten! Cremes oder Lotionen sind für das zur Fettbildung neigende Haar genau das Falsche.

▸ Geben Sie klaren Shampoos gegenüber cremigen den Vorzug.

Haarprobleme

Petersilienpackung für gesunde Kopfhaut

Zutaten *1 Bund Petersilie | 4 EL Wasser*
Anwendung Petersilie mit dem Wasser fein pürieren. Den Brei sorgfältig im trockenen Haar und auf der Kopfhaut verteilen. Mit Alu- oder Plastikfolie bedecken, ein Handtuch um den Kopf wickeln und etwa 30 Minuten einwirken lassen. Anschließend mit lauwarmem Wasser auswaschen.

Essigspülung gegen Haarausfall

Zutaten *100 ml Weinessig | 1 EL Brennnesselblätter | 1 EL Birkenblätter*
Anwendung Die Zutaten miteinander vermischen und 2 Wochen gut verschlossen bei Raumtemperatur ziehen lassen, danach abseihen. Spülen Sie Ihr Haar damit nach jeder Wäsche.

Essig-Honig-Festiger

Zutaten *1 EL Honig | 250 ml Wasser | 1 EL Obstessig*
Anwendung Den Honig im Wasser erwärmen, dann den Essig unter Rühren hinzufügen. Diese Mischung geben Sie vor dem Frisieren in das handtrockene Haar, dann werden die Haare wie gewohnt gelegt.

Eisen und Infekte

Eisenmangel gehört zu den häufigsten Ursachen für Haarausfall. Achtung: Er wird oft durch versteckte Infekte und Entzündungen ausgelöst. In diesen Fällen wird er natürlich erst dann verschwinden, wenn die betreffende Entzündung oder Infektion komplett ausgeheilt ist.

Der Lebensmitteldoktor rät

▸ Zum Frühstück mehr Käsebrot statt Müsli essen.

▸ Essen Sie mehr Gemüse. Ein optimales Wirkstoffprofil für die Haare besitzen Erbsen. 100 Gramm getrocknete Erbsen enthalten bereits ein Drittel der notwendigen Tagesration an Zink und die Hälfte des täglichen Eisen- und Kupferbedarfs. Außerdem bestehen sie fast zu einem Viertel aus hochwertigen Proteinen, die unser Körper zur Synthese von Haarsubstanz verwenden kann. Ebenfalls ein echter »Haar-Pusher« ist Sauerkraut. Es enthält viel Vitamin C für die Blutgefäße am Haarbalg, außerdem zahlreiche Vitamine aus dem B-Komplex für den Erhalt der Haarfarbe. Besonders wichtig ist jedoch sein hoher Gehalt an Pepsinen, durch die unsere Eiweißverwertung optimiert wird. Feldsalat enthält sehr viel Beta-Karotin, das unser Körper zu Vitamin A umwandeln kann.

▸ Meiden Sie Mineralräuber wie Fertiggerichte, Tütensuppen, Colagetränke und Limonaden. Bringen Sie für Ihre Jodversorgung außerdem reichlich Fisch auf den Tisch. Würzen Sie Ihre Speisen mit jodreichem Seespargel (gibt es unter seinem lateinischen Namen Salicornia in Apotheken).

Halsschmerzen

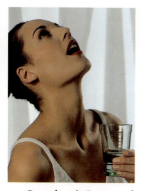

Gurgeln mit Cystussud hilft bei Halsweh. Die Gerbstoffe der griechischen Pflanze wirken hemmend auf Entzündungen und das Wachstum von Bakterien.

> **Symptome**
>
> Halsentzündung ist der etwas unpräzise Name für eine Entzündung der Rachenschleimhaut. Sie äußert sich in Trockenheit, Brennen, Sprach- und Schluckbeschwerden.

Ursachen

Hauptursache sind Infekte der oberen Atemwege sowie trockene Luft in klimatisierten oder überheizten Räumen. Sofern sich auf den Mandeln im hinteren Halsbereich ein weißlich gelber Belag zeigt, handelt es sich um eine bakterielle Mandelentzündung. Sie wird häufig auch von Fieber begleitet.

Das tut Ihrem Hals gut

▸ **Vitamine** Bei Patienten mit chronischen oder immer wiederkehrenden Halsschmerzen finden sich oft Defizite der Vitamine B1, B2 und C, die über eine vitamin- und halsfreundliche Ernährung ausgeglichen werden sollten: also täglich 2 Portionen Rohkost und 1 Portion Kochgemüse essen, dafür aber kein saures Obst und auch keinen Obstsaft. Streuen Sie Weizenkeime und Leinsamen über Ihre Speisen.

▸ **Koffein und Gerbstoffe** Gerbstoffe machen Halskeimen das Leben schwer, Koffein wirkt schmerzhemmend (in einer amerikanischen Studie an Patienten mit Mandelentzündung zeigte sich Koffein ähnlich schmerzhemmend wie Aspirin!). Trinken Sie deshalb täglich 3 große Tassen schwarzen Tee, wobei Sie ihn vor dem Herunterschlucken für ein paar Sekunden im Mund halten. Lassen Sie den Tee zwischen 2 und 3 Minuten ziehen.

▸ **Zink** Das Mineral stärkt die Abwehrkräfte und hemmt das Wachstum von Viren im Hals. Die Anwendung erfolgt am besten über Zinklutschpastillen aus Drogerien oder Apotheken.

Wichtig!
Halsschmerzen sind ein Fall für den Arzt, wenn folgende Begleitsymptome auftauchen:
▸ Atembeschwerden;
▸ Der Hals reagiert empfindlich auf Berührung;
▸ Ohrenschmerzen;
▸ Fieber über 39,5 °C;
▸ Wenn Halsschmerzen und Heiserkeit länger als zwei Wochen andauern.

Die Essigapotheke

Essig ist ein altes und bewährtes Hausmittel bei Halsschmerzen und Heiserkeit. Mischen Sie dunklen Essig, Wasser und Honig (am besten eine dunkle, gerbstoffreiche Sorte) zu gleichen Teilen, nehmen Sie alle 3 Stunden 1 Teelöffel davon ein. Am Abend, nach dem Zähneputzen, gurgeln Sie am besten noch mit einer Essig-Wasser-Mischung, wobei die Zutaten zu gleichen Teilen zusammengerührt werden.

Gurgeln mit Cystussud

Der aus dem griechischen Cystusstrauch gewonnene Sud enthält Gerbstoffe, die dafür sorgen, dass die Schleimhäute im Rachenraum robuster gegenüber Infektionen und Umweltreizen werden. Dadurch verkürzt sich der Krankheitsverlauf. Prof. Holger Kiesewetter von der Berliner Charité ließ 53 Patienten mit Halsentzündung alle drei Stunden zwei Minuten lang mit Cystussud gurgeln. Die Patienten zeigten sieben Tage später deutlich weniger Symptome als eine Kontrollgruppe, die lediglich mit Tee gegurgelt hatte. Ein großer Vorteil des Suds besteht darin, dass man ihn nach dem Gurgeln herunterschlucken kann. Darin unterscheidet er sich von den meisten konventionellen Gurgelmitteln. Durch das Herunterschlucken erzielt man gleichzeitig noch einen entgiftenden Effekt. Man erhält den fertig gemischten Cystussud in Apotheken. Für kleinere Kinder, die noch Probleme mit dem Gurgeln haben, empfiehlt sich das Lutschen von Cystustabletten.

Der Backapfeltrick

Bei Halsschmerzen mit Heiserkeit können Backäpfel helfen. Dazu werden die Äpfel mit reichlich Honig übergossen und anschließend im Backofen gegart. Man isst sie, wenn sie noch warm, aber auch nicht mehr heiß sind. Die Pektine des Apfels wirken sanft antibiotisch und entzündungshemmend, und Honig galt schon in der frühen asiatischen Medizin als wirksamer Infektkiller.

Richtig vorbeugen

▸ Überprüfen Sie die Luftfeuchtigkeit in Ihren Wohn- und Arbeitsräumen. Liegt sie unter 45 %, trocknen Ihre Schleimhäute aus und werden anfälliger für Entzündungen. In diesem Fall muss die Raumluft angefeuchtet werden. Stellen Sie einen Kessel Wasser auf die Heizung, auch das Aufhängen von nassen Handtüchern trägt zur Feuchtigkeit bei.
▸ Hören Sie auf zu rauchen.
▸ Atmen Sie hauptsächlich durch die Nase ein.
▸ Seien Sie beim Sprechen entspannt, lassen Sie die Worte fließen. Versuchen Sie, mit möglichst wenig Krafteinsatz zu sprechen, bewegen Sie die Lippen, lassen Sie die Vokale ungehindert durch Ihren Mund »wehen«, ohne sie zurückhalten zu wollen.
▸ Stärken Sie Ihre Abwehrkräfte, treiben Sie viel Sport an frischer Luft.

Der Lebensmitteldoktor rät

▸ Zur Vorbeugung (in der kalten Jahreszeit) und Therapie: Gurgeln Sie 5-mal täglich mit Cystussud.
▸ Längerfristig: mehr Rohkost und Kochgemüse, keine scharfen Gewürze, kein saures Obst essen.
▸ Lutschen Sie bei akuten Infekten Zinkpastillen (laut Packungsbeilage), trinken Sie täglich 3 Tassen schwarzen Tee.

Heilen von A bis Z mit dem Lebensmitteldoktor

Harnsteinleiden

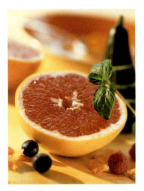

Die Zitronensäure der Grapefruit verhindert die Bildung von Harnsteinen.

Symptome

- Ziehende Rückenschmerzen
- Nierenkolik: wellenartige, sehr heftige Schmerzen
- Harnsteine können sich allerdings auch in den Nieren und den harnableitenden Wegen ansammeln, ohne dass Beschwerden auftreten.

Ursachen

Die Ursachen variieren, je nachdem, welche Zusammensetzung die Harnsteine haben. Zu den Risikofaktoren, die für alle Harnsteine gültig sind, gehören die fleischbetonte Kost unserer Zeit, erbliche Veranlagung und eine zu geringe Flüssigkeitszufuhr; auch bestimmte Erkrankungen der Nieren und Nebenschilddrüsen können eine Rolle spielen.

Unterschiedliche Harnsteine

- In etwa zwei Dritteln aller Fälle handelt es sich um Kalziumoxalsteine. Für ihre Bildung werden in erster Linie eine erhöhte Ausscheidung von Kalzium, Oxalsäure und Harnsäure sowie eine verringerte Ausscheidung von Zitronensäure und Magnesium verantwortlich gemacht. Alle diese Faktoren werden durch die Ernährung stark beeinflusst.
- In etwa 15 % der Fälle handelt es sich um harnsäurehaltige Harnsteine. Hauptrisikofaktoren sind hier Bewegungsmangel, Übergewicht und überhöhter Alkohol- und Fleischkonsum.
- In den übrigen Fällen handelt es sich um Phosphat- oder Zystinsteine. Ihre Risikofaktoren ähneln denen der Harnsäuresteine.

Das tut bei Harnsteinleiden gut

- **Wasser** Die Erhöhung der Flüssigkeitszufuhr gehört bei Harnsteinleiden zu den Therapien der ersten Wahl. Denn wer viel trinkt, erhöht seine Harnmenge und verringert dadurch die Konzentration der steinbildenden Substanzen. Wem es beispielsweise gelingt, seine tägliche Harnmenge von einem auf 2,5 Liter zu steigern, halbiert sich dadurch die Anzahl der Kalziumionen, die in den ableitenden Harnwegen zur Steinbildung beitra-

Purin – ja oder nein?
Noch immer empfehlen Ärzte ihren harnsteinkranken Patienten, auf die Purinwerte ihrer Nahrung zu achten und weniger Innereien, Fleisch, Wurst und Fisch zu essen, weil beim Verstoffwechseln der Purine Harnsäure anfällt. Jüngere Erkenntnisse zeigen jedoch: Die Purinzufuhr über die Nahrung hat nur geringen Einfluss auf den Harnsäurewert in Blut und Urin. Nichtsdestoweniger sollten Fleisch, Innereien und Wurst beim Harnsteinkranken möglichst selten auf dem Speiseplan stehen, weil sie auf anderem chemischem Weg den Harnsäurewert nach oben schrauben.

gen können. Es ist jedoch unnötig, täglich vier oder mehr Liter Flüssigkeit zu trinken. Denn wer seine Harnmenge um mehr als 2,5 Liter steigert, erzielt keine therapeutischen Effekte mehr, die Menge der Kalziumionen bleibt davon unbeeinflusst. Die ideale Flüssigkeitszufuhr liegt bei 2,5 bis 3 Liter pro Tag. Als Getränk Nummer eins sollten Sie magnesium- und kalziumbetontes Mineralwasser mit niedrigem Kochsalz(NaCl)-Anteil bevorzugen; weniger geeignet sind schwarzer Tee und Kaffee.

▸ **Zitronensäure** Ein erhöhter Zitronensäurewert im Urin verhindert die Bildung von Kalziumoxalatsteinen, Kalzium und Oxalsäure können nicht zur Bildung von Steinen zueinander finden. Essen Sie daher pro Tag mindestens 1 Zitrusfrucht (Kiwi, Orange, Grapefruit, Zitrone).

▸ **Vitamin B6 (Pyridoxin)** Das B-Vitamin wird für den Abbau von Oxalsäure gebraucht, außerdem wirkt es über seinen Einfluss auf das Nervensystem fördernd auf die Durchblutung in den Nieren. Statistische Erhebungen belegen: Eine pyridoxinarme Ernährung zählt zu den Risikofaktoren für Harnsteinleiden. Zu den pyridoxinhaltigen Nahrungsmitteln mit gleichzeitig geringem Oxalatanteil gehören Ananas, Avocado, Dattel, Feige, Guave, Kiwi, Mango, Blumenkohl, Knoblauch, Lauch, Feldsalat, Sauerkraut, Vollkornbrot.

▸ **Magnesium** So sinnlos es ist, bei Harnsteinen den Kalziumanteil in der Nahrung zu verringern, so sinnvoll ist es, mehr Magnesium in den

Welcher Stein?

Für die exakte Auswahl der richtigen Nahrungsmittel ist es letzten Endes von Bedeutung, die Zusammensetzung der Harnsteine zu kennen. Gewissheit darüber bietet nur eine Untersuchung von Steinen, die über den Urin ausgeschieden oder auf operativem Weg entfernt wurden. Es geht aber auch ohne die exakte Steindiagnose, denn in vielen Angelegenheiten überschneiden sich die Diätempfehlungen zu den einzelnen Steinsorten.

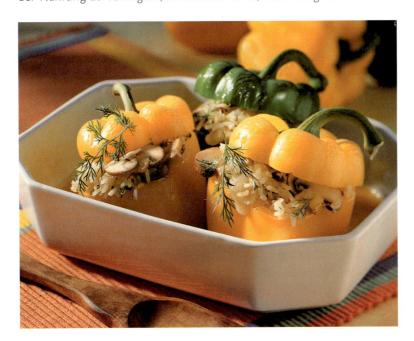

Mehr Gemüse, weniger Fleisch – so lautet die Devise bei Harnsteinen.

Heilen von A bis Z mit dem Lebensmitteldoktor

Milchsäurebakterien stabilisieren das Darmmilieu. Daher sollte man täglich zweimal eine Speise mit Kefir oder Joghurt genießen.

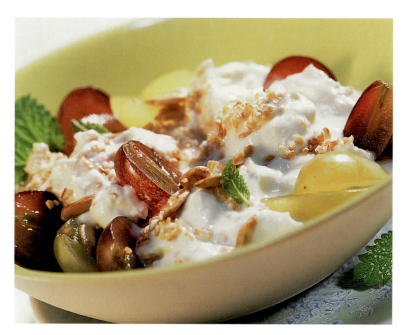

Milch ist kein Risiko
Immer noch kursiert die Meinung, wonach man im Fall von kalziumhaltigen Harnsteinen die Zufuhr von Milchprodukten aufgeben sollte, um nicht zu viel Kalzium aufzunehmen. Diese These ist nicht nur längst überholt, sondern auch gefährlich. Denn mittlerweile steht fest, dass ein völliger Verzicht auf Milchprodukte sogar zu einer vermehrten Oxalsäureausscheidung im Harn führt. Mit anderen Worten: Wer vollkommen auf Milch, Quark, Käse & Co. verzichtet, erhöht sein Harnsteinrisiko!

Speiseplan einzubauen. Denn dieses Mineral wirkt als Gegenspieler von Kalzium, es verhindert, dass die Kalziumteilchen an die Oxalate andocken können. Machen Sie eine Kur mit »Bärlauch Magnesium« aus der Apotheke. Essen Sie außerdem mehr Bananen, Vollkornbrot, Weizenkeime, Hirse, Sesam und Leinsamen.

▶ **Milchsäurebakterien** Sie bilden den zentralen Teil unserer Darmflora und sie können Oxalate für sich verwerten, sodass nur noch geringe Mengen dieser Salze in den Körper übergehen können. Einige Studien belegen eindrucksvoll, dass eine Stabilisierung des Darmmilieus über die Zufuhr von Milchsäurebakterien und Milchzucker die Urinwerte verbessern kann. Mittlerweile gibt es in Apotheken diverse Präparate mit Milchsäurebakterien. Doch wer täglich 2 Portionen Kefir oder Joghurt (ohne Farb- und Geschmacksstoffe) in den Speiseplan einbaut, kann auch schon viel erreichen. Die erste probiotische Dosis sollte noch vor dem Frühstück erfolgen.

Weniger Oxalsäure!
Reduzieren Sie Nahrungsmittel mit hohem Oxalsäuregehalt! Denn obwohl von diesem Stoff nur 5 % von unserem Körper aufgenommen werden, kann die Oxalatmenge im Harn durch die Zufuhr oxalathaltiger Nahrungsmittel um bis zu 400 % gesteigert werden. Auf dem Index der

Oxalatbomben stehen Kaffee, Schokolade, Bohnen, Mangold, Rote Bete, Rosenkohl, Sauerampfer, Nüsse, Rhabarber, Spinat und schwarzer Tee. Auch das Zubereiten des Essens beeinflusst das Harnsteinrisiko. So reduziert Kochen die Menge wasserlöslicher Oxalate um 30 bis 87 %, während Dünsten nur auf 5 bis 53 % kommt.

Senfbrei hilft bei Nierenkolik

Senfbreiauflagen zählen zu den alten Erste-Hilfe-Maßnahmen bei Nierenkolik. Dazu werden 300 Gramm gemahlenes Senfpulver in warmem Wasser gelöst und zu einem streichbaren Brei verarbeitet. Der Brei kommt auf ein Mull- oder Leinentuch. Das Tuch legen Sie dann – mit der senffreien Seite – auf die Nierengegend, bis der Schmerz nachlässt.

Grüner Tee bekämpft Säuren

Im Unterschied zu schwarzem Tee, der aufgrund seiner hohen Oxalatwerte bei Harnsteinen nicht getrunken werden sollte, unterdrückt grüner Tee die Bildung von kalzium- und harnsäurehaltigen Harnsteinen. Grund: Wie bei vielen krankhaften Vorgängen spielen auch bei Harnsteinen oxidative Prozesse, also Substanz- und Gewebeschäden durch aggressive Moleküle, eine wichtige Rolle, und genau die werden durch die Katechine im grünen Tee eingedämmt. In einer japanischen Studie führte der Tee zu einer deutlichen Senkung von Harn- und Oxalsäure im Urin. Also: täglich 3 bis 4 Tassen grünen Tee statt Kaffee trinken. Lassen Sie den Tee mindestens 3 Minuten ziehen – das nämlich senkt den Koffein- und hebt den Katechinanteil.

Weniger Süßes
Der Einfachzucker aus Süßigkeiten erhöht den Kalziumanteil im Harn. Schokolade und Kakaopulver enthalten zudem relativ viel Oxalsäure.

Keine Vitamin-C-Präparate
Eine erhöhte Zufuhr von Vitamin C gilt als Risikofaktor für Harnsteine, weil das Vitamin die Oxalsäureausscheidung über den Harn anregt. Tröstlich: Über die Nahrung werden in der Regel keine problematischen Vitamin-C-Mengen erzielt. Lassen Sie aber die Finger von Vitaminpräparaten!

Der Lebensmitteldoktor rät

▸ Weniger Süßwaren, täglich nicht mehr als 1 Portion Fleisch essen.
▸ Machen Sie eine 6-wöchige Bärlauch-Magnesium-Kur (4 Kapseln pro Tag).
▸ Keinen Kaffee und Schwarztee mehr, dafür grünen Tee trinken.
▸ Täglich 1 Zitrusfrucht und 2 Portionen Joghurt oder Kefir essen. Weizenkeime oder Leinsamen über das fermentierte Milchprodukt streuen – das verbessert die Magnesiumverwertung.
▸ Täglich 2 große Portionen Gemüse essen. Ausnahmen: Spinat, Bohnen, Mangold, Rote Bete, Sauerampfer, Rhabarber, Mangold und Rosenkohl.

Heilen von A bis Z mit dem Lebensmitteldoktor

Hautausschlag
(Dermatitis)

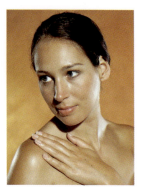

Dermatitis wird oft durch Stress verstärkt – sie setzt aber auch selbst die Betroffenen unter Stress. Ein unheilvoller Kreislauf, der nur schwer zu durchbrechen ist.

Symptome

▸ Beim akuten Dermatitisekzem eine juckende, nässende, gerötete Entzündung der Haut
▸ Beim chronischen Dermatitisekzem eine weniger gerötete, trockenere Entzündung der Haut
▸ Typische Stellen für Ekzeme sind Knie- und Ellenbeuge, Schenkelbeuge, auf der Fußsohle, am Kinn, im Nacken.

Ursachen

▸ Stoffwechselstörungen
▸ Lebensmittelallergie
▸ Kontaktallergie
▸ Psychischer Stress

Das tut Ihrer Haut gut

Weit verbreitet
Etwa 5 bis 10 % aller Kinder leiden unter atopischer Dermatitis, bei zwei Dritteln bleibt sie bis ins Jugend- und Erwachsenenalter bestehen. Eine hartnäckige Erkrankung mit hohem Verbreitungsgrad also – und mit großem Leidensdruck.

▸ **Vitamin B12** Äußerlich aufgetragen, fischt das Vitamin NO-Verbindungen aus der Haut, und diese Stickstoffmoleküle spielen eine Schlüsselrolle bei der Entstehung von Hautausschlag und sehr lästigem Juckreiz. Erste klinische Anwendungen mit B12-Cremes zeigten gute Erfolge, und man kann sich die Creme auch leicht selbst herstellen, sogar auf ganz natürlicher Basis: im Kaufhaus oder der Drogerie eine parfümfreie Avocadocreme kaufen und diese mit etwas Sanddorn-B12-Granulat aus der Apotheke vermischen (Sanddorn ist je nach Standort eine der ergiebigsten Quellen an natürlichem Vitamin B12). Als Zubereitung reicht es, vor dem Mischen das Granulat im Mörser zu einem Pulver zu zerstoßen. Die Emulgatoren der fertigen Creme sollten dann normalerweise dafür sorgen können, dass seine wasserlöslichen B-Vitamine problemlos die Haut durchdringen.

Ansonsten bleibt noch die Möglichkeit, das zerstoßene Sanddorngranulat mit Avocadoöl und etwas Sojalezithin zu vermischen. Hier transportiert dann das Lezithin das B-Vitamin in die Haut.

Hautausschlag

▶ **Vitamin E** Das fettlösliche Vitamin dämpft die überschießenden Immunreaktionen, wie sie typisch sind für Dermatitispatienten. Die Einnahme von hoch dosierten Vitamin-E-Präparaten zeigte bisher jedoch in klinischen Tests widersprüchliche Ergebnisse. Es lohnt sich in jedem Fall, den Vitamin-E-Anteil im Speisezettel hochzuschrauben: Salate mit Sesamöl anrichten, denn das reduziert die Ausscheidung von Zwischenprodukten des Vitamin-E-Stoffwechsels über den Urin; außerdem täglich 1 Hand voll Nüsse essen (Achtung: Nüsse bergen ein hohes allergisches Risiko!). Bei akuten Juckreizschüben hilft 1 Teelöffel Gerstenölgranulat aus der Apotheke.

▶ **Mehrfach ungesättigte Fettsäuren** Sie werden im Körper zur Synthese von entzündungs- und allergiehemmenden Stoffen herangezogen. Streuen Sie immer wieder Leinsamen über Ihre Speisen, essen Sie mindestens 2-mal pro Woche fetten Fisch (keinen Aal!). Wer keinen Fisch mag, sollte ein Fisch- oder Borretschölpräparat aus der Apotheke einnehmen (Dosierung laut Packungsbeilage).

▶ **Milchsäurebakterien** Die Chance auf Heilung des Ekzems ist umso größer, je gesünder das Darmmilieu ist. Dann arbeitet nicht nur das Immunsystem besser; die Darmbakterien puffern auch jene Substanzen, die für entzündliche Hautreaktionen benötigt werden: Ein gesundes Darmmilieu entzieht der Dermatitis die biochemischen Baustoffe, aus denen eine entzündliche Hautreaktion entstehen kann. Optimieren Sie daher Ihre Darmflora mit Hilfe probiotischer Nahrungsmittel. Essen Sie täglich 2 Portionen Joghurt oder Kefir ohne synthetische Farb- und Geschmacksstoffe. Die erste probiotische Portion sollte noch vor dem Frühstück verzehrt werden. Bedenken Sie: Es braucht seine Zeit, bis die Milchsäurebakterien das Darmmilieu optimiert haben – die ersten Erfolge zeigen sich möglicherweise erst nach 4 bis 6 Wochen.

Hilfe aus Afrika – Rotbuschtee

Der südafrikanische Rotbusch- oder Rooibostee zählt in seiner Heimat zu den Hausmitteln bei juckenden Hauterkrankungen. Die Anwendung: 1 gehäuften Teelöffel mit einer Tasse (150 Milliliter) kochendem Wasser übergießen, 3 bis 5 Minuten ziehen lassen,

Freispruch für Weichspüler

Weichspüler spielen bei Dermatitis keine Rolle. In einer Studie der Wilhelms-Universität Bonn zeigte sich sogar, dass Atopiker davon profitieren, wenn ihre Wäsche mit Weichspülern behandelt wird, weil sie die Textilfasern mit einem Gleitfilm bedecken, der die Haut vor Reibungswiderständen und damit auch vor entzündungsfördernden Reizen schützt.

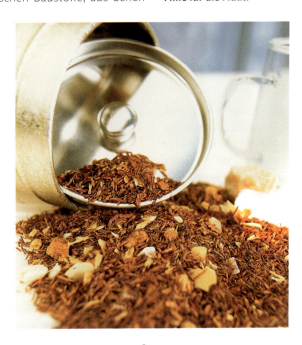

Rooibos bietet effektive Hilfe für die Haut.

Heilen von A bis Z mit dem Lebensmitteldoktor

Die Fettsäuren von Fisch wirken entzündungshemmend. Andererseits gehört gerade konservierter Fisch mitunter zu den Auslösern von Allergien und Hautekzemen.

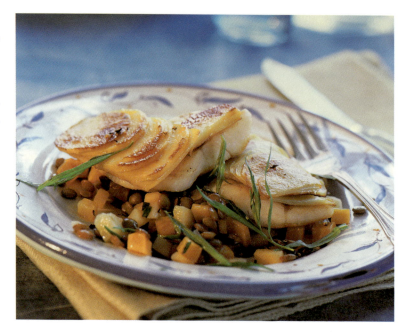

Koffeinfreier Rotbusch
Der schmackhafte und milde Tee vom Kap enthält antiallergene Flavonoide. Sein weiterer Vorteil: Er enthält kein Koffein. Rooibos kann man also auch ohne Probleme am Abend trinken.

danach abseihen. Trinken Sie davon 3 Tassen pro Tag. Man kann den Tee aber auch als Umschlag direkt auf den juckenden Hautpartien anwenden.

Hilfe aus China – Oolongtee

Japanische Wissenschaftler verabreichten 118 Dermatitispatienten, die bereits mindestens ein halbes Jahr vergeblich mit den üblichen Medikamenten behandelt wurden, zusätzlich drei Tassen Oolongtee pro Tag. Einen Monat später zeigten 63 % der Patienten eine mäßige bis deutliche Verbesserung, nach sechs Monaten waren es noch 54 %. Verantwortlich für diesen Effekt sind vermutlich spezifische Gerbsäuren des Tees.
Oolongtee zählt zu den traditionsreichen Heil- und Genussgetränken Chinas. Gewonnen wird er aus derselben Teepflanze wie Grün- und Schwarztee; durch ein spezielles Verarbeitungsverfahren entwickelt er jedoch seine spezifischen kulinarischen und physiologischen Eigenschaften. Hierzulande erhält man ihn in Apotheken und Teefachgeschäften. Die Zubereitung: 1 Teelöffel mit 1 Tasse kochendem Wasser übergießen, 5 Minuten ziehen lassen, danach abseihen. 3 Tassen pro Tag trinken.

Kleopatrabad

Eine Bäderalternative im Kampf gegen den Juckreiz: Mischen Sie 1 Esslöffel Olivenöl mit 250 Milliliter Milch und geben Sie diese Mischung ins

Hautausschlag

30 bis 32 °C warme Badewasser. Badedauer: etwa 10 Minuten. Der therapeutische Effekt wird noch verstärkt, wenn Sie anstatt Olivenöl das (allerdings deutlich teurere) Nachtkerzenöl verwenden.

Diäten

Wissenschaftler der Berliner Charité fanden heraus, dass der Verzicht auf Farb-, Duft- und Konservierungsstoffe in der Nahrung sinnvoll sein kann. Die Forscher verabreichten 41 Patienten mit Neurodermitis eine sechswöchige Diät, in denen auf Süßwaren, Käse, Eier, Räucherfleisch, Dosengemüse, Marmelade und andere Nahrungsmittel verzichtet wurde, die große Mengen an Zusatzstoffen enthalten. Bei 63 % der Testpersonen ließ sich dadurch eine deutliche Besserung der Symptome erzielen. Einen Versuch ist diese Diät in jedem Fall wert, denn der Verzicht auf die genannten Speisen bringt sicherlich keinen Schaden.

Eine weitere Alternative im Kampf gegen den Juckreiz ist eine histaminarme Diät. Ihr Ziel besteht darin, den Anteil an Histaminen in der Nahrung herunterzuschrauben, da diese Stoffe bei Dermatitis eine Schlüsselrolle spielen, indem sie den Mastzellen unseres Immunsystems gewissermaßen die Munition zur Verfügung stellen, um Entzündungen auszulösen. Wer sich histaminarm ernähren will, muss Speisen wie Thunfisch, Rohwürste, Sekt und Emmentaler (eine genaue Liste finden Sie auf Seite 26) vom Speisezettel streichen. An einigen deutschen Kliniken wird bereits erfolgreich mit dieser Methode gearbeitet. Eine ihrer großen Vorteile liegt darin, dass der Patient sie risiko- und problemlos auch zu Hause durchführen kann.

Vorsicht vor Cremes mit den Vitaminen A und E! Viele Verbraucher mit empfindlicher Haut glauben, sich mit vitaminhaltigen Cremes etwas Gutes zu tun. Doch das muss nicht unbedingt sein. In der medizinischen Literatur gibt es zahlreiche Berichte zu Hautekzemen, die ausgerechnet durch vitaminisierte Hautcremes verursacht wurden. Besonders problematisch sind die Vitamine E (Tocopherylazetat) und A (Retinolpalmitat).

Der Lebensmitteldoktor rät

▸ Keine Süßwaren, keine stark gefärbten und chemisch konservierten Nahrungsmittel essen.
▸ Trinken Sie Oolong- oder Rotbuschtee statt Kaffee.
▸ Bereiten Sie Ihre Salate mit Sesamöl, Ihre gegarten Speisen mit Weizenkeimöl zu.
▸ Essen Sie mindestens 2-mal pro Woche Fisch.
▸ Essen Sie täglich 2 Portionen probiotischen Joghurt, bestreuen Sie ihn mit geschrotetem Leinsamen.

Heilen von A bis Z mit dem Lebensmitteldoktor

Hautquaddeln
(Nesselsucht)

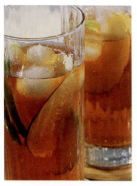

Rotbuschtee moduliert das Immunsystem. Man kann ihn auch als erfrischendes Kaltgetränk für heiße Sommertage zubereiten.

Symptome

- Hellrote, linsen- bis münzgroße Quaddeln, die sich binnen weniger Minuten entwickeln können und stark jucken. Mitunter sind sie bereits nach einer Stunde wieder verschwunden. Es gibt aber auch Fälle, in denen der Ausschlag chronisch bleibt.
- Die Beschwerden sind oft tageszeitlichen Schwankungen unterworfen. So leiden die Hälfte der chronischen Urtikariapatienten vor allem nachts unter ihrem Juckreiz, mit der Folge, dass als zusätzliches Symptom Schlaflosigkeit auftritt.
- Im Unterschied zu Dermitikern (Atopikern) geht das Kratzen der Urtikariapatienten nicht in die Tiefe. Blutende Hautverletzungen sind daher bei ihnen eher selten anzutreffen.

Jeder Fünfte
Nesselausschlag (Urtikaria) ist keine Seltenheit. Jeder Fünfte soll irgendwann in seinem Leben schon einmal die juckenden Quaddeln auf der Haut gehabt haben. Die meisten dieser akuten Hautreaktionen klingen wieder ab, bevor ärztlicher Rat geholt wird. In seltenen Fällen kann es aber auch zu lebensbedrohlichen Schockreaktionen kommen.

Ursachen

Auslöser für den Juckreiz der Urtikaria sind die so genannten Mastzellen. Zu ihren Aufgaben gehört, durch die Ausschüttung von Histamin und anderen Substanzen entzündliche Reaktionen in Gang zu setzen. Ein Mechanismus, der notwendig ist, um das Gewebe vor Schäden zu schützen, der allerdings auch zur Reizung der Nervenendigungen führt. Im Fall der Urtikaria schießen die Mastzellen über das Ziel hinaus, sie setzen also große Mengen an entzündungsfördernden Stoffen frei, obwohl objektiv kein hinreichender Grund dafür vorliegt.
Die Auslöser für die Hyperaktivität der Mastzellen bleiben oft im Dunkeln. Nur in Einzelfällen lassen sich konkrete Allergien oder Nahrungsmittelunverträglichkeiten nachweisen. Jüngere Studien weisen allerdings darauf hin, dass bei 30 bis 50 % der Patienten eine Autoimmunstörung vorliegt, dass also ihre Mastzellen durch körpereigene Eiweiße aktiviert werden.

Das tut bei Nesselsucht gut

- **Milchsäurebakterien** Wissenschaftliche Studien ergaben, dass Urtikaria einen engen Zusammenhang mit dem Zustand der Darmflora hat: Je

größer die Anzahl der Schadbakterien und je kleiner die Anzahl der Nutzbakterien im Darm, desto schlechter werden die Histamine und damit
die allergischen Reaktionen abgefangen. Demzufolge kann man den
Krankheitsverlauf positiv beeinflussen, indem man die Position der Nutzbakterien im Darm stärkt. Das gelingt durch probiotischen Joghurt oder
Kefir (ohne synthetische Farb- und Geschmacksstoffe). Essen Sie davon
täglich 2 Portionen von jeweils 150 bis 200 Gramm, die erste noch vor
dem Frühstück.

▶ **Magnesium** Das Mineral bringt die Mastzellen unseres Immunsystems dazu, weniger Histamine auszuschütten. Ein Effekt, der gerade für allergische Urtikariapatienten von Bedeutung ist, denn Histamine sind der Zündschlüssel, der ihre allergische Reaktion in Gang setzt.
Wenn man bedenkt, dass Magnesium unter Stress enorm aufgebraucht
wird und gestresste Menschen oft unter Magnesiummangel leiden, kann
das Mineral im Hinblick auf Urtikaria gar nicht hoch genug eingeschätzt
werden. Also: Achten Sie auf magnesiumreiche Nahrung mit Weizenkeimen, Hirse, Sesam, Leinsamen und Nüssen (Achtung: Viele Nüsse sind
allergen!). Es kann auch sinnvoll sein, eine 8-wöchige Kur mit »Bärlauch
Magnesium« aus der Apotheke durchzuführen (3 bis 4 Kapseln pro Tag,
je nach Schwere der Symptome). Der Milchzucker Laktose verbessert die
Magnesiumaufnahme.

▶ **Flavonoide** Die Flavonoide Querzetin, Myrizetin und Kaemperol blockieren die Histaminfreisetzung von aktivierten Mastzellen. Besonders
wichtig ist Querzetin, da es in der Natur besonders häufig vorkommt und
demnach leicht in den Speiseplan eingebaut werden kann. Außerdem
ist es ausgesprochen widerstandsfähig gegenüber Hitze; durch längere
Lagerung geht es jedoch in großem Umfang verloren. Querzetinreiche
Nahrungsmittel sind Jasmintee (ein mit Jasminblüten aromatisierter
Grüntee), Rotbuschtee, gelbe Zwiebeln, Grünkohl, grüne Bohnen, Äpfel
und Brokkoli. Bevorzugen Sie bei Äpfeln die Sorte »Golden Delicious«
aufgrund ihres niedrigen Salizylatgehalts.

Suchen Sie die Ursachen

Versuchen Sie herauszufinden, in welchem Zusammenhang Ihre Nesselsucht auftritt. Die Erfolgsaussichten der Suche sind allerdings bei chronischem Nesselausschlag (länger als sechs Wochen) nur gering. Bei drei von vier chronischen Nesselsuchtpatienten bleiben die Ursachen unbekannt.

Rotbusch

Rooibos wirkt modulierend auf das Immunsystem, sodass es weniger reiz-
empfindlich wird. Nicht zu unterschätzen ist auch die beruhigende Wirkung von Rooibos auf das vegetative Nervensystem, durch die das Jucken
der Nesselsucht gelindert wird. Für Patienten mit chronischem Nesselausschlag empfehlen sich Trinkkuren mit Rooibos, für die erste Hilfe bei
akuten Hautreaktionen sind hingegen eher Umschläge geeignet.
Die Trinkkur: Trinken Sie täglich etwa 1,5 Liter Rooibostee, vor allem zu
den Mahlzeiten. Am besten bereiten Sie schon am Morgen eine Thermos-

Kürbisse gehören zu den salyzilatarmen Nahrungsmitteln. Man kann sie in sehr vielen schmackhaften Varianten zubereiten.

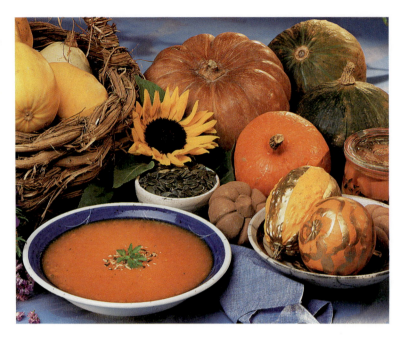

kanne vor, die dann über den Tag verteilt ausgetrunken wird. Außerdem sollten Sie den Rooibos auch in Ihren übrigen Speiseplan einbauen; er eignet sich vorzüglich zu Back- und Fleischrezepten sowie zu Rezepten mit sauren Milchprodukten wie Joghurt, Dickmilch und Kefir.

Die Zubereitung: Das Wasser (200 bis 250 Milliliter pro Tasse) bis zum Siedepunkt erhitzen, den Rooibostee (1 gehäuften Teelöffel oder 1 Teebeutel pro Tasse) in eine Kanne geben. Dann das kochende Wasser in die Kanne gießen. 2 bis 3 Minuten ziehen lassen und abseihen.

Achtung, Salizylate!

Der juckende Hautausschlag der Urtikaria zeigt oft einen engen Zusammenhang mit der Zufuhr von Salizylaten aus der Nahrung. Bei diesen Stoffen handelt es sich um Salze der Salizylsäure, die man in etwas abgewandelter Form von der Azetylsalizylsäure (ASS) kennt, die in vielen Rheumamedikamenten vorkommt. Dementsprechend können die Salizylate für Rheumapatienten sinnvoll sein; für Nesselsuchtpatienten sind sie jedoch oft ein Problem, weil sie allergische Reaktionen auslösen. In einer Studie der Berliner Charité reagierten sogar deutlich mehr Urtikariapatienten mit einem Hautausschlag auf salizylatreiches Tomatenpüree als auf Farb- und Konservierungsstoffe. Hier eine Liste der besonders salizylatreichen Nahrungsmittel, die man möglichst meiden sollte:

Weniger Risiko bei reifem Obst und Gemüse
Grundsätzlich gilt, dass vor allem unreifes und ungeschältes Obst und Gemüse viele Salizylate enthalten. Urtikariapatienten sollten ihre vegetarischen Nahrungsmittel nur reif und geschält verzehren.

100

Hautquaddeln

Salizylatreiche Nahrungsmittel

Ananas	Feige, getrocknet	Nektarine
Aprikose	Gewürze, scharfe	Olive
Artischocke	(z. B. Pfeffer, Chili,	Orange
Avocado	Curry)	Pfirsich
Bier	Grapefruit	Radieschen
Cashew	Gurke	Rettich
Champignons	Himbeere	Rosine
Chicorée	Honig	Tomate und
Dattel, getrocknet	Johannisbeere	Tomatenmark
Endivie	Kirsche	Wassermelone
Erdbeere	Kiwi	Wein
Erdnuss	Klementine	Weintraube
Essig	Mandeln	Zucchini

Salizylatarme Nahrungsmittel

Apfel (vor allem	Kaffee, entkoffeiniert	Mohn
»Golden Delicious«)	Kartoffel, geschält	Sellerie
Bambussprossen	Knoblauch	Sesam
Banane	Kohl	Spinat
Birne, geschält	Kürbis	Vanille
Bohnen, grüne	Lauch	Weizenkeimöl
Butter	Linsen	Whiskey
Gin	Margarine	Wodka

Salizylatreiche Kosmetika

Auch viele kosmetische Produkte enthalten Salizylate, die dem Urtikariapatienten zu schaffen machen können. Mitunter sind sie auf der Packung angegeben, oft aber auch nicht. Produkte mit Aloe vera, Pfefferminze, Mandelöl und Ginseng enthalten ebenfalls Salizylverbindungen.

Der Lebensmitteldoktor rät

▸ Essen Sie keine Roh- und Dauerwurst und auch keine Fisch- und Gemüsekonserven mehr!
▸ Weniger salizylatreiche, mehr salizylatarme Nahrungsmittel essen.
▸ Keine stark gefärbten Nahrungsmittel verzehren.
▸ Essen Sie täglich 2 Portionen probiotischen Joghurt oder Kefir, die erste Portion vor dem Frühstück.
▸ Trinken Sie Rotbuschtee statt Kaffee.

Heilen von A bis Z mit dem Lebensmitteldoktor

Husten

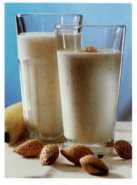

Milch hilft, den lästigen Hustenreiz einzudämmen. Nüsse liefern wichtiges Magnesium.

Symptome

- Reizhusten löst ein unangenehmes Kribbeln im Hals aus und ist typisch für Empfindlichkeit gegenüber Kaltluft; er kündigt oft eine nahende Erkältung an.
- Hüsteln oder Räuspern ist in der Regel psychosomatisch bedingt.
- Tief sitzender Husten mit Schleimauswurf zeigt eine ernsthafte Erkrankung der oberen Luftwege an.
- Kratzender und krampfartiger Husten kann bei asthmatischen Erkrankungen und Keuchhusten auftreten.

Ursachen

- Allergische Atemwegserkrankungen
- Asthma
- Bronchitis
- Erkältungskrankheiten (grippale Infekte)
- Keuchhusten
- Lungenemphysem
- Verlegenheit und Scham (Hüsteln)
- Zigarettenqualm

Von akut bis chronisch
Eine akute Bronchitis sollte nicht länger als zwei bis drei Wochen anhalten. Wenn man sich nicht richtig um sie kümmert, kann sie chronisch werden – in diesem Fall sinken die Heilungsaussichten rapide!

Das tut bei Husten gut

- **Allizin** Es findet sich vor allem in Zwiebeln und Knoblauch. Die Schwefelverbindung wirkt entzündungshemmend, indem sie den Arachidonsäurerestoffwechsel hemmt, aus dem die typischen Entzündungserscheinungen der Atemwege (starke Schleimbildung, gereizte Bronchien, ständiger Hustenreiz) entstehen. Gerade bei chronischer Bronchitis empfiehlt es sich, den Verzehr von Knoblauch und Zwiebeln deutlich zu steigern. Mit Hilfe von Milchprodukten lassen sich die dabei anfallenden Körper- und Mundgerüche lindern; außerdem hilft Milch ebenfalls bei Atemwegserkrankungen. Trinken Sie bei starkem Husten täglich 1 Glas Milch, in das Sie 1 Knoblauchzehe hineingepresst haben.
- **Vitamine E und C** Die beiden Vitamine wirken an den Atemwegen als

Antioxidanzien, schützen sie also vor aggressiven chemischen Verbindungen – wobei Vitamin C eher bei Stickstoffoxid und Vitamin E eher bei Ozon hilft. Auch von Beta-Karotin ist bekannt, dass es die Schleimhäute schützt. In einer finnischen Studie zeigten entsprechende Vitaminpräparate keine Wirkung auf chronische Atemwegserkrankungen, wohl aber eine Diät mit einem hohen Gehalt der erwähnten Biostoffe. Offenbar entfalten also die Vitamine nur dann ihre Schutzwirkung bei Atemwegserkrankungen, wenn sie ihre natürlichen »Begleiter« aus Obst und Gemüse bei sich haben. Essen Sie daher mehr rotes oder gelbes Obst und Gemüse – täglich jeweils 1 Portion Obst, Frischkost und auch Kochgemüse, weil daraus das Beta-Karotin besser verwertet werden kann. Zum Anrichten von Salat und Kochgemüse verwenden Sie Sesam- oder Weizenkeimöl.

▶ **Fischöl** Wissenschaftler beobachteten, dass Eskimos deutlich seltener an den Atemwegen erkranken. Ändern sie jedoch ihre Ernährung, indem sie weniger Fisch konsumieren, lässt dieser Effekt deutlich nach. Es besteht also ein guter Grund zur Annahme, dass die Omega-3-Fettsäuren aus Fisch unsere Atemwege gesund halten. In anderen Untersuchungen zeigte sich zudem, dass Fischöl unseren Immunstoffwechsel quasi umerziehen kann – nämlich weg von der Arachidonsäure und dadurch weg von der Produktion von Stoffen, die für eine Engstellung unserer Bronchien sorgen. Mit anderen Worten: Fischöl ist eine Art Hustensaft, der unsere Atemwege offen hält. Setzen Sie daher mindestens 3-mal pro Woche fetten Fisch auf den Speiseplan (z. B. Makrele, Hering oder Sardine, aber keinen Aal, denn er kurbelt den Arachidonsäurestoffwechsel an). Vor allem Kinder profitieren von dieser Ernährungsumstellung. Falls das Kind keinen Fisch mag, sind Fischölkapseln aus Drogerie oder Apotheke (Dosierung: 2 bis 3 Gramm Öl pro Tag) eine Alternative.

▶ **Magnesium** Das Mineral wirkt als Gegenspieler zu Kalzium, das die Muskeln in den Bronchien unter Spannung setzt und dadurch für enge Atemwege sorgt. Außerdem bringt Magnesium unser Immunsystem dazu, weniger Histamine zu bilden. Ein Effekt, der gerade für allergische Asthmatiker von Bedeutung ist, denn Histamine sind der Zündschlüssel, der ihre allergische Reaktion in Gang setzt. Achten Sie daher auf eine magnesiumreiche Nahrung mit Weizenkeimen, Hirse, Sesam, Leinsamen, Nüssen und Schokolade mit hohem Kakaoanteil. Ein Tipp, den Sie vor allem zum Frühstück beherzigen sollten, denn zu dieser Zeit neigen die Atemwege besonders stark zum Engstand. Es kann auch sinnvoll sein, eine 8-wöchige Kur mit »Bärlauch Magnesium« aus der Apotheke durchzuführen (3 bis 5 Kapseln pro Tag, je nach Schwere der Symptome). Der Milchzucker Laktose verbessert die Magnesiumaufnahme.

▶ **Cystein** Es wirkt als Schleimlöser und Mobilisator des Immunsystems.

Absolute Priorität

Der Hustenreflex wird durch zahlreiche Sinneszellen in der Bronchialschleimhaut und den Atemwegen ausgelöst. Bei Reizung dieser Zellen (z. B. durch Gase, Kälte, Fremdkörper) werden Signale ans Gehirn weitergeleitet, von wo aus schließlich gezielte Befehle an die Muskeln des Oberkörpers (vor allem die Rücken- und Bauchmuskeln) gesendet werden. Der Hustenreflex genießt in der Bewertungsskala des Gehirns absolute Priorität. Was konkret heißt: Wenn wir uns erst einmal »eingehustet« haben, können wir nicht ohne weiteres aufhören. Aus diesem Grund endet so mancher Hustenanfall mit bedrohlicher Atemnot.

Heilen von A bis Z mit dem Lebensmitteldoktor

Fußbäder führen zu einer verbesserten Durchblutung in der Mund- und Rachenschleimhaut. Mit Kräutern wie Thymian lässt sich zusätzlich noch ein sanfter antibiotischer Effekt erzielen.

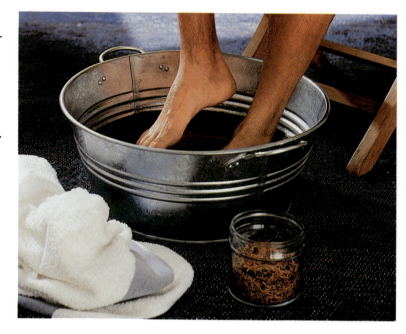

Nicht zu unterschätzen auch seine Aufgabe als Fänger von aggressiven chemischen Verbindungen, den freien Radikalen. Ergiebige Cysteinquellen sind Geflügel, Vollkornwaren, Mais, Reis und Quinoa.

Kaffee weitet die Bronchien

Die Methylxanthine aus Kaffee weiten die Bronchien. In einer Studie zeigten Kaffeetrinker fast ein Drittel weniger Asthmasymptome, bei Teetrinkern fanden sich dagegen keine Besserungen. Es besteht also für Asthmatiker kein Grund, Kaffee vom Speisezettel zu verbannen. Koffeinhaltiger Kaffee kann allerdings die Wirkung von Asthmamitteln aus der Gruppe der Sympathikomimetika (z. B. Apsomol, Loftan, Volmac) verstärken und dadurch zu Herzrasen führen.

Vorsicht, Lungenentzündung!
Kommt es zu starkem Husten, Atemschmerzen, Müdigkeit, Erschöpfung und hohem Fieber, besteht der Verdacht einer Lungenentzündung. Spätestens hier muss der Arzt hinzugezogen werden!

Radi und Honig geben dem Husten Saures

Rettich und Honig: ein bewährtes Rezept aus Großmutters Zeiten. Wissenschaftler bestätigen, dass beide Lebensmittel über sanft antibiotische Substanzen verfügen und bei Bronchitis und Keuchhusten helfen können. Höhlen Sie 1 Rettich aus und füllen Sie ihn mit Honig. Nach 3 bis 5 Stunden wird er kopfüber in eine Schüssel gestellt; jetzt kann der fertige Hustensaft aus Honig und Rettichwasser herausfließen und gesammelt werden. Trinken Sie von dem Saft 2-mal pro Tag nach den Mahlzeiten.

Schleimlösend – Quittensuppe mit Honig

Die Kerne und das Fleisch der Quitte enthalten überdurchschnittlich viel Pflanzenschleim, der sich wie ein Schutzfilm über die oberen Atemwege legt. Für das Einkochen sollten ein Dampfsieb und nur wenig Wasser verwendet werden: etwa 150 Gramm Quitten schälen und in kleine Würfel schneiden. Dann kocht man sie in 250 Milliliter Wasser weich und streicht sie durch ein Sieb. Abgeschmeckt wird mit etwas Zitronenschale und reichlich Honig. Zum Schluss wird die Suppe über ein paar Zwieback-stückchen in einen Teller gegossen.

Kräuterfußbäder

Ansteigende Fußbäder mit Thymian- und Ackerschachtelhalm helfen bei beginnenden Infekten der oberen Atemwege. Kochen Sie jeweils 1 Liter Thymian- und Schachtelhalmtee, indem Sie jeweils 8 Teelöffel der beiden Kräuter mit 1 Liter kochendem Wasser übergießen, 10 Minuten zugedeckt ziehen lassen und abseihen. Diese beiden Tees schütten Sie in eine hohe Fußbadewanne und ergänzen sie mit kaltem Wasser, bis eine Temperatur von etwa 33 °C erreicht ist. Stellen Sie Ihre Füße in die Wanne. Jetzt gießen Sie langsam aus einer Kanne heißes Wasser hinzu, bis die Temperatur 42 °C erreicht hat. Danach Füße abtrocknen und warme Strümpfe anziehen. Vergessen Sie nicht, sich danach etwas Ruhe zu gönnen!

Milch beugt vor
Laut einer amerikanischen Untersuchung leiden milchtrinkende Raucher erheblich seltener an Bronchitis als Raucher, die keine Milch trinken. Wahrscheinlich schützen die Milchinhaltsstoffe unser Immunsystem vor den Attacken der beim Rauchen entstehenden freien Radikale.

Der Lebensmitteldoktor rät

▸ Zu jedem Abendessen 1 Glas Knoblauchmilch trinken.
▸ Bei akutem Husten entweder Rettich mit Honig oder Quitte mit Honig kombinieren und essen bzw. trinken.
▸ Asthmatikern helfen täglich 3 bis 4 Tassen Kaffee.
▸ Schleimlösend und entzündungshemmend: wöchentlich mindestens 2 Fisch- und Geflügelgerichte essen.
▸ Täglich jeweils 1 Portion Obst, Rohkost und Kochgemüse, mit Schwerpunkt auf roten und orangegelben Sorten. Zum Anrichten verwenden Sie Sesam- oder Weizenkeimöl. Essen Sie Vollkornbrot (vor allem aus Roggen, weil das in der Regel mit leicht verdaulichem Sauerteig hergestellt wird) anstatt weißer Brötchen und Toast.
▸ Lungenkranke zeigen oft eine ungünstige Natrium-Kalium-Bilanz. Verzichten Sie auf stark gesalzene Instantsuppen, Fertiggerichte und Speisen aus der Dose. Essen Sie täglich ein paar Gurken- und Bananenscheiben.

Hyperaktivität

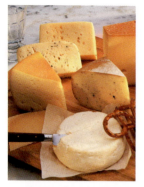

Ein Käsebrot ist für konzentrationsschwache Kinder als Frühstück besser geeignet als ein Müsli.

Symptome

▶ Konzentrationsstörungen
▶ Impulsives und unruhiges Verhalten
▶ Zielloses »Umhergrabschen«, die Hände greifen alles, was ihnen unterkommt

Ursachen

Die Ursachen der Hyperaktivität sind noch nicht hinreichend geklärt. Diskutiert werden:
▶ Phosphate in der Nahrung
▶ Lebensmittelallergien
▶ Hirnstörungen
▶ Schwermetallvergiftungen (vor allem Blei)
▶ Medikamente (vor allem Barbiturate)
▶ Vererbung
▶ Geschlechtshormone: Jungen sind etwa vier- bis fünfmal öfter betroffen als Mädchen
▶ Psychische Ursachen: Unruhige Kinder haben meist Eltern, die alles perfekt machen wollen. Oft sind sie Einzelkinder, die aus Sicht der Eltern einfach »gelingen« müssen, weil man ja quasi keine andere Erziehungschance hat.
▶ Soziologische Ursachen: In der heutigen Welt herrscht weitgehend Orientierungslosigkeit, den Kindern fehlt dadurch der innere Halt; viele Eltern sind nicht in der Lage, ihren Kindern Geborgenheit zu geben, weil sie selbst zu hektisch und unausgeglichen sind. Die Psyche kompensiert diese Orientierungslosigkeit dadurch, dass sie das Kind an allem festhalten lässt, was erreichbar ist – was freilich in letzter Konsequenz zu einem ziellosen und hektischen »Umhergrabschen« führt.

Das historische Vorbild
Schon 1845 beleuchtete der Autor Heinrich Hoffmann mit seiner Geschichte vom »Zappelphilipp« eindringlich die typischen Merkmale einer Zappelfamilie: ein aggressiver Vater, eine frustriert-stumme Mutter und der nervös-zappelige Philipp. Die Familienmahlzeit endet für alle Beteiligten im absoluten Genussverzicht.

Das hilft gegen Hyperaktivität

▶ **L-Karnitin** Der vitaminähnliche, aus zwei Aminosäuren zusammengesetzte Stoff unterstützt die Arbeit der Hirnzellen und schützt sie vor gifti-

gen Stoffwechselabbauprodukten, darüber hinaus verbessert er die Hirn-
botenstoffsituation in bestimmten Abschnitten des Gehirns. In Studien
verringerte L-Karnitin das impulsive und unstete Verhalten hyperaktiver
Kinder. Karnitinreiche Nahrungsmittel sind Krabben, Fleisch (vor allem
Lamm und Rind) sowie Milchprodukte, Tomaten, Birnen und Reis. Für
die Verdauung und Wirksamkeit von Karnitin ist es am besten, wenn es
schwerpunktmäßig zum Frühstück verzehrt wird. Ein Käsebrot zum Frühstück ist im Hinblick auf die Karnitinversorgung höher einzuschätzen als
ein Müsli oder Marmeladenbrot.

Der Körper kann L-Karnitin auch selbst herstellen. Voraussetzung dafür ist
aber eine ausreichende Versorgung mit B-Vitaminen, vor allem mit B12.
Bei Kindern funktioniert die Eigensynthese von Karnitin noch nicht wie bei
Erwachsenen, sie sind daher in besonderem Maß auf die Zufuhr über die
Nahrung angewiesen.

▶ **B-Vitamine** Sie werden nicht nur für die Synthese von L-Karnitin benötigt, sondern spielen auch eine wichtige Rolle im Hirnstoffwechsel. Hoch
dosierte Vitaminpräparate bringen jedoch nichts; sie zeigten sich in diversen Studien als wirkungslos, um hyperaktive Kinder zu beruhigen. Besser
ist es, den Speiseplan auf B-Vitamine auszurichten, also das morgendliche Marmeladenbrot oder Müsli durch Käsebrote und Eierspeisen (z. B.
Rührei) zu ersetzen. Weißmehlprodukte sollten durch Vollkorn (vor allem
durch Roggenvollkornbrot aus Sauerteig) ersetzt werden.

▶ **Gamma-Linolensäure** Hierbei handelt es sich um eine mehrfach ungesättigte Fettsäure, aus der im Körper ein wichtiger Hirnbotenstoff gebildet wird. Hyperaktive Kinder zeigen oft einen schlechten Linolensäure-
status. Zu den natürlichen Lieferanten der Fettsäure gehören die Samen
von Borretsch, Leinen, Hanf und Nachtkerze. Darüber hinaus findet man
die wichtige Fettsäure auch in Stachel- und schwarzen Johannisbeeren.
Gerade für Kinder kann es sinnvoll sein, zu Borretschölkapseln zu greifen,
weil sie geschmacksneutral sind. Die therapeutische Dosis liegt bei 12 bis
12,5 Milligramm Gamma-Linolensäure pro Kilogramm Körpergewicht.

Zappelphilipp durch Nahrungszusätze

Eine Studie der Universität Southampton erhärtet den Verdacht, dass
Nahrungsmittelzusätze Hyperaktivität auslösen können. Die britischen
Forscher verabreichten 277 Kindern Speisen und Getränke mit Farbstoffen oder dem Konservierungsmittel Benzoesäure. Die Hyperaktivität
nahm jedes Mal deutlich zu – egal, ob vorher Hyperaktivität diagnostiziert
worden war oder nicht. Die Forscher werten dies als deutlichen Hinweis
darauf, dass Nahrungsmittelzusätze allein schon einen Risikofaktor für
Hyperaktivität bilden.

Viele Ursachen
Wenn Wissenschaftler bei
einer Krankheit lange und
ausgiebig über ihre Ursa-
chen diskutieren, heißt
das in der Regel, dass
wahrscheinlich mehrere
Ursachen vorliegen. Man
spricht dann von einer mul-
tifaktoriellen Pathogenese.
Dementsprechend müssen
komplexen Therapieansät-
zen aus Psychotherapie,
Nahrungsumstellung,
Medikamenten und auch
einer Änderung im sozialen
Umfeld die größten Chan-
cen eingeräumt werden.

B-Vitamine beruhigen. Sie sind beispielsweise in einem leckeren Brot mit Rührei enthalten.

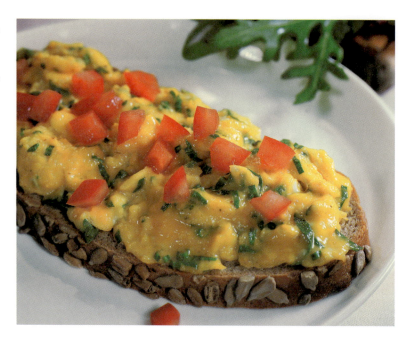

Keine Hyperaktivität durch Tomaten

Immer wieder ist zu hören, dass Nahrungsmittel mit hohem Anteil an Salizylaten (u. a. in Aprikosen, Himbeeren, Kirschen und Orangen sowie Endivien, Gurken, Oliven, Tomatenmark, Erdnüssen und Mandeln) Hyperaktivität fördern könnten. Wissenschaftliche Studien können diese Thesen jedoch nicht bestätigen. Die Kinder brauchen also nicht auf ihre geliebten Spaghetti mit Tomatensauce zu verzichten.

Meiden Sie daher Nahrungsmittel mit hohem Anteil an Farb- und Konservierungsstoffen (sie müssen auf den Verpackungen angegeben sein!). Besonders problematisch sind die Konservierungsmittel Benzoesäure, Benzoat, Schwefeldioxid, Propionsäure, Propionat und Nitrite sowie die Farbstoffe Tartrazin (E102) und Canthaxanthin (E161 g). Färbende Pflanzen- und Fruchtauszüge, wie etwa Holunder-, Karotten- und Rote-Bete-Saft, zählen nicht zu den Farbstoffen, sondern gelten als färbende Lebensmittel. Vitamin C, Riboflavin und Beta-Karotin sind als Konservierungs- und Färbemittel ebenfalls als unproblematisch einzustufen.

Das Phosphatproblem

Phosphatsalze gerieten in den 1980er Jahren als Hyperaktivitätsauslöser in die Diskussion. Phosphor ist Teil der Adenosinphosphorsäuren, die im menschlichen Körper als Energieträger fungieren – da erschien die Annahme logisch, dass ein Zuviel an Phosphor empfindliche Menschen zu Zappelphilipps machen könnte. Zudem sollen vor allem die synthetischen Phosphate der Fertignahrung zu Unverträglichkeiten führen, an deren Ende eine Dysbalance von Hirnbotenstoffen steht. Aus heutiger Sicht sind beide Thesen jedoch umstritten.

Nichtsdestoweniger unterstützt eine phosphatarme Kost wohl den Heilungsverlauf eines bereits bestehenden Hyperaktivitätssyndroms. Wobei

Hyperaktivität

es weniger die Phosphate in natürlichen Lebensmitteln sind, auf die man sein Augenmerk richten sollte, sondern die Phosphorverbindungen, die nachträglich zugesetzt werden (u. a. als Säuerungsmittel, Geliermittel und Schmelzsalz). Solche Verbindungen findet man in industriellen Joghurts, Puddings, Quarkspeisen und milchfreien Kaffeeweißern sowie in Wurst, Schmelzkäse, Colagetränken und Kakaodrinks.

Oft werden allerdings die Phosphate nicht namentlich genannt, sondern unter Kürzeln. Die Nummercodes für die gebräuchlichsten Phosphatverbindungen sind E338, E339, E340, E341, E450, E451, E452, E541, E1412, E1413.

Prognose

In vielen Fällen bessert sich die Hyperaktivität, wenn die Kinder erwachsen werden. Langzeituntersuchungen zeigen jedoch auch, dass 60 bis 70 % der hyperaktiven Kinder auch im Alter große Probleme haben. Sie leiden meist an einem gestörten Selbstwertgefühl und dadurch unter sozialen Problemen.

Prominente Beispiele für Erwachsene mit Aufmerksamkeitsstörungen sind Albert Einstein, Wolfgang Amadeus Mozart, Thomas Edison und George Bernard Shaw. Was deutlich macht, dass Aufmerksamkeitsdefizite und Genie keine Widersprüche sein müssen – alle vier waren allerdings im privaten Umgang problematisch.

Keine Hilfe durch die Alge

Eine Nahrungsergänzung, die immer wieder als Heilmittel gegen Hyperaktivität gepriesen wird, ist die zu den Blaualgen zählende Afa-Alge, weil ihre Polypeptide angeblich Schadstoffe binden und aus dem Gehirn ableiten können. Das unabhängige »Arzneitelegramm« bezeichnet diese Effekte jedoch als »abstrus«, und auch das Bundesinstitut für Arzneimittel und Medizinprodukte (BfArM) sieht dafür keine wissenschaftlichen Belege. Ganz zu schweigen davon, dass psychische Erkrankungen nur ausgesprochen selten von Vergiftungen herrühren.

Der Lebensmitteldoktor rät

▸ Finger weg von Nahrungsmitteln, die synthetische Farb- und Konservierungsstoffe sowie zugesetzte Phosphate enthalten!

▸ Zum Frühstück weniger Müsli und am besten keine Weißbrote mit Marmelade oder Nougatcreme essen, sondern stattdessen Käsebrote (am besten mit Roggenvollkornbrot) und Eierspeisen wie etwa Rühr- und Spiegelei.

▸ Starten Sie einen Versuch mit Präparaten aus Gamma-Linolensäure. Doch haben Sie dabei Geduld. Die ersten Besserungen stellen sich meist erst nach sechs bis acht Wochen ein.

Heilen von A bis Z mit dem Lebensmitteldoktor

Jetlag

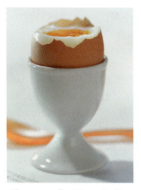

Als wertvoller Vitamin-B12-Lieferant können Eier im Kampf gegen Jetlag eine Hilfe sein.

Symptome

Müdigkeit, Lethargie, Schlaflosigkeit, Konzentrationsschwäche, Reizbarkeit; mitunter kommt es auch zu Verdauungsstörungen und Appetitlosigkeit

Ursachen

Unser Körper ist auf einen bestimmten Tageslichtrhythmus über 24 Stunden geeicht. Es gelingt ihm nicht, Umstellungen in diesem Rhythmus von heute auf morgen vorzunehmen. Wenn man beispielsweise per Flugzeug mehrere Zeitzonen überspringt, wird er gezwungen, Tagesleistungen zu zeigen, obwohl er auf Nachtruhe eingestellt ist, und zu schlafen, obwohl er auf Tagesaktivität eingestellt ist. Seine Organe – vor allem Gehirn, Magen und Darm – nehmen diesen Zwang freilich übel und reagieren mit den oben genannten Jetlag-Symptomen.

Psychologische Hintergründe

Oft werden Jetlag-Symptome durch negative Erlebnisse verstärkt. So leiden Urlauber an ihrem Zielort nur wenig an den Symptomen, dafür aber umso stärker, wenn sie wieder ins Heimatland zurückgekehrt sind. Grund: Wer ohnehin schon eine leichte Depression hat, weil ihm wieder ein paar Monate Arbeit bevorstehen, wird sich nur schwerlich aufraffen können, auch noch gegen seine Jetlag-Beschwerden anzukämpfen.

Kein Nickerchen!
Wenn Sie bei Jetlag-Symptomen dem Nickerchen erliegen, kann das schnell in einen tiefen Schlaf münden, aus dem Sie nur müde und abgeschlagen erwachen werden. Außerdem erschweren Sie Ihrem Körper die Umgewöhnung.

Das tut bei Jetlag gut

▶ **Vitamin B12** Es sind nicht nur Reisende, die mit einem Wechsel der Tag-Nacht-Rhythmik zurechtkommen müssen, sondern auch Schichtarbeiter, die wechselweise in Tag- und Nachtschicht arbeiten. Und für die wurde in wissenschaftlichen Studien nachgewiesen, dass sie mit einer Extrazufuhr an Vitamin B12 besser mit dem biorhythmischen Stress klarkommen. Zudem ist schon länger bekannt, dass Vitamin B12 unserem Nervensystem dabei hilft, sich auf veränderte Umweltbedingungen einzustellen. Es lohnt sich daher, schon drei bis vier Wochen vor Reisebeginn die Zufuhr des Vitamins deutlich zu steigern, um sich ein Depot aufzubauen. Steigern Sie in dieser Zeit Ihren Eierkonsum (wer vier Eier pro Woche verzehrt, muss keine nachteiligen Effekte auf seinen Cholesterinspiegel befürchten!). Besorgen Sie sich außerdem Sanddorn-B12-Granulat aus der Apotheke (denn Sanddorn sammelt unter bestimmten Bedingungen extrem hohe Mengen des Vitamins an). Nehmen Sie davon 1 Teelöffel pro Tag, am besten vor dem Frühstück.

▶ **Tryptophan** Diese Aminosäure wird in unserem Körper zu Serotonin umgebaut, das im Schlafrhythmus eine zentrale Rolle spielt. Größere »aktive« (also nicht durch andere Stoffe blockierte) Tryptophanmengen befinden sich in Kartoffeln, Sonnenblumenkernen, Sesam, Hülsenfrüchten, Nüssen (vor allem Cashew), Erdnüssen, Schokolade, Weizenkeimen, Haferflocken und Käse. Essen Sie abends vor Ihrem Reiseantritt kohlenhydratreich (auch Süßes ist erlaubt) und möglichst fleischarm – dies öffnet den Weg für die Tryptophanmoleküle ins Blut.

Es spricht auch nichts dagegen, am Abend ein Müsli zu essen. Gerade für abgespannte und nervöse Menschen kann diese Art des Abendessens ungemein entspannend sein.

Keine »Magenkeulen« am frühen Morgen!
Wenn Sie einen Interkontinentalflug hinter sich haben, der Sie acht Stunden vorversetzt hat: Halten Sie sich beim Frühstück zurück! Denn Ihre Verdauungsorgane befinden sich noch im Schlafstadium.

Der Lebensmitteldoktor rät

Die Argonne-Diät wurde 1982 vom Argonne-Nationallabor in den USA entwickelt und konnte – auch in wissenschaftlich überprüften Studien – schon so manchen Reisenden vor dem Fall ins Jetlag-Tief bewahren. Sie erfordert eine gewisse Disziplin, denn sie beginnt drei Tage vor dem Reiseantritt:

▶ »Feasting Day« (Schlemmertag): Zum Frühstück und mittags viele Eiweiße in Form von Eiern, Fleisch und Bohnen, abends kohlenhydratreiche Kost (Nudeln, Vollkornbrot, Bananen, Kartoffeln) essen.

▶ »Fasting Day« (Fastentag): kein Fleisch, nur Salate, Rohkost und Obst. Kaffee nur zwischen 15 und 17 Uhr. Keinen Alkohol!

▶ »Feasting Day 2«: Speisezettel genauso wie am ersten Schlemmertag.

▶ »Departure Day« (Reisetag): Speisezettel wie am Fastentag. Zum Frühstück am folgenden Morgen eiweißbetont essen: Ei (kräftig salzen!), Quark, Joghurt, Käse; keine Müslispeisen und Haferflocken.

Heilen von A bis Z mit dem Lebensmitteldoktor

Karies

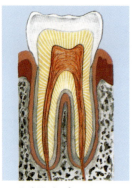

Bei Karies kommt es zu einer Schädigung der äußeren Zahnhülle, dem Zahnschmelz. Die typischen Kariesschmerzen werden durch den gereizten Nerv im Zahninneren vermittelt.

Symptome

- Zahnschmerzen, vor allem beim Verzehr von heißen, kalten oder zuckerreichen Speisen
- Es zeigen sich die typischen braunen Karieslöcher am Zahn.
- In schweren Fällen reagieren die Karieslöcher schmerzhaft auf bloße Luftbewegungen.

Ursachen

Hauptursache für Karies ist ein akuter Mineralverlust im Zahnschmelz. Der wiederum kann durch zahlreiche Faktoren begünstigt werden, wobei der Vererbung, falscher Zahnpflege und einseitiger Ernährung Schlüsselrollen zukommen.

Das tut bei Karies gut

▶ **Fluor** Das Mineral erhöht die Widerstandsfähigkeit des Zahnschmelzes, hilft aber auch bei der Remineralisierung, wenn der Zahn bereits angegriffen ist. Fluor arbeitet also nicht nur präventiv, sondern auch, wenn sich bereits die ersten Kariessymptome zeigen. Zudem hemmen Fluorsalze den Stoffwechsel der Kariesbakterien. Reich an Fluor sind Knäckebrot, Eier, Bohnen, Salat, Spinat, Seefisch und Walnuss.

▶ **Molybdän** Dieser Enzymmobilisator spielt eine wichtige Rolle bei der Speicherung von Fluor. Hohe Fluoriddosierungen bleiben wirkungslos, wenn nicht gleichzeitig genügend Molybdän vorhanden ist. Das Mineral befindet sich vor allem in Bierhefe, Hühnerei, Hülsenfrüchten und Weizenkeimen.

Mit Käse abschließen

Eine Studie des Forsyth Instituts im amerikanischen Boston bestätigt, dass regelmäßiger Käseverzehr vor Karies schützt. Demzufolge stimuliert Käse den Speichelfluss, sodass der Zucker aus der Nahrung schneller vom Gebiss fortgespült wird. Außerdem hemmt er die Arbeit der kariesauslösenden Bakterien und versorgt uns mit Mineralien zur Stabilisierung des

Teuer

In Deutschland müssen jährlich über zehn Milliarden Euro für die Behandlung von kariesbedingten Zahnschäden aufgebracht werden. Sie stellen damit nicht nur die häufigste, sondern auch die teuerste Einzelerkrankung dar. Eine Kariesheilung mit Hilfe von Lebensmitteln ist nicht möglich – sie können lediglich vorbeugend wirken.

Zahnschmelzes. Die Wissenschaftler empfehlen daher, Mahlzeiten so oft wie möglich mit einem Stück Käse abzuschließen.

Honig zieht Wasser

Honig enthält große Mengen an Zucker, außerdem klebt er lange an den Zähnen, sodass er sich auf den ersten Blick nicht als Vorbeugung gegen Karies empfiehlt. Dennoch: In einer Studie der Hebräischen Universität in Jerusalem zeigte er in hohen Dosierungen einen hemmenden Effekt auf das Wachstum von Kariesbakterien. Grund: In hoher Dosis entzieht Honig den Bakterien Wasser, in niedriger Dosis tut er dies nicht. Wer also in seinen Tee einen Esslöffel Honig gibt, darf mit einem gewissen Zahnschutz rechnen. Wer jedoch seine Speisen mit Honig anstelle von Zucker süßt, tut damit seiner Zahngesundheit nicht unbedingt etwas Gutes.

Grüner Tee hemmt die Zuckerverdauung

Die speziellen Gerbstoffe von Grün- und Oolongtee, die so genannten Katechine, verhindern im Mundraum die Ausbreitung von Kariesbakterien, indem sie deren Zuckerverdauung blockieren. Nimmt man noch den hohen Fluorgehalt der beiden Tees hinzu, so muss ihnen eine große Rolle bei der Vorbeugung von Karies zugeschrieben werden. Die karieshemmende Wirkung ist umso stärker, je länger der Tee zieht (mindestens drei Minuten!).
Wählen Sie die Dosierung bewusst ein wenig höher als sonst: pro Tasse 1 gehäuften Teelöffel Tee – oder sogar 2 gestrichene Löffel verwenden. Behalten Sie den Tee vor dem Herunterschlucken noch für eine Weile im Mund.

Löcher durch Stress

Auch Stress kann Karies fördern. Denn er beeinträchtigt die Darmtätigkeit und dadurch die Resorption der Mineralien aus der Nahrung; die Zähne erhalten in der Folge weniger Substanzen, um ihren Schutzmantel stabil zu halten. Darüber hinaus drosselt unser vegetatives Nervensystem unter Stress die Produktion von Speichel, der bis zu einem bestimmten Grad die Konzentration der ätzenden Säuren im Mundraum reduziert.

Der Lebensmitteldoktor rät

▸ Täglich 1 Hand voll Walnüsse essen.
▸ Zu jeder Mahlzeit 2 bis 3 Tassen Grün- oder Oolongtee trinken.
▸ Mindestens 3 Eier und 2-mal Fisch pro Woche essen.
▸ Weniger Süßwaren – und wenn, sollten sie nicht zu lange an den Zähnen kleben. Also keine Lutscher und Bonbons, die Schokolade kauen statt lutschen. Ganz wichtig: keine zuckerhaltigen Colagetränke und Limonaden!
▸ Nehmen Sie Schokolade mit hohem Kakaoanteil. Die schützt sogar Ihre Zähne, denn ihre Phenole sind karieshemmend.

Heilen von A bis Z mit dem Lebensmitteldoktor

Kater

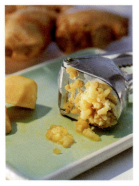

Ingwer enthält Stoffe, die zur Schmerzlinderung führen und die Magenwände beruhigen.

Symptome

▸ Kopfschmerzen, Übelkeit, Licht- und Geräuschempfindlichkeit. In schlimmeren Fällen kommt es zu Erbrechen und Schwindelanfällen.
▸ Bei Kater sind die psychischen und kognitiven Funktionen des Gehirns deutlich eingeschränkt. Diese Einschränkungen können bis zu 48 Stunden dauern und auch dann noch vorliegen, wenn im Blut kein Alkohol mehr nachweisbar ist.

Ursachen

Jede »gelungene« Feier bringt neben Alkoholexzess noch Schlafentzug, Zigarettenqualm, Lärm und sozialen Stress mit sich – allesamt Faktoren, die bereits einzeln zu Kopfschmerzen führen können. Alkohol spielt dennoch die entscheidende Rolle, da er die Membranen in den Zellen destabilisiert und direkt in die Schmerzregulierung eingreift, indem er den Serotoninspiegel keine Stabilität finden lässt. Darüber hinaus fördert er Entzündungsprozesse und beeinträchtigt den Schlaf, was das Schmerzempfinden deutlich ansteigen lässt. Einige Rotweinsorten können den Kater schon in geringen Dosierungen hervorrufen, da sie Substanzen enthalten, die unseren Hormonspiegel in Aufruhr versetzen.

Überholte Regeln
Die alten Sätze »Wein auf Bier rat ich dir« und »Bier auf Wein, das lass sein« sind wissenschaftlich nicht zu halten. Wer seinen alkoholischen Getränkeplan fleißig mischt, wird wahrscheinlich am nächsten Morgen leiden müssen – unabhängig von der Reihenfolge.

Weizenbier macht einen »dicken Kopf«

Eine Untersuchung der Fachhochschule Münster ergab, dass von allen Biersorten Weizenbier zum schlimmsten Kater führt. Grund: Es enthält die größten Mengen an so genanntem Fuselalkohol. Und dieser Stoff wird in der Leber zu Giften umgewandelt, die u. a. die Herzleistung beeinflussen und dadurch zu einer Sauerstoffunterversorgung des Hirns führen. Insgesamt testeten die Wissenschaftler 60 Biersorten auf Fuselalkohol.

Das tut bei Kater gut

▸ **Wasser und Mineralien** Alkohol entwässert und spült damit Mineralien aus dem Körper. Bei Kater sollte daher möglichst viel Mineralwasser mit einem kleinen Schuss Zitronensaft getrunken werden. Spezielle Mineralpräparate bringen in der Regel nichts, da sie die Mineral-Wasser-Balance ungünstig beeinflussen.

▶ **Vitamin B6 (Pyridoxin)** ist der Schmerzhemmer unter den Vitaminen. Es liegt nahe, dass ein Stoff, der den Serotoninspiegel stabilisiert und gegen so verheerende Schmerzen wie Neuralgien hilft, auch bei Kater etwas ausrichten kann. Dazu müssen jedoch hoch dosierte Vitaminpräparate (Tagesdosis bis zu 300 Milligramm) zum Einsatz kommen, die neben Vitamin B6 auch die Vitamine B1 und B12 enthalten. Fragen Sie in der Apotheke danach.

Ingwerwurzel und Koriandersamen

Beide Gewürze sind alte Hausmittel gegen Kater. Ingwer besitzt ähnlich schmerzstillende Wirkungen wie ASS, wobei er schonender für die Magenwände ist. Koriandersamen erhöhen die Aktivität von Entgiftungsenzymen, die dringend für den Alkoholabbau benötigt werden.

Überbrühen Sie 1 Teelöffel Pulver aus frischem Ingwer und 1 Teelöffel gemahlene Koriandersamen mit 1 Tasse kochendem Wasser. Zugedeckt 10 Minuten ziehen lassen, dann abseihen. Trinken Sie 2 Tassen davon in kleinen Schlucken. Dieser Tee schmeckt nicht jedem, doch bekanntlich trägt ja auch der »Igitteffekt« mitunter zur Heilung bei.

Trotz Artischocke brummt der Schädel

Artischockenpräparate werden gerne damit beworben, dass sie aufgrund ihrer positiven Lebereffekte gegen die »Nachwehen« von durchzechten Nächten helfen würden. In einer Studie der englischen Universitäten von Exeter und Plymouth konnte dieser Effekt jedoch nicht bestätigt werden. Testpersonen, die zuvor mit reichlich Alkohol abgefüllt worden waren, erging es mit Hilfe von Artischockenextrakten nicht besser als einer gleichfalls alkoholisierten Kontrollgruppe, die mit einem wirkungslosen Plazebo versorgt wurde.

Keinen Fisch!
Das alte Antikaterfrühstück, am Morgen »danach« einen Salzhering oder einen Rollmops zu essen, bringt nichts. Im Gegenteil: Weil der Alkohol die Magenwände gereizt hat, sollte man sie jetzt nicht durch schwer verdauliche Speisen zusätzlich belasten.

Der Lebensmitteldoktor rät

▶ Viel Mineralwasser trinken! Wenig essen – und wenn, dann kohlenhydratbetont. Keine tierischen Fette, keinen Fisch!

▶ Nehmen Sie ein hoch dosiertes Vitamin-B-Präparat (mit B1, B6 und B12) ein.

▶ Trinken Sie 2 Tassen Ingwer-Koriander-Tee.

Heilen von A bis Z mit dem Lebensmitteldoktor

Knochenschwund
(Osteoporose)

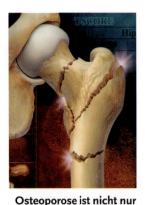

Osteoporose ist nicht nur Folge von kalziumarmer Ernährung. Auch der moderne Lebensstil – wenig Bewegung, wenig Sonnenlicht, phosphatlastige Kost – spielt bei ihrer Entstehung eine wichtige Rolle.

Symptome

▶ Oft leidet der Patient viele Jahre unter keinerlei Beschwerden, denn die Erkrankung verläuft im Anfangsstadium eher schleichend. Erst später kommt es zu Schmerzen, vor allem im Rückenbereich.
▶ Überdurchschnittliche Neigung zu Knochenbrüchen, vor allem an den Handgelenken und am Oberschenkelhals
▶ Im fortgeschrittenen Stadium Schmerzen an den Knochen, die sich tagsüber verschlimmern
▶ In schlimmen Fällen kommt es zum »Osteoporose-Buckel«: Rundrücken im oberen Bereich der Wirbelsäule, die Schultern sacken nach vorne; am Körper zeigen sich schließlich quer verlaufende Hautfalten, das »Tannenbaumsyndrom«.

Ursachen

Sie sind vielschichtig und greifen oft ineinander:
▶ Mangelernährung
▶ Bei Frauen: massiv absinkende Östrogenproduktion während ihrer Wechseljahre
▶ Bewegungsmangel
▶ Fehlender Aufenthalt im Freien; dadurch kommt zu wenig Sonnenlicht an die Haut, die körpereigene Vitamin-D-Synthese wird nicht stimuliert
▶ Bestimmte Medikamente, vor allem Kortison, Betablocker, Antiepileptika, Thyreostatika

Weit verbreitet
Knapp sieben Millionen Menschen leiden in Deutschland unter Osteoporose, Frauen sind doppelt so häufig betroffen wie Männer.

Das tut Ihren Knochen gut

▶ **Kalzium** ist Biostoff Nummer eins für die Knochen. Der Gesamtbestand an Kalzium im Körper beträgt bei Männern 1000 bis 1100, bei Frauen 750 bis 850 Gramm; 99,9 % davon entfallen allein auf die Knochen. Kalziumreiche Nahrungsmittel sind Milchprodukte (Biomilch mit natürlichem Fettgehalt ist besonders kalziumreich), Brokkoli, Grünkohl, Fenchel und Spinat. Außerdem sollte die Zufuhr an phosphatlastigen Nahrungs-

Knochenschwund

mitteln reduziert werden, weil sie die Kalziumaufnahme einschränken. Das ideale Kalzium-Phosphat-Verhältnis in der Nahrung liegt bei 2 : 1. Wer sich viel von Softdrinks und Fertiggerichten ernährt, kann diese Bilanz kaum erreichen! Auch die Oxalsäure aus Spinat, Rhabarber, Mangold und Roter Bete sowie die Phytinverbindungen aus Müsli und Haferflocken blockieren die Kalziumaufnahme.

▶ **Fluor** ist Biostoff Nummer zwei für die Knochen, er regt die Neubildung von Knochenzellen an. Kombinationspräparate aus 20 Milligramm Fluorid und 600 Milligramm Kalzium helfen oft – aber nicht immer! – bei Knochenschwund in Folge der Wechseljahre. Die Einnahme sollte ärztlich überwacht werden. Eine Erhöhung des Fluoranteils in der Nahrung kann bereits den Ausbruch von Osteoporose verzögern. Fluoridreiche Lebensmittel sind Nüsse, grüner Tee, Eier und Seefisch.

▶ **Mangan** Das Mineral wird für die Einlagerung von Kalzium in die Knochen benötigt. In einer amerikanischen Studie zeigten Frauen mit Osteoporose um 29 % niedrigere Manganwerte als gesunde Frauen. Manganmangel gehört zu den – oft unterschätzten – Risikofaktoren für Knochenschwund. Es kann nicht im Körper gespeichert werden, wir sind also auf seine tägliche Zufuhr über die Nahrung angewiesen. Manganreiche Lebensmittel sind Gemüse, Hülsenfrüchte, Bierhefe und – mit überragenden Werten – grüner und schwarzer Tee. Für Menschen fortgeschrittenen Alters empfiehlt sich, sofern sie keinen Tee trinken, die Einnahme von »Bärlauch Mangan« aus der Apotheke (2 bis 3 Kapseln täglich). Fleisch behindert wegen seines hohen Eisengehalts die Aufnahme von Mangan.

▶ **Vitamin D** Das Vitamin ist für die Bildung der Proteine notwendig, die das aus der Nahrung zugeführte Kalzium an sich ketten und damit für den Organismus verwertbar machen. Darüber hinaus unterstützt Vitamin D den Kalziumtransport in die Knochen. Das Vitamin kann von unserer Haut in Eigenregie gebildet werden, wenn wir uns ausreichend der Sonne aussetzen. Zu den Nahrungsmitteln mit hohem Vitamin-D-Gehalt gehören Milchprodukte mit natürlichem Fettgehalt sowie Eier und Fisch.

Bewegung schützt

Bewegung und frische Luft sind das A und O in der Vorbeugung von Knochenschwund. Schon stramme Spaziergänge von mindestens vier Stunden pro Woche schützen vor Osteoporose und den damit einhergehenden Brüchen an der Hüfte. Dies ist das Ergebnis einer Studie der San Diego University. Spaziergänge schützen nicht nur durch ihren Bewegungsreiz vor Knochenabbau, sondern auch dadurch, dass sie den Körper dem Sonnenlicht aussetzen und dadurch die Produktion von Vitamin D anregen.

Weniger Phosphate

Diese Salze verbinden sich mit den Kalziumionen zu Kalziumtriphosphat, das vom Körper kaum verwertet werden kann. Bei sehr hoher Zufuhr, beispielsweise durch Fertiggerichte, Süßwaren oder Colagetränke, ziehen die gierigen Phosphatmoleküle ihre Kalziumpartner sogar aus Blut und Knochen heraus. Es ist also durchaus gerechtfertigt, bei phosphatlastigen (vor allem phosphatangereicherten) Lebensmitteln von den wirklich großen Risikofaktoren für Osteoporose zu sprechen. Hier eine Liste der entsprechenden Nahrungsmittel:

Heilen von A bis Z mit dem Lebensmitteldoktor

Bevorzugen Sie fermentierte Milchprodukte aus eigener Herstellung (die dazu notwendigen Fermente bekommen Sie in Reformhäusern) oder aber Fertigprodukte in der Vollfettversion (also nicht fettreduziert, dafür aber ohne Geschmacks- und Farbstoffe).

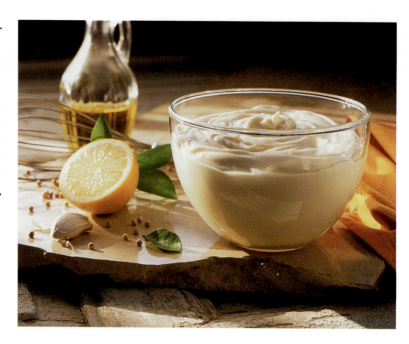

Achtung, Rauchen!
Die Gifte des Zigarettenqualms entziehen dem weiblichen Körper Östrogen und erhöhen dadurch das Risiko für Osteoporose. Bei Frauen in den Wechseljahren, die täglich eine Packung Zigaretten rauchen, besteht eine um 10 % verringerte Knochendichte.

Salizylatreiche Nahrungsmittel

Bienenstich	Frischkäse	Müsli
Bunte und gelierte Süßwaren	Haferflocken	Nussecken
	Hirse	Printen
Colagetränke	Käsekuchen	Schinkenwurst
Dosenfleisch	Limonaden	Schmelzkäse
Dosenwürstchen	Makronen	Sojaspeisen
Fertige Kakaodrinks	Mascarpone	Weißwurst
Fertiggerichte	Milchfreie Kaffeeweißer	Weizenkleie

Keine cremigen Fertiggerichte!

Diese werden oft unter Zusatz von Kalziumräubern wie Phosphaten, Alginat, Carrageen sowie Johannisbrotkern- und Guarkernmehl hergestellt. Streichen Sie diese Produkte so weit wie möglich von Ihrem Speisezettel!

Kefir und Joghurt für gesunde Knochen

Fermentierte Milchprodukte enthalten überdurchschnittlich viel Kalzium, außerdem verbessern sie die Kalziumverwertung unseres Körpers. Man konnte in Studien zeigen, dass sie die Phosphatausscheidung unseres Körpers anregen. Weil das Phosphorsalz unsere Kalziumaufnahme blockiert und man bei unserer heutigen Ernährungsweise schon fast von einer schleichenden Phosphatvergiftung sprechen kann, müssen Kefir und Joghurt als wichtiges Instrument in der Osteoporosetherapie angesehen werden.

Verzehren Sie täglich 2 Portionen (150 bis 200 Gramm) Joghurt oder Kefir.

Das Glutenproblem

Überdurchschnittlich viele Osteoporosekranke leiden an Zöliakie, der Unverträglichkeit des Getreideproteins Gluten, in deren Folge die Darmschleimhaut verklebt und dadurch kaum noch Kalzium aufnehmen kann. In diesen Fällen kann eine Umstellung auf glutenfreie Kost bereits den Knochenschwund stoppen. Es lohnt sich also, bei Osteoporose auch den Aspekt der Zöliakie (»Sprue«) in Betracht zu ziehen.

Keine Angst vor vegetarischer Kost!

Immer wieder ist davon zu lesen, dass Vegetarier eher zu Knochenschwund neigen, weil ihr Speisezettel weniger Vitamin D enthält. Tatsache ist jedoch, dass in Studien selbst bei Veganern, die ja neben Fleisch sogar Milch- und Eierprodukte meiden, keine erniedrigten Vitamin-D-Werte gefunden wurden. Offenbar ist ihr Körper imstande, größere Mengen des Vitamins selbst zu produzieren.

Warum Phosphate zugesetzt werden

Die Phosphorsalze gehören zu den beliebtesten Zusätzen der Lebensmittelindustrie. Beim Käse verhindern sie die Ausscheidung von Fett und Molke, sodass er cremig bleibt. In der Wurst binden sie Wasser, sodass sie knackig und saftig schmeckt. In Fertiggerichten verkürzen sie die Garzeit von Hülsenfrüchten, erleichtern sie das Verarbeiten von Fleisch. Außerdem sorgen Phosphate für kräftige Farben und einen frisch-sauren Geschmack.

Der Lebensmitteldoktor rät

▸ Nicht rauchen und nur wenig Alkohol trinken!

▸ Reduzieren Sie – wegen des hohen Oxalat- und/oder Phosphatgehalts – folgende Nahrungsmittel: Dosenfleisch, Dosenwurst, Kaffee-Instantpulver, Kakaodrinks, Mangold, Nüsse, Schinkenwurst, Petersilie, Pfefferminzblätter, Rhabarber, Rote Bete, Schmelzkäse, Spinat, Süßwaren, schwarzen Tee und Weizenkleie. Anstatt Müsli besser ein Käsebrot zum Frühstück essen oder wenigstens das Müsli mit reichlich Biomilch (3,8 % Fett) oder Vollfettjoghurt zubereiten.

▸ Ersetzen Sie mindestens 2 wöchentliche Fleischgerichte durch Seefisch. Der enthält zwar Phosphate, doch das fällt aufgrund seines hohen Fluorid-, Kalzium- und Vitamin-D-Anteils nicht ins Gewicht.

▸ Essen Sie, sofern Sie keine dramatischen Gewichts- und Cholesterinprobleme haben, 3 bis 4 Eier pro Woche.

▸ Täglich 2 Portionen Kefir oder Joghurt essen.

▸ Nicht mehr als 1 bis 2 Tassen Kaffee pro Tag. Trinken Sie täglich 2 bis 3 Tassen grünen Tee.

Heilen von A bis Z mit dem Lebensmitteldoktor

Konzentrations- und Lernschwäche

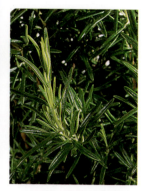

Die ätherischen Öle von Rosmarin sorgen für einen hellwachen Kopf.

Symptome

▸ Die Gedanken springen von Objekt zu Objekt und finden keine einheitliche Linie
▸ Vergesslichkeit
▸ Rasche geistige Ermüdung

Ursachen

▸ **Physisch** Das Gehirn erhält zu wenig Sauerstoff und Nährstoffe. Das kann wiederum in Durchblutungsstörungen (aufgrund von Altersveränderungen, Stress, falscher Ernährung, Krankheiten, genetischer Defekte) oder der Zufuhr falscher Nährstoffe begründet sein.

▸ **Psychisch** Das Denken kommt aufgrund innerer Konflikte oder falscher Denkmuster nicht zur Ruhe.

Das Gehirn – ein echter Vielfraß
Das Gehirn ist ein überaus hochentwickeltes Organ, sein Nahrungs- und Energiebedürfnis ist ungefähr zehnmal so hoch – relativ auf das Gewicht bezogen – wie das der anderen Organe.

Das tut dem Kopf gut

▸ **Komplexe Zucker** Die Zellen des Gehirns leben überwiegend vom Zucker aus dem Blut. Eine weitere Tatsache ist jedoch, dass es denkbar ungünstig ist, dieses Zuckerbedürfnis über Einfachzucker aus Süßwaren, Keksen, Kuchen o. Ä. zu decken. Denn der schraubt den Blutzuckerspiegel derart rasch in die Höhe, dass sich der Körper veranlasst sieht, mittels Insulin dagegenzuarbeiten. Folge: Der Zuckerspiegel sinkt wieder dramatisch ab – letzten Endes oft auf ein Niveau, das weit unter dem Ausgangsniveau liegt, und wir fühlen uns müde und erschöpft, die Konzentration sinkt gegen null. Die ideale Nahrung fürs Gehirn besteht nicht im Einfach-, sondern in einer Kombination von Einfach- und Mehrfachzuckern. Dieser Mix sorgt für ein längerfristig stabiles Blutzuckerniveau, das Gehirn bleibt »unter Feuer« und bekommt keine Probleme, die Konzentration aufrechtzuerhalten.

▸ **Vitamin C** Es unterstützt die Bildung von wichtigen Hirnbotenstoffen, schützt außerdem die Substanzen des Hirns vor den Angriffen freier Radi-

Konzentrations- und Lernschwäche

kale. Ergiebige Vitamin-C-Quellen sind frisches Obst und Gemüse. Achtung: Beim Kochen geht es in großem Umfang verloren.

▶ **Vitamin E** Oxidativer Stress durch freie Radikale schadet den Substanzen und Zellen des Gehirns. Vitamin E – als fettlösliches Antioxidans wie geschaffen für die fett- und eiweißreichen Strukturen des Gehirns – kann diesen Vorgang wirkungsvoll verlangsamen. Statistische Untersuchungen zeigen, dass Menschen mit einer Vitamin-E-Unterversorgung eher unter Hirnleistungsstörungen leiden. Ob allerdings entsprechende Präparate Abhilfe schaffen können, ist fraglich; die Studienlage dazu ist widersprüchlich. Außerdem hat sich gezeigt, dass eine Vitamin-E-Erhöhung mittels Umstellung der Ernährung den Vitaminpegel im Gehirn deutlich ansteigen lässt. Setzen Sie also auf den Faktor Ernährung und nicht auf Tabletten! Vitamin E findet sich vor allem in Vollkorn, Müsli, Nüssen und Weizenkeimöl, während Sesamöl den Körper vor allem daran hindert, Zwischenprodukte des Vitamin-E-Stoffwechsels auszuscheiden.

▶ **Vitamin B1 (Thiamin)** Das Hirn verbrennt Unmengen an Zucker; dazu braucht es Thiamin. Ein Mangel des B-Vitamins führt zu Müdigkeit, Depressionen, Gereiztheit und Gedächtnisschwäche. Man findet es vor allem in Eiern, Milch, Kartoffeln, Gemüse und Hülsenfrüchten.

▶ **Vitamin B2 (Riboflavin)** Das Gehirn gehört zu den besten »Kunden« von Riboflavin, weil dieses Vitamin für die Hüllen der Nervenbahnen gebraucht wird. Man findet es vor allem in Milchprodukten, Eiern und grünem Blattgemüse.

▶ **Vitamin B6 (Pyridoxin)** Das Vitamin ist notwendig für die Synthese der Hirnbotenstoffe Serotonin, Dopamin und Norepinefrin. Außerdem ist es daran beteiligt, den Zuckerspeicherstoff Glykogen in den Zucker Glukose umzuwandeln, der von den Hirnzellen verwertet werden kann. Zudem schützt Pyridoxin zusammen mit Folsäure das Gehirn vor Homozystein, einer Aminosäure, die in hoher Konzentration zu geistigem Abbau führt und auch als Auslöser der Alzheimer-Erkrankung diskutiert wird. Größere Mengen des Vitamins findet man in Vollkorn, Kartoffeln und Hülsenfrüchten. Bedenken Sie, dass Rauchen, die Einnahme der Antibabypille und starker Fleischkonsum den Pyridoxinbedarf nach oben schrauben.

▶ **Vitamin B12 und Cholin** Die beiden B-Vitamine unterstützen den Körper bei der Eigensynthese von Azetylcholin, einem wichtigen Hirnbotenstoff. Beide Vitamine finden sich in Eier- und Milchprodukten sowie in Bierhefe, überaus cholinreich ist der Bockshornklee. Vitamin B12 können wir mit einer gesunden Darmflora auch selbst herstellen, weswegen probiotische Joghurts wesentlich zur Bedarfsdeckung beitragen können.

▶ **Magnesium** Durch Dämpfung der Nerven-Muskel-Erregbarkeit ist es genau das richtige Mittel gegen Stress, Gereiztheit und Aggressionen, die

Nachmittagsschläfchen?

Es ist vollkommen normal, wenn der Mensch am frühen Nachmittag körperlich und konzentrationsmäßig ein Tief erlebt. Immer mehr Ärzte und Psychologen plädieren für das Nickerchen nach dem Mittagessen. Voraussetzung ist jedoch, dass das Mittagsmahl möglichst leicht verdaulich war. Außerdem sollten Menschen mit niedrigem Blutdruck lieber auf das Nickerchen verzichten, da sie oft in einen tiefen Schlaf fallen und danach Schwierigkeiten beim Wachwerden haben.

Heilen von A bis Z mit dem Lebensmitteldoktor

Gerichte mit Hülsenfrüchten liefern viele Inhaltsstoffe, die einen überreizten Geist beruhigen können.

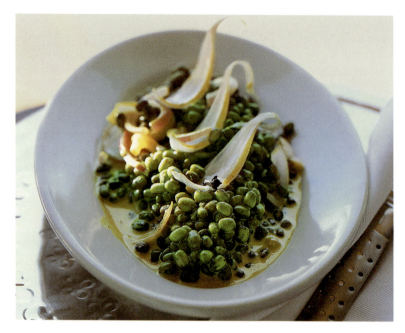

Hellwach mit Rosmarin
Als Gewürz kennt man den Lippenblütler schon lange, als Heilpflanze entdeckte ihn erst die Klostermedizin. Wer seine ätherischen Öle einatmet, wird wachsam und konzentriert; in einer japanischen Studie regte der Rosmarinwirkstoff Carnosolsäure sogar das Nervenwachstum an. Es macht also Sinn, sich einen Duftstein mit ätherischem Rosmarinöl ins Arbeitszimmer zu stellen.

bekanntlich zu den größten Konzentrationshindernissen gehören. Magnesium findet sich reichlich vor allem in Samen, Nüssen, Hülsenfrüchten und Vollkorn.

▶ **Tryptophan** Die Aminosäure ist Bestandteil fast aller menschlichen Proteine und dadurch unentbehrlich für die stoffliche Speicherung von Gedächtnisinhalten. Die Versorgung ist nicht unproblematisch, weil sie oft durch andere Aminosäuren an der Resorption und gerne zur Niazinherstellung »missbraucht« wird. Weitgehend »unblockiert« findet man Tryptophan in Kartoffeln, Sonnenblumenkernen, Sesam, Hülsenfrüchten, Nüssen (vor allem Cashew), Erdnüssen, Schokolade, Weizenkeimen, Haferflocken und Käse. Tryptophanförderlich ist auch, abends kohlenhydratreich sowie fett- und eiweißarm zu essen.

Geistig fit mit Bockshornklee

Das traditionsreiche Gewürz wird schon lange zur Steigerung der körperlichen und geistigen Leistungsfähigkeit eingesetzt. Es enthält wichtige B-Vitamine für den Hirnstoffwechsel, seine Saponine verbessern die Sauerstoffaufnahmefähigkeit des Blutes. Die notwendige Dosierung seiner Wirkstoffe erreicht man über den mit Gerstenöl aktivierten Bockshornklee aus der Apotheke: täglich 3 bis 4 Kapseln einnehmen.

Konzentrations- und Lernschwäche

Der Lebensmitteldoktor rät

▸ Wer erschöpft und ausgepowert ist, sollte ein Frühstück mit hohem Gehalt an Kalium und Kohlenhydraten meiden. Vor allem dann, wenn er danach direkt in den Alltagsstress einsteigt, denn der führt zu einer vermehrten Ausschüttung von Kortisol aus den Nebennieren und einer entsprechend schlechten Verwertung der Kohlenhydrate. Außerdem steigt der Kaliumgehalt im Blut. Wenn also über die Nahrung weiter Kalium zugeführt wird, erreicht der Pegel des Minerals schnell eine Dimension, die zu Symptomen wie Nervosität, Reizbarkeit und Abgeschlagenheit führen kann. Essen Sie also besser ein Käsebrot mit Frühstücksei, also eine eiweißreiche Mahlzeit mit vielen B-Vitaminen und eher hohem Kochsalzgehalt.

▸ Zum zweiten Frühstück eignet sich Obst mit komplexen Zuckerprofilen, also vor allem Äpfel, Bananen und Mangos.

▸ Mittagszeit ist Eiweiß- und Gemüsezeit. Dies bedeutet: Frisches Gemüse als Hauptmahlzeit auf den Tisch, das Fleisch dient als Beilage, um den Geschmack zu verstärken. Sehr gut sind mit Käse überbackene Gemüseaufläufe, entbehrlich sind hingegen Nachtische wie Pudding oder andere Süßwaren.

▸ Etwa um 15 Uhr gibt es etwas Süßes. Die Natur verfügt neben Schokolade über eine Reihe von Obstsorten (Birnen, Bananen, Honigmelone, Kiwis), die das natürliche Verlangen nach Süßem stillen können; als gelegentliche Alternative kommen nusshaltige Kekse oder Kuchenstücke in Betracht. Sahnetorten, Käsekuchen oder dergleichen sind jedoch zu fetthaltig. Das richtige Gewürz für die Nachmittagsmahlzeit ist Zimt (also beispielsweise Zimtapfelkuchen). Er wirkt gleichzeitig beruhigend und energiezuführend: Zimt gibt für den späten Nachmittag noch einmal den richtigen Konzentrationsschub.

▸ Zum Abendessen um etwa 18 Uhr sollten Vollkornprodukte (vor allem natürliches Sauerteigbrot aus Roggen) mit Rohkost kombiniert oder aber ein Nudelgericht mit fleischloser Sauce kredenzt werden. Das Gehirn »in Abendstimmung« verlangt in der Regel nach etwas Würzigem; das Abendessen sollte daher immer gut gewürzt sein.

▸ »Ein voller Magen studiert nicht gern.« Denn ein praller Magen zieht Blut vom Gehirn ab, zudem muss dadurch der Blutzuckerspiegel durch Höhen und Tiefen gehen, die dem Hirn zu schaffen machen. Meiden Sie daher opulente Mahlzeiten. Achten Sie auf die Sättigungssignale Ihres Körpers!

Die alte Fischregel
»Fisch ist gut fürs Gehirn« – Fischeiweiß unterstützt tatsächlich die Eiweißproduktion im Gehirn, vor allem bei Kindern. Eine Ausnahme ist allerdings der Aal, der zu viele Fette enthält. Außerdem enthält er Substanzen, durch die das Schmerzempfinden angeregt wird – und das ist natürlich alles andere als konzentrationsfördernd.

Heilen von A bis Z mit dem Lebensmitteldoktor

Krampfadern

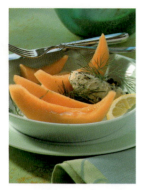

Die Melone enthält Wirkstoffe, die den Blutfluss verbessern.

Symptome

Krampfadern treten vor allem an den Waden auf und zeigen sich dort als vergrößerte, wurmartig gewundene und verdickte bläulich-rote Venen, die sich unter der Haut abzeichnen oder sie deutlich nach oben ausbeulen.

Ursachen

▶ Blutstau durch mangelhaft versorgte Venenwände, die sich außerdem entzünden. Die Veranlagung zu Krampfadern ist angeboren, der moderne Lebensstil (viel Sitzen, wenig Bewegung) trägt jedoch ebenso zur Krampfaderbildung bei.

▶ Krampfadern sind eine echte Volkskrankheit. Etwa 25 % der Männer und die Hälfte aller Frauen im Alter von über 40 Jahren sind betroffen.

Frühzeitig erkennen!
Am besten ist es, die Venenprobleme zu erkennen, bevor sich Krampfadern herausgebildet haben. Dazu gehört, die ersten Symptome der Erkrankung wahrzunehmen. Typisch sind Müdigkeit und Schweregefühle in den Beinen, die sich bessern, sobald man sich bewegt. Weitere Hinweise sind nächtliche Waden- und Fußkrämpfe sowie abendliche Wasseransammlungen an den Knöcheln. Typisch ist auch, dass sich die Symptome unter Wärme und bei Frauen vor der Monatsregel verschlimmern und beim Hochlagern der Beine erträglicher werden.

Das tut Ihren Venen gut

▶ **Adenosin** Dieser Wirkstoff hemmt die Enzyme, die normalerweise den Gerinnungsstoff Fibrin zu einem unlöslichen Panzer machen. Er sorgt also dafür, dass sich nicht zu viele unelastische Gerinnungsstoffe an den Venenwänden ablagern können. Adenosin steigert seine Wirksamkeit in Kombination mit bestimmten anderen Substanzen. Über einen besonders effektiven Adenosinkomplex verfügt die Honigmelone.

▶ **Sulfide** Die Schwefelverbindungen unterstützen die körpereigene Fibrinolyse, sie unterstützen den Körper also in seinen Aktivitäten, den Blutgerinnungsstoff Fibrin abzubauen. Man findet wirksame Sulfide in Bärlauch und Knoblauch.

▶ **Gingerol** Der Hauptwirkstoff des Ingwers ähnelt in seiner chemischen Struktur dem Gerinnungshemmer Aspirin (Azetylsalizylsäure) und sorgt dadurch ebenfalls für einen verbesserten Abbau des Blutgerinnungsstoffs Fibrin. Im Unterschied zu dem bekannten Arzneistoff zeigt Ingwer jedoch keine Nebenwirkungen.

▶ **Vitamin C** Es bildet den Kitt, mit dem in den Venen die Schäden repariert werden, ohne dass die Gefäßwände dadurch an Elastizität verlieren.

Außerdem hemmt es Entzündungen, die in der Entstehung von Venenerkrankungen eine zentrale Rolle spielen. Große Vitamin-C-Mengen befinden sich in Kiwis und Sanddorn, aber auch in frischem Gemüse wie Tomaten, Paprikaschoten, Petersilie und Schnittlauch. Brausetabletten mit Vitamin C bringen demgegenüber nur wenig, weil das Vitamin in wässriger Lösung an Wirkung verliert.

▶ **Flavonoide** Sie kräftigen die Wände der Blutgefäße und hemmen dort entstehende Entzündungen. Außerdem schützen sie Vitamin C vor dem Angriff freier Radikale. Wirksame Bioflavonoide befinden sich in Brokkoli, Grapefruit, Roter Bete, Grünkohl, Zwiebeln und Zitronen.

▶ **Zink und Kupfer** Diese Spurenelemente bilden wichtige Aufbaustoffe im Stützgewebe der Blutgefäßwände, Kupfer verbessert außerdem die Vitamin-C-Verwertung. Ein Mangel der beiden Mineralien macht Venen anfälliger für Verletzungen und erhöht so das Risiko für Krampfadern. Das optimale Verhältnis von Zink und Kupfer liegt bei 5:1. Man findet sie in Nüssen, Roggenvollkorn sowie Sonnenblumen- und Kürbiskernen.

Honigmelonen für den Blutfluss

Wer zweimal pro Woche eine Honigmelone verspeist, besitzt gute Chancen, keine Krampfadern zu bekommen. Denn die Frucht verfügt über einen Adenosinkomplex, der den problematischen Blutgerinnungsstoff Fibrin von den Venenwänden »kratzt«. Aber auch die übrigen Nährstoffkonzentrationen der Melone können sich sehen lassen, vor allem der Gehalt an Vitamin C, Karotinoiden, Niazin und Kalium.

Honigmelonen isst man am besten frisch, ohne Zucker. Sehr delikat: Honigmelonen, in kleine Stücke zerschnitten, mit Ingwer. Es gibt kaum ein besseres Dessert – und wohl keines, das mehr Biostoffe gegen Krampfadern enthält!

Echt scharf – Pfeffer

Die Scharfstoffe des Pfeffers fördern die Fibrinolyse, also die Fähigkeit zum Abbau des Blutgerinnungsstoffs Fibrin. In einem Vergleich von Thailändern (hoher Pfefferkonsum) mit US-Amerikanern (niedriger Pfefferkonsum) schnitten die Asiaten hinsichtlich ihrer fibrinolytischen Aktivität deutlich besser ab. Statistiken belegen zudem, dass sie seltener an den Venen erkranken. Geben Sie also Ihren Mahlzeiten am besten täglich eine gesunde Pfeffrigkeit.

Die Essigapotheke

Fußbäder mit Essig haben eine abschwellende Wirkung. Füllen Sie eine Wanne knöcheltief mit kaltem Wasser und gießen Sie – je nach Wasser-

Eine Sitzkrankheit
Etwa zehn Millionen Bundesbürger, so die Schätzung von Experten, leiden an einer chronischen Venenerkrankung. Eine Volkskrankheit also, die ihren Ursprung in unserem modernen Lebensstil hat. Der heutige Mensch jagt und sammelt eben nicht mehr, sondern bringt lange Zeit mit unbeweglichem Sitzen zu – das fördert den Hochdruck in den Venen.

Heilen von A bis Z mit dem Lebensmitteldoktor

Das Barfußlaufen im Sand gehört zu den wirkungsvollen Vorbeugemaßnahmen gegen Venenerkrankungen.

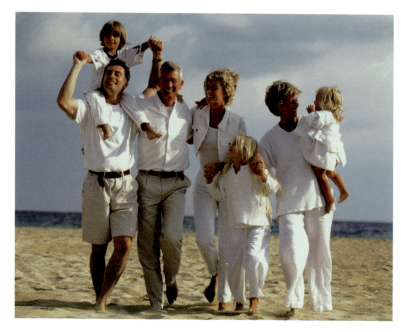

Gewichtsreduktion ist immer gut
Wenn Sie zu viele Pfunde mit sich herumtragen, sollten Sie dieses Problem auch in Hinblick auf Ihre Krampfadern in den Griff bekommen. Denn Übergewicht setzt Ihre Beinvenen nur unnötig unter Druck.

menge – 2 bis 4 Tassen Essig hinein. Waten Sie in dem Wasser hin und her, bis Ihre Füße sich entspannt haben. Ziehen Sie dabei einen Fuß immer komplett heraus (»Storchengang«). Hinterher die Füße nicht abtrocknen, sondern das Essigwasser nur abtropfen lassen und die Füße in warme Socken stecken.

Die Selbstheilung anregen mit Bockshornklee

Bockshornklee hemmt den Abbau von körpereigenem Kortisol, sodass größere Mengen dieses entzündungshemmenden Hormons für die Selbstheilung der kranken Gefäßwände übrig bleiben. Das traditionsreiche Mittelmeergewürz findet daher als Venentherapeutikum vor allem bei Heilpraktikern und Naturärzten Beachtung, die auf die Selbstheilungskräfte des menschlichen Organismus vertrauen. Die Anwendung erfolgt am besten über den mit Gerstenöl aktivierten Bockshornklee aus der Apotheke. Dosierung: 3 bis 4 Kapseln pro Tag.

Die Heilkraft der Pampelmuse

Zitrusfrüchte brillieren natürlich in erster Linie durch ihren hohen Anteil an Vitamin C. Eine besondere Rolle bei der Vermeidung von Krampfadern spielt jedoch die Pampelmuse. Ihr Wirkstoffprofil wirkt gleichzeitig entspannend und tonisierend auf das Herz-Kreislauf-System, es sorgt also

Krampfadern

dafür, dass unser Blut genau in der richtigen Geschwindigkeit in den Adern fließt und die Gefäßwände elastisch bleiben.

An einigen naturheilkundlichen Kliniken führt man mit Herzkranken und Krampfaderpatienten ein- bis zweimal pro Woche einen Grapefruitkurtag durch. Dabei gibt es nichts anderes zu essen als vier Pampelmusen. Diese Fastendiät wirkt wie ein Initialzünder auf das leistungsschwache Herz-Kreislauf-System, außerdem sorgt der hohe Kalium- und Bitterstoffgehalt der Früchte für eine therapeutisch sinnvolle Entwässerung.

Der Schatz von Barbados

Die älteste heute bekannte Erwähnung der Grapefruit stammt aus dem 17. Jahrhundert, als Botaniker den bis zu 25 Meter hohen Baum samt seiner hellgelben Frucht auf der Insel Barbados entdeckten. 1832 kam sie dann nach Florida, um in großem Stil angebaut zu werden. Heute werden dort 2,5 Millionen Tonnen Grapefruit pro Jahr geerntet.

Sport hilft

Im Unterschied zu den Arterien, die als Leitungen für das sauerstoffreiche Blut relativ weit im Schutz des Körperinneren verborgen liegen, befinden sich die Venen als Gefäße für sauerstoffarmes Blut eher in den äußeren Körperregionen, meist umgeben von der Skelettmuskulatur. Dies bringt den Vorteil, dass die Venen bei ihrer Arbeit von den Muskeln unterstützt werden – sofern diese kräftig genug sind und ausreichend bewegt werden. Mit anderen Worten: Sport erleichtert den Venen ihre Arbeit; dadurch sinkt natürlich das Risiko von Venenerkrankungen.

Der Lebensmitteldoktor rät

▸ Legen Sie 2 bis 3 Obsttage pro Woche ein. An diesen Tagen sollten schwerpunktmäßig Honigmelone und Grapefruit auf Ihrem Speisezettel stehen. Am besten als Hauptspeise zum Frühstück, später als Nachspeise zum Mittag- und Abendessen. Sehr gut schmeckt beispielsweise ein Fruchtquark mit den beiden Obstsorten, die man aber natürlich auch mit anderem Obst vermischen kann.

▸ Würzen Sie Ihre Mahlzeiten reichlich mit Ingwer und Pfeffer. Bedenken Sie, dass man mit beiden Gewürzen auch Obstsalate zubereiten kann. Eine kulinarische Delikatesse sind beispielsweise Erdbeeren mit Pfeffer: Erdbeeren vierteln, mit grünem Pfeffer aus der Pfeffermühle bestreuen und mit etwas Zitronensaft beträufeln. Zum Schluss kommt eine Sahnehaube darauf.

▸ Setzen Sie regelmäßig Knoblauch oder Bärlauch auf den Speiseplan.

▸ Essen Sie zum Frühstück Roggenvollkornbrot mit Sonnenblumen- oder Kürbiskernen. Reduzieren Sie Ihren Müsli- und Haferflockenkonsum, denn deren Phytine beeinträchtigen die Zink- und Kupferverwertung.

▸ Meiden Sie cremig-sahnige Fertiggerichte, denn sie enthalten oft Stoffe, die unsere Mineralienverwertung einschränken.

Heilen von A bis Z mit dem Lebensmitteldoktor

Lippenbläschen
(Herpes labialis)

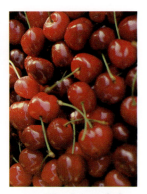

Kirschen enthalten Flavonoide und Vitamine, die den Herpesviren das Leben schwer machen.

Symptome

Zunächst kommt es zu einem Spannungsgefühl und leichtem Kribbeln auf der Lippe. Binnen kurzer Zeit erscheinen die typischen schmerzhaften Herpesbläschen. In schweren Fällen kann das gesamte Gesicht mit Pusteln überzogen werden.

Ursachen

▸ Hauptauslöser ist das so genannte Herpes-simplex-Virus. 90% der Bevölkerung tragen es in sich. Meist befindet es sich im passiven Wartestadium, doch bei Schwächung des Immunsystems wittert es sozusagen seine Chance und wird aktiv.
▸ Körperliche Krisen im Umfeld von Regelblutung oder fiebrigen Erkrankungen fördern die Entwicklung der Pusteln (daher auch der Name »Fieberbläschen«).
▸ Neben mechanischen Reizungen wie Küssen, Essen oder die Verwendung von Lippenstiften spielt Sonneneinstrahlung eine große Rolle. In Regionen mit starkem UV-Licht – z. B. am Meer oder in den Bergen – kommt es besonders häufig zur Bläschenbildung. Psychologen stellten außerdem fest, dass Ekelgefühle den Ausbruch von Herpes fördern.

Achtung!
Herpesviren können für Menschen mit chronischen Erkrankungen wie Diabetes mellitus, Krebs oder AIDS überaus gefährlich sein. Hier ist dann unbedingt ärztliche Hilfe vonnöten!

Das tut bei Herpes gut

▸ **Vitamin C und Flavonoide** Gerade das Vitamin wird immer wieder gerne genannt, wenn es um die Therapie von Lippenbläschen geht. Sein viel beschworener immunkräftigender Effekt bringt jedoch bei dieser Erkrankung wenig, weil es sinnlos ist, das unspezifische (also auf alle möglichen Erreger gerichtete) Immunsystem zu stärken, wenn es im Kampf um einen Eindringling geht, der sich schon längst im Organismus eingenistet hat und nur noch auf seine Chance wartet. Nichtsdestoweniger kann Vitamin C in Verbindung mit Flavonoiden durchaus eine Hilfe sein, weil diese Wirkstoffkombination entzündungshemmend ist und dafür sorgt, dass sich die starren Krusten im Anschluss an die Erkrankung schneller aufweichen und neuem Lippengewebe Platz machen. Trinken Sie daher 3 Tassen Jasmintee (einen mit Jasminblüten aromatisierten Grüntee) pro Tag, setzen Sie Äpfel, Kirschen und Brokkoli auf Ihren Speiseplan.

▸ **Benzyl-Isothiozyanat** Das Senföl bewies in Experimenten eine ausgesprochen starke Wirkung gegenüber Herpesviren. Es attackiert nicht nur die Zellwände der Parasiten, sondern hindert sie über eine Blockade im Stoffwechsel auch an der Vermehrung. Man findet es vor allem in Garten- und Kapuzinerkresse, Meerrettich, Senf und Brokkoli.

▸ **Zink** In Form von Zinkwasserbehandlungen und -cremes (aus der Apotheke) wird das Mineral schon länger in der Behandlung von Herpes angewandt, weil die Zinkionen das Virus an seiner Vermehrung hindern. Innerhalb der Ernährung bringt eine erhöhte Zinkzufuhr jedoch nur wenig.

Melisse – der Klassiker

Melisse ist nicht nur ein altes Hausmittel gegen Herpes, sie konnte auch in wissenschaftlichen Studien ihre Wirkung auf das Herpes-simplex-Virus zeigen. Beträufeln Sie die betroffenen Stellen mehrmals täglich (mindestens 4-mal) mit Melissentinktur. Die Zubereitung: Übergießen Sie 20 Gramm getrocknete Melissenblätter mit 100 Milliliter 70%igem Alkohol. 10 Tage an einem warmen Platz ohne direkte Sonneneinstrahlung ziehen lassen. Schließlich abseihen und in eine Tröpfchenzählflasche füllen.

Honig für schnelle Heilung

In einer Studie des Specialized Medical Center im arabischen Dubai zeigte sich Honig als wirkungsvolle Therapie gegen Lippenherpes. Die Wissenschaftler behandelten 16 Patienten entweder mit Honig oder dem bekannten Herpesmittel Aciclovir. Das Bienenprodukt schnitt dabei besser ab, die Krustenbildung kam eher, die Heilung erfolgte schon nach 2,5 Tagen, während sie unter dem Medikament über 5 Tage dauerte. Unklar ist noch, welcher Honigwirkstoff für diese Heileffekte die Hauptverantwortung trägt. Verstreichen Sie den Honig täglich 5-mal auf Ihren Lippenbläschen.

Windpocken und Herpes
Es gibt Menschen, die eine angeborene Widerstandsfähigkeit gegenüber Herpesviren besitzen und so gut wie nie von Lippenbläschen heimgesucht werden. Auf der anderen Seite konnten Wissenschaftler herausfinden, dass eine erhöhte Anfälligkeit für Herpes besteht, wenn man in seiner Kindheit Windpocken hatte.

Der Lebensmitteldoktor rät

▸ Sofern Sie die ersten Reizungen an der Lippe spüren, sollten Sie dort 5-mal pro Tag Honig oder Melissentinktur verstreichen.

▸ Setzen Sie verstärkt Meerrettich, Kresse, Brokkoli, Äpfel und Kirschen auf Ihren Speiseplan.

▸ Trinken Sie täglich 3 Tassen Jasmintee.

Heilen von A bis Z mit dem Lebensmitteldoktor

Menstruationsbeschwerden

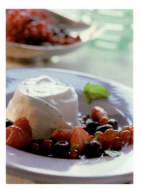

Violette und blaue Farbtöne in den Mahlzeiten wirken auf das gesamte Befinden angenehm kühlend – und damit als Gegenpol zur »heißblütigen« Menstruation.

Symptome

- Starke Blutung (Sie benötigen mehr als sechs Binden oder Tampons pro Tag)
- Häufig: krampfartige Schmerzen im Unterleib
- Mögliche Komplikationen: schleichende Blutarmut mit Konzentrations- und Kreislaufschwäche

Achtung!
Das normale Menstruationsblut ist von roter bis dunkelroter Farbe und gerinnt nicht. Das Auftreten von Gerinnseln oder Blutklumpen erfordert eine ärztliche Untersuchung. Gehen Sie auch dann zum Arzt, wenn die Krämpfe unerträglich werden oder wenn Sie überdurchschnittlich starke Blutungen haben. Auch unerklärliche Zwischenblutungen sind ein Fall für den Gynäkologen. Lassen Sie sich jedoch nicht vorschnell zu einer Hormontherapie überreden.

Ursachen

Als biologische Ursachen kommen ungewöhnliche Gewebebildungen in der Gebärmutter, Hormonschwankungen sowie bestimmte Verhütungsmittel wie Intrauterinpessar (»Spirale«) und Antibabypille infrage. Schlüsselsubstanzen zu den Menstruationsbeschwerden sind jedoch so genannte Prostaglandine. Diese hormonähnlichen Substanzen werden überall im Körper gebildet, u. a. aus Arachidonsäure, wie sie etwa in Aal und Fleisch vorkommen.

Oft spielen aber auch psychische Faktoren mit, denn kein weibliches Phänomen ist in der Geschichte so verteufelt worden wie die Menstruation. Mittlerweile hat sich einiges an diesen Vorurteilen geändert, aber noch lange nicht alles. Immer noch wird die Regelblutung von vielen Frauen schamhaft verschwiegen – mit der Folge, dass Körper und Psyche verspannen und mit starken Menstruationsbeschwerden reagieren.

Das tut bei Regelbeschwerden gut

- **Flavonoide** Diese sekundären Pflanzeninhaltsstoffe hemmen die Produktion von Prostaglandinen, die bei der Schmerzentstehung eine entscheidende Rolle spielen. Man findet Flavonoide besonders in Salat, Äpfeln, Pflaumen, Beerenobst, Rotkohl und Auberginen. Die betreffenden Nahrungsmittel müssen allerdings in großen Mengen verzehrt werden, um einen nennenswerten Effekt zu erzielen. Eine andere Möglichkeit besteht darin, den Saft aus ihnen herauszupressen, der dann sowohl innerlich als auch äußerlich (durch Einreiben in den schmerzenden Unterleib) zur Anwendung kommen kann.

Menstruationsbeschwerden

▸ **Magnesium** Das Mineral spielt bei den Spannungszuständen in Blutgefäßen, Haut und Gebärmutter eine entscheidende Rolle. Es ist Gegenspieler des Kalziums und damit ein Hemmfaktor für überschießende Erregungs- und Drüsenvorgänge. Magnesiummangel wird bei Frauen mit Menstruationsproblemen häufig festgestellt. Achten Sie daher auf eine magnesiumfreundliche Ernährung: täglich 2 Teelöffel Milchzucker, denn der verbessert die Magnesiumverdauung. Streuen Sie Weizenkeime über Ihre Speisen. Reduzieren Sie den Verzehr tierischer Fette, denn das verschlechtert die Magnesiumbilanz.

▸ **Fischöl** Seine Fettsäuren helfen, den Arachidonsäurespiegel zu senken und damit die Produktion schmerz- und entzündungsauslösender Prostaglandine zu hemmen. Zu den besonders wirksamen Fischsorten gehören Makrele, Lachs, Hering und Sardine. Nicht geeignet ist hingegen Aal, weil er viel Arachidonsäure enthält. Wer keinen Fisch mag, kann ersatzweise auf entsprechende Fischölkapseln zurückgreifen. Dosierung: 3 bis 5 Gramm Öl täglich.

▸ **Vitamin B6 (Pyridoxin)** Das B-Vitamin spielt eine entscheidende Rolle in unserem Wasserhaushalt. Pyridoxinmangel führt zu verstärkten Wassereinlagerungen, die u. a. zu Spannungsgefühlen in der Brust führen können. Größere Mengen des Vitamins findet man in Vollkorn, Kartoffeln und Hülsenfrüchten. Bedenken Sie, dass Rauchen, die Einnahme der

Keine Angst vor Kaffee
Immer wieder ist davon zu hören, dass Kaffee aufgrund seiner anregenden Wirkung Menstruationsbeschwerden verstärken könnte. Wissenschaftliche Hinweise dafür existieren jedoch nicht. Es besteht kein Grund, auf seine täglichen »Coffee-Breaks« zu verzichten.

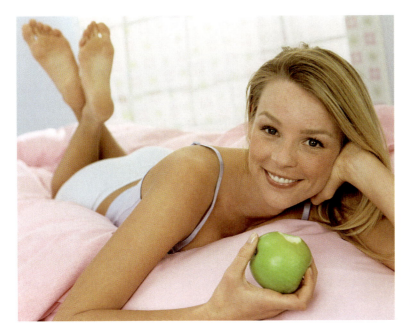

Täglich einen ungeschälten Apfel essen hilft, Menstruationsbeschwerden in den Griff zu bekommen.

Heilen von A bis Z mit dem Lebensmitteldoktor

Leichte, fettarme Kost macht Menstruationsbeschwerden generell erträglicher.

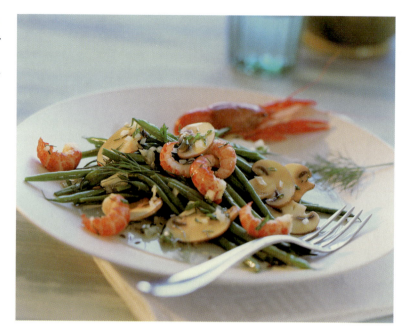

Hoch dosiertes Vitamin E
Auf einer Tagung der American Heart Association wurde eine Studie vorgestellt, wonach schon eine Vitamin-E-Dosis von 400 IE (Internationalen Einheiten) das Risiko für einen frühzeitigen Tod signifikant ansteigen lässt. 400 IE entsprechen etwa 268 Milligramm, und diese Mengen werden auch von vielen Vitamin-E-Präparaten erreicht, die man ohne Rezept in deutschen Supermärkten oder Drogerien erhält. Vor einer längerfristigen Einnahme dieser Präparate muss gewarnt werden!

Antibabypille und starker Fleischkonsum den Pyridoxinbedarf nach oben schrauben.

▶ **Vitamin E** Es gilt als natürlicher Schmerzhemmer, weil es die Ausschüttung körpereigener Opioide anregt. Auch wirkt es blutungsstillend und entzündungshemmend. In einer Studie der Universität Teheran half es bei Menstruationsbeschwerden ähnlich gut wie das bekannte Schmerzmittel Ibuprofen, darüber hinaus wurde eine deutliche Verringerung der Blutmenge beobachtet. Die tägliche Vitamindosis war allerdings mit 400 IE (Internationalen Einheiten) pro Tag relativ hoch. Solche Mengen können erstens nur über entsprechende Präparate erreicht werden, zweitens sollten sie nicht über einen Zeitraum von mehr als zwei Monaten zum Einsatz kommen, weil Vitamin E als wasserunlöslicher Stoff im Fall einer Überdosierung nicht ohne weiteres ausgeschieden wird. Am besten, man arbeitet mit einem kombinierten Vitamin-E-Magnesium-Präparat (denn Magnesium hilft bei Regelschmerzen ebenfalls). Bei der täglichen Dosierung sollte das Vitamin 400 IE nicht übersteigen. Die entsprechenden Präparate (»Magnesium-Plus-Hevert«, »Mapurit«) erhalten Sie in der Apotheke.

Kühlende Farben auf den Tisch
Farben haben einen großen Einfluss auf unsere Stimmungen und unsere Körperspannung, ihr Einfluss ist umso größer, wenn sie über den Mund

Menstruationsbeschwerden

in unser Körperinneres gelangen. Bei starken Regelblutungen empfehlen sich Farbtöne, die einen eher kühlenden Eindruck hinterlassen. Dazu gehören die Farbtöne Violett und Blau. Tragen Sie also unmittelbar vor und während der Monatsregel violette Kleidungsstücke, benützen Sie violette Bettwäsche. Sehr wirksam sind auch 20-minütige Bestrahlungen mit Blaulicht. Beim Essen sollten dementsprechende Nahrungsmittel wie Rotkohl, Rote Bete, Pflaumen, Blaubeeren und rot-violette Weintrauben auf den Tisch kommen.

Wirksame Kräuterkombinationen

▶ **Gänsefinger, Kamille** Diese Mischung hilft bei Menstruationsbeschwerden mit Schwerpunkt auf Blähungen und Stuhlträgheit. Mischen Sie 2 Teile Gänsefingerkraut mit 1 Teil Kamillenblüten. Überbrühen Sie 2 Teelöffel der Mischung mit 1 Tasse heißem Wasser, 10 Minuten zugedeckt ziehen lassen und schließlich abseihen. Trinken Sie davon 3 Tassen pro Tag. Beginnen Sie mit der Kur 3 Tage vor dem erwarteten Regeltermin.

▶ **Schafgarbe, Eichenrinde, Blutwurz** Eine unter Apothekern sehr geläufige Mischung gegen zu häufige, zu starke und unregelmäßige Monatsblutungen. Alle 3 Heilpflanzen werden zu gleichen Teilen gemischt. Dann 1 Esslöffel der Mischung mit 1 Tasse kochendem Wasser übergießen. Dosierung: 2 Tassen pro Tag über einen Zeitraum von mindestens 3 Monaten.

▶ **Schafgarbe, Ringelblume** Sie eignen sich als erste Hilfe bei in Schüben auftretenden Regelschmerzen. Mischen Sie Schafgarbenkraut und Ringelblume zu gleichen Teilen. Überbrühen Sie die Mischung mit 1 Tasse heißem Wasser, 10 Minuten zugedeckt ziehen lassen, abseihen.

Eisen?

Aufgrund des hohen Blutverlusts verordnen Ärzte bei Regelschmerzen gerne Eisenpräparate. Ihr Nutzen ist jedoch fraglich. Denn erstens zielen sie lediglich auf die Folgen der Erkrankung, nicht aber auf deren eigentliche Therapie. Und zweitens kommt hierzulande ein ernährungsbedingter Eisenmangel aufgrund unserer fleischbetonten Kost ausgesprochen selten vor.

Der Lebensmitteldoktor rät

▶ Essen Sie mehr Fisch (aber keinen Aal), dafür weniger Fleisch und Wurst.

▶ Streuen Sie Weizenkeime über Ihre Mahlzeiten.

▶ Unternehmen Sie einen Versuch mit einem kombinierten Magnesium-Vitamin-E-Präparat. Überschreiten Sie dabei nicht die Dosis von 400 IE (Internationalen Einheiten). Nach 2 Monaten reduzieren Sie die Dosis auf 200 IE.

▶ Essen Sie täglich 1 ungeschälten Apfel. Täglich 1 bis 2 Teelöffel Milchzucker einnehmen.

▶ Ersetzen Sie Ihr Weißbrot durch Vollkornbrot.

Heilen von A bis Z mit dem Lebensmitteldoktor

Migräne

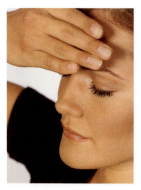

Migräneschmerzen können so heftig sein, dass sie Betroffene völlig außer Gefecht setzen.

Symptome

- Halbseitig auftretender Kopfschmerz
- In einigen Fällen Übelkeit, Erbrechen, Lichtscheu, Sehstörungen, Sprechstörungen. Manchmal kündigt sich die Migräne durch eine so genannte Aura an, die sich als Empfindungsstörung (beispielsweise Hautkribbeln, Augenflimmern) bemerkbar macht.

Ursachen

▸ Bestimmte Charaktereigenschaften: So leiden kopfgesteuerte Menschen häufiger unter Migräne. Als weitere psychosomatische Auslöser kommen Sorgen und Kummer infrage (der Migränekranke zerbricht sich im wahrsten Sinne des Wortes den Kopf).
▸ Unverträglichkeit bestimmter Nahrungsmittel: Diese Ursache muss in erster Linie bei Kindern und Frauen in den Wechseljahren berücksichtigt werden.
▸ Hormonelle Konstellationen: Frauen leiden dreimal so häufig an Migräne wie Männer.
▸ Hypotonie (niedriger Blutdruck)

Schwangerschaft und Stillen lindern Schmerzen

Laut italienischen Studien haben Migränepatientinnen gute Chancen, durch Schwangerschaft und anschließendes Stillen eine Besserung ihrer Symptome zu erleben. Demnach lassen bereits in den ersten drei Schwangerschaftsmonaten bei 50 % der Frauen die Kopfschmerzen deutlich nach, im letzten Drittel steigt die Quote sogar auf 90 %. Nach der Geburt bleiben jedoch nur jene Frauen schmerzfrei, die ihr Baby stillen. Bei den übrigen Müttern kehrt die Migräne schon eine Woche nach der Geburt wieder zurück.

Das tut bei Migräne gut

▸ **Magnesium** Bei Migränepatienten lassen sich relativ oft Magnesiumdefizite feststellen. Was nicht wirklich verwundern darf, da das Mineral eine wichtige Rolle dabei spielt, die Muskelspannung in den Blutgefäßen – und damit auch den Blutgefäßen zum Gehirn – zu steuern. Darüber hinaus entfalten viele Botenstoffe des Hirns ihre Wirkung erst, wenn die zu ihnen passenden Rezeptoren per Magnesium sensibilisiert werden. Oder anders ausgedrückt: Ohne ausreichende Mengen Magnesium verpufft die Wirkung vieler Hirnbotenstoffe.

In diversen Studien zeigte sich Magnesium als wirkungsvolle Hilfe in der Migränetherapie, es konnte zum Teil die Anzahl der Kopfwehattacken deutlich reduzieren. Offen ist aber, in welcher Zubereitungsform und in welcher Dosierung das Mineral zum Einsatz kommen soll. Einige Wis-

Migräne

senschaftler raten sogar ausdrücklich davon ab, es zum Zeitpunkt einer akuten Attacke einzunehmen. Es scheint sinnvoller zu sein, den Magnesiumpegel im Körper dauerhaft anzuheben. Magnesium ist also kein Erste-Hilfe-Medikament, sondern etwas für den längerfristigen Einsatz.

Machen Sie eine mindestens 8-wöchige Kur mit »Bärlauch Magnesium« aus der Apotheke. Essen Sie außerdem täglich 1 Portion Joghurt oder Kefir (ohne Farb- und Geschmacksstoffe), denn darin befinden sich die Vitamine B6 und D sowie Milchzucker zur Verbesserung der Magnesiumaufnahme. Meiden Sie Magnesiumkiller in Ihrer Nahrung: Alkohol, viel tierisches Fett, Colagetränke, Limonaden und Kaffee; auch östrogenhaltige Antibabypillen gehen zu Lasten der Magnesiumversorgung.

▸ **Vitamin B2 (Riboflavin)** Damit unserem Gehirn nicht der Saft ausgeht, braucht es einen steten Zufluss an Energie. Der Brennstoff dazu ist Zucker, und die Kraftwerke, in denen er verbrannt wird, sind die Mitochondrien. Diese arbeiten jedoch nur einwandfrei, wenn große Mengen an Riboflavin zur Verfügung stehen. Darüber hinaus wird das B-Vitamin benötigt, um die Schutzschichten der Nervenbahnen aufzubauen.

Riboflavin wurde bereits erfolgreich in der Therapie von Migränepatienten ausgetestet. Interessant ist jedoch, dass dazu offenbar keine extrem hohen Dosierungen notwendig sind. Früher glaubte man, dass unter 400 Milligramm keine Wirkung eintreten würde – eine amerikanische Studie konnte jedoch nachweisen, dass 25 Milligramm bereits ähnlich wirken.

Schnelle Linderung durch Salz und Eis
Wirksame erste Hilfe gegen akuten Kopfschmerz: Füllen Sie einen Stoffbeutel mit 1 Teil Salz und 4 Teilen Eiswürfeln. Legen Sie ihn auf die Stirn oder drücken Sie ihn leicht gegen die Schläfen. Die durch das Salz stabilisierte Kälte betäubt den Schmerz.

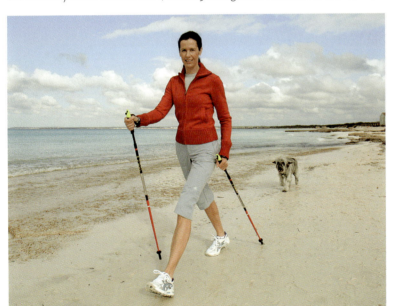

Rhythmische und langsam durchgeführte Sportarten wie Nordic Walking schützen vor den berüchtigten Migräneattacken. Wichtig ist vor allem eines: Die Sportart muss Spaß machen. Wer sich dazu zwingen muss, verkrampft und erhöht dadurch nur das Migränerisiko.

Heilen von A bis Z mit dem Lebensmitteldoktor

Die Öle von Getreidekeimen versorgen uns mit schmerzhemmenden Fettsäuren. Fischöle können ähnlich wirksam sein.

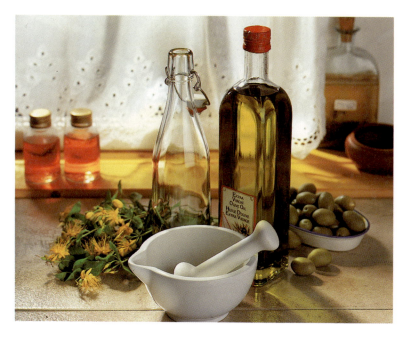

Sport schützt

Wissenschaftler der türkischen Universitätsklinik von Erciyes fanden heraus, dass regelmäßiger Sport eine vorbeugende Wirkung gegen Migräneattacken hat. In der Studie an 40 Migränepatienten sorgte ein sechswöchiges Ausdauersportprogramm für eine Halbierung der Schmerzschübe, ihre Intensität sank um etwa ein Drittel. Als Ursache vermuten die Wissenschaftler, dass Ausdauersport wie Joggen, Walking oder Radfahren die Ausschüttung von schmerzhemmenden Hormonen anregt.

Diese Menge erreicht man zwar auch nicht über die Nahrung, doch man muss dazu nicht auf hoch dosierte Präparate zurückgreifen. Das spart Geld und mögliche Nebenwirkungen.

Der Stoff, aus dem die Schmerzen sind

Migräneschmerzen werden über so genannte Entzündungs- und Schmerzmediatoren ausgelöst. Dazu gehören beispielsweise Prostaglandine und Leukotriene. Sie werden meist aus dem Grundmaterial Arachidonsäure gebildet, einer Fettsäure, die sich vor allem in tierischen Lebensmitteln versteckt. Demgegenüber kann eine Diät mit die Arachidonsäure hemmenden Lebensmitteln bei Migräne eine echte Chance sein. Reduzieren Sie also Hühnerei, Fleisch, Wurst und Aal. Bauen Sie verstärkt jene Nahrungsmittel in Ihren Speiseplan ein, die besonders viel Linolsäure enthalten. Von dieser Fettsäure ist bekannt, dass sie Entzündungen hemmt. Die entsprechenden Nahrungsmittel sind Margarine sowie Sesam-, Weizenkeim- und andere Getreidekeimöle. Essen Sie außerdem mehr fetten Fisch (außer Aal). Denn Fischöl mit seinem hohen Gehalt an Omega-3-Fettsäuren hemmt den Arachidonsäurestoffwechsel, indem es dazu notwendige Enzyme ausschaltet. Falls Sie keinen Fisch mögen, können Sie auch entsprechende Präparate (Dosierung: 3 bis 5 Gramm Öl pro Tag) aus Reformhaus oder Apotheke einnehmen.

Das Gummibärchenproblem

Unverträglichkeiten bestimmter Nahrungsmittel können vor allem bei Kindern und Frauen in den Wechseljahren zu Migräneschüben führen. Man kommt ihnen in der Regel durch ein Migränetagebuch auf die Schliche. In diesem Tagebuch wird nicht nur der Zeitpunkt der Migräne aufgelistet, sondern auch die Speisen, die über den Tag verteilt gegessen wurden. Wenn also beispielsweise die Migräneattacken regelmäßig einige Minuten oder Stunden nach dem Verzehr von Schokolade auftreten, spricht einiges für eine Allergie oder Unverträglichkeit auf die Inhaltsstoffe von Kakao. Wenn die Kopfschmerzen nicht nur nach Schokolade, sondern auch nach dem Verzehr von Milch, Quark oder Joghurt auftreten, spricht einiges für eine Unverträglichkeit gegenüber Inhaltsstoffen der Milch.

Am häufigsten sind jedoch Geschmacksverstärker, Konservierungs- und Farbstoffe an dem Ausbruch einer lebensmittelbedingten Migräneattacke beteiligt. Es ist daher sinnvoll, alle stark gefärbten, intensiv schmeckenden Konservenwaren wie Gummibärchen, Weingummi, Dosenobst, Fertiggerichte und Speiseeis erst einmal vom Speisezettel zu streichen.

Mit Gewürznelke gegen Migräne

Nelkenöl konnte in Studien seine Wirksamkeit bei Migräne unter Beweis stellen. Was nicht verwundern darf, wird es in der Volksmedizin doch schon länger als Schmerzmittel eingesetzt. Trinken Sie, sofern Sie die ersten Anzeichen eines Migräneschubs spüren, eine große Kanne grünen Tee, in die Sie vor dem Auffüllen 2 Gewürznelken sowie etwas Zimt und Zitronensaft gegeben haben. Warum die Kombination mit grünem Tee? Er gilt in der chinesischen Volksmedizin als Heiltrunk gegen Migräne.

Kekse und trockene Semmeln

Viele Migränepatienten können während ihrer Schmerzattacken absolut keinen Bissen zu sich nehmen. Möglicherweise ein Fehler! Denn ein Forscherteam der Londoner Migraine Clinic fand heraus, dass es vielen Kranken besser geht, wenn sie während des Anfalls Kekse oder trockene Semmeln essen.

Der Lebensmitteldoktor rät

- ▸ Machen Sie eine 8-wöchige Kur mit »Bärlauch Magnesium« aus der Apotheke (erst 4 Wochen lang 3, dann 2 Kapseln täglich). Täglich mindestens 1 Portion Joghurt oder Kefir essen.
- ▸ Nehmen Sie 8 Wochen lang ein Vitamin-B2-Präparat aus der Apotheke ein (Tagesdosis 25 Milligramm).
- ▸ Meiden Sie Nahrungsmittel mit Farb- und Konservierungsstoffen. Keine Geschmacksverstärker, also keine Instantsuppen, Fertigsaucen, abgepackte Wurst und Fertiggerichte essen.
- ▸ Bereiten Sie Ihre Speisen mit Weizenkeim- oder Olivenöl zu.
- ▸ Weniger Eier und Fleisch, keinen Aal essen.

Heilen von A bis Z mit dem Lebensmitteldoktor

Mundgeruch

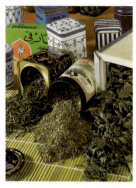

Tee enthält Polyphenole, die zu einer positiven Veränderung der Schleimhautstrukturen führen und unangenehme Geruchsstoffe an sich ketten.

Symptome

- Unangenehm riechender Atem
- Machen Sie den Mundgeruchtest, um herauszufinden, wie Ihr Atem ist: Spülen Sie den Mund, lassen Sie das Wasser langsam zwischen den Zähnen hin- und herwandern, und spucken Sie es dann in einen Becher. Wenn aus dem Becher unangenehme Gerüche emporsteigen, ist Ihr Atem schlecht.

Ursachen

In etwa 90 % der Fälle stammt der Mundgeruch auch wirklich aus dem Mund, und dort sitzen die Hauptschuldigen in der Regel auf dem Zungenrücken. Denn der wird nur selten vom Speichel gereinigt, und in seinen zahlreichen kleinen Fältchen können sich Bakterien gut ansiedeln. Auch aus ernährungstechnischer Sicht lässt es sich dort für Mikroben gut leben, fallen doch auf dem Zungenrücken nicht nur Essensreste für sie ab, sondern auch Sekrete, die aus den Nasengängen heruntertropfen. Ein unerschöpfliches Nahrungsreservoir, das die Mikroben beispielsweise in den wie faule Eier riechenden Schwefelwasserstoff umwandeln. Oder in die an Schweißfüße erinnernde Isovaleriansäure oder sogar in Cadaverin, das man sonst in Tierkadavern findet.

Das Geschäft mit dem schlechten Atem
Mit schlechtem Atem lässt sich viel Geld verdienen. Allein die US-Amerikaner geben 740 Millionen Dollar jährlich für Mundwässer aus und 625 Millionen Dollar für »Mundduftspender« wie Minzbonbons und Mundsprays. In Deutschland belaufen sich die Zahlen wahrscheinlich auf ein Drittel dieser Werte.

Das hilft bei Mundgeruch

▶ **Zink** Das Mineral bindet stinkende Schwefelwasserstoffe, die von Bakterien auf dem Zungenrücken produziert werden. Tests mit zinkhaltigen Kaugummis führten zu einem deutlichen Rückgang von Mundgeruch. Es hilft auch schon, mehrmals täglich mit Zinkwasser zu spülen (man kann es mit Wasser und einer Zinkbrausetablette aus der Apotheke herstellen).
▶ **Polyphenole** Früher wurden diese Stoffe Gerbsäuren genannt, und dieser Begriff trifft ihre Wirkung auf den Punkt: Sie gerben, d. h., sie verändern die Eiweißstrukturen an Gewebeoberflächen wie etwa der Schleimhaut, sodass sie nicht mehr so leicht von Bakterien und anderen Keimen attackiert werden können. Große Mengen an Gerbstoffen findet man in

Grün-, Schwarz- und Oolongtee sowie im griechischen Cystustee. Setzen Sie einen dieser Tees anstatt Kaffee auf den Speiseplan. Bedenken Sie, dass Zystus kein Koffein enthält, während die drei erstgenannten Tees anregend wirken.

Joghurt schluckt üble Gerüche

Zuckerfreier Joghurt ist laut japanischen Forschungen ein wirksames Mittel gegen Mundgeruch, denn sein Verzehr senkt den stinkenden Schwefelwasserstoff im Mund. Die Wissenschaftler unterzogen 24 Probanden acht Wochen lang einem strengen Ernährungsplan, außerdem erteilten sie ihnen genaue Instruktionen über die orale Hygiene. In den ersten zwei Wochen sollten die Teilnehmer auf Joghurt und generell auf Milchprodukte verzichten. Nach diesem Zeitraum wurden Speichel- und Zungenbelagsproben entnommen, um sie auf Bakterien und geruchsverursachende Bestandteile zu überprüfen. Anschließend wurden die Teilnehmer angewiesen, sechs Wochen lang täglich 90 Gramm Joghurt zu essen. Nach Ablauf des Untersuchungszeitraums zeigte sich ein um 80 % geringerer Schwefelwasserstoffgehalt im Mundraum. Darüber hinaus kam es zu einem deutlichen Rückgang von Zahnfleischentzündungen und Zahnbelag. Hauptverantwortlich für diese Effekte sind vermutlich die aktiven Joghurtbakterienkulturen Lactobazillus bulgaricus und Streptococcus termophilus.

Zunge putzen

Putzen Sie nicht nur Ihre Zähne, sondern auch die Zunge! Denn im dortigen Belag befinden sich die meisten Mundbakterien. Reiben Sie mit Ihrer Bürste in lockeren, aber kräftigen Massagebewegungen über die Zunge, spülen Sie den gelockerten Belag gründlich mit Wasser weg.

Mastix kauen

Aus dem Fernen Osten kommt das Kauen von Mastix, dem Harz der Pistazienpflanze. Er regt nicht nur den Speichelfluss an, sondern tötete in Studien auch einige Mundbakterien ab. Wird er mit dem Pulver gerösteter Bockshornkleesamen (Trigonella) vermischt, erzielt man gleichzeitig einen sanften fungiziden (pilzabtötenden) Effekt. Die entsprechenden Produkte (Trigo Nella Mastitabs) erhält man in der Apotheke.

Der Lebensmitteldoktor rät

▸ Trinken Sie zu den Mahlzeiten einen von diesen vier Tees: Grün-, Oolong-, Schwarz- oder Cystustee.
▸ Essen Sie täglich nach den Mahlzeiten 1 kleine Portion (etwa 50 Gramm) Naturjoghurt. Nicht direkt herunterschlucken, sondern eine Weile im Mund zergehen lassen.
▸ Kauen Sie Mastixharz oder zinkhaltige Kaugummis.

Heilen von A bis Z mit dem Lebensmitteldoktor

Mundtrockenheit

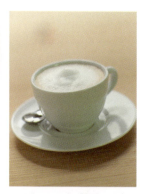

Wissenschaftliche Arbeiten geben Hinweise darauf, dass Cappuccino den Speichelfluss anregt.

> **Symptome**
> ▸ Der Mund fühlt sich trocken an, der Speichel ist zäh und dickflüssig.
> ▸ Mitunter bereitet auch das Schlucken von Speisen Probleme.
> ▸ In der Folge kann es auch zu Zahn- und Zahnfleischerkrankungen kommen.

Ursachen

Im Alter lässt die Speichelproduktion zwangsläufig nach; etwa 20 % aller Menschen über 60 Jahre produzieren so wenig Mundflüssigkeit, dass bestimmte organische Funktionen wie der Schutz der Zähne ernsthaft gefährdet sind. Außerdem reagiert der Speichelfluss ausgesprochen sensibel auf emotionale Belastungen.

So wird wohl schon jeder einmal in die peinliche Situation gekommen sein, dass ihm ausgerechnet während einer Rede die Spucke wegblieb. Selbst professionelle Redner wie Politiker und Manager sind nicht davor gefeit und trinken ein Glas Wasser, damit ihnen nicht die Zunge am Gaumen kleben bleibt. Der Grund hierfür: Unter Stress gibt das vegetative Nervensystem an die Speicheldrüsen den Befehl, ihre Produktion zu drosseln. Hinter diesem Verhalten steckt eine durchaus zwingende Logik, denn wer unter emotionaler Anspannung steht, verspürt keinen Appetit und braucht deswegen auch keine Spucke im Mund; er bekommt im wahrsten Sinne des Wortes keinen Bissen herunter.

Vorsicht, Speichelhemmer!
Mundtrockenheit wird oft auch durch Medikamente ausgelöst, die auf das vegetative Nervensystem wirken (vor allem Antidepressiva, Blutdrucksenker, Asthmamittel und Magensäureblocker). Schauen Sie auf den Beipackzettel! Auch hormonelle Veränderungen (etwa durch Schwangerschaft, Wechseljahre oder Antibabypille) können den Speichelfluss hemmen.

Das tut bei Mundtrockenheit gut

▸ **Vitamin C** Die Speicheldrüsen enthalten besonders viel Vitamin C; zahlreiche Hormone und Enzyme, die an der Ausschüttung von Speichel beteiligt sind, besitzen einen engen Zusammenhang mit dem Vitamin. Wer also einen »Vitamin-C-verschwenderischen« Lebensstil führt (wie z. B. Raucher und Fastfoodesser), besitzt eine erhöhte Neigung zur Mundtrockenheit. Große Mengen des licht- und hitzeempfindlichen Biostoffs befinden sich in Kiwis und Sanddorn sowie in frischem Gemüse wie Tomaten, Paprikaschoten, Petersilie und Schnittlauch. Brausetablet-

Mundtrockenheit

ten mit Vitamin C bringen demgegenüber nur wenig, weil das Vitamin in wässriger Lösung an Wirkung verliert.

▸ **Ungesättigte Fette** Sie helfen vor allem, wenn die Mundtrockenheit morgens am schlimmsten ist. Verzehren Sie daher vor jedem Frühstück 1 Teelöffel geschrotete Leinsamen.

▸ **Koffein und Bitterstoffe** In einer polnischen Studie zeigte sich Cappuccino als wirksame Therapie für Patienten, die aufgrund antidepressiver Medikamente unter Mundtrockenheit litten. Der Effekt des koffeinhaltigen Getränks dauerte bei einigen Patienten sogar bis zu vier Stunden an. Geben Sie jedoch nicht zu viel Zucker in Ihren Cappuccino – denn der anregende Effekt auf die Speicheldrüsen kommt auch vom bitteren Geschmack.

Mastix kauen

Ein Klassiker aus der Volksmedizin, der den Speichelfluss anregt. Sie erhalten ihn als Trigo Nella Mastitabs in den Apotheken. Kauen Sie 3-mal 2 Tabletten pro Tag, am besten vor den Mahlzeiten.

So hilft Kefir

Kohlensäure, Hefepilze und Bakterien, aber auch die bitteren Geschmacksnuancen von Kefir stimulieren die Ausschüttung von Speichel. Vorausgesetzt, dass das Milchprodukt nicht durch Geschmacksstoffe verfälscht wurde. Trinken Sie also nur Kefir mit natürlichem Geschmack – am besten regelmäßig über den Tag verteilt mindestens 500 Gramm. Essen Sie dazu nichts Süßes, lassen Sie den leicht bitteren Geschmack möglichst lange auf sich wirken.

Speichelsteine
Sollte die Mundtrockenheit von Schmerzen beim Essen oder Schwellungen im Rachenraum begleitet sein, kann der Ausgang der Speicheldrüsen durch Speichelsteine, so genannte Sialolithen, verstopft sein. Sie gehen meist spontan von selbst wieder weg, doch mitunter müssen sie auch operativ entfernt werden.

Der Lebensmitteldoktor rät

▸ Täglich mehrere Portionen Rohkost und frisches Obst essen.
▸ Kauen Sie Mastixharz. Essen Sie vor jedem Frühstück 1 Teelöffel Leinsamen.
▸ Bereiten Sie sich Ihr Müsli mit Kefir und nicht mit Milch zu. Trinken Sie vor dem Schlafengehen noch 1 weiteres Glas Kefir.
▸ Trinken Sie morgens und nachmittags einen kräftigen Kaffee oder Cappuccino.
▸ Bedenken Sie: Rauchen hemmt die Speicheltätigkeit!

Heilen von A bis Z mit dem Lebensmitteldoktor

Muskelkrämpfe

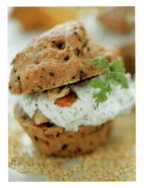

Ein Vollkornbrötchen mit Käse hilft, Muskelkrämpfen vorzubeugen.

Symptome

- Der Muskel verharrt in einem schmerzhaften Spannungszustand.
- Der Krampf kann vom Betroffenen durch eigenen Willen nicht mehr gelöst werden.

Erste Hilfe

Beim Auftreten eines akuten Krampfs muss die Tätigkeit des betroffenen Muskels unterbrochen werden. Dann wird der betroffene Muskel kräftig, aber keinesfalls ruckartig für 15 bis 20 Sekunden gedehnt. Beispielsweise dadurch, dass man die muskulären Gegenspieler (bei der Wade etwa die Schienbeinmuskeln) anspannt. Oder dadurch, dass ein Mitsportler von unten gegen den Fußballen (beim Wadenkrampf) oder die Zehenunterseite (bei Krämpfen in der Zehenmuskulatur) drückt. Wichtig beim Wadenkrampf: das Kniegelenk beugen, damit der Wadenmuskel nicht überdehnt wird.

Ursachen

Meist liegt eine Unterversorgung des Muskels durch Flüssigkeits- oder Mineralmangel, Überanstrengung, psychische Blockaden, falsche Bekleidung (z. B. zu enge Socken) oder Kälteschock vor; aber auch Diabetes mellitus oder Erkrankungen der Wirbelsäule können zu Muskelkrämpfen führen. Vielen Krämpfen gehen so genannte Mikrotraumen (mikroskopische Verletzungen) im Muskel voraus.

Das tut bei Muskelkrämpfen gut

- **Wasser** Erhöhen Sie die Flüssigkeitszufuhr. Denken Sie daran: Der Durst ist ein physiologischer »Spätzünder«, d. h., er kommt erst, wenn der Flüssigkeitsverlust bereits zu erheblichen Leistungseinbußen geführt hat. Daher sollten wir immer trinken, bevor wir durstig werden. Das beste Getränk ist kohlensäurefreies Mineralwasser mit einem Spritzer Apfel- oder Zitronensaft.
- **Magnesium** Der Muskelstoffwechsel ist in besonderem Maß auf das Mineral angewiesen. Entsprechende Präparate werden von Ärzten besonders gern verordnet oder empfohlen, wenn es um Krämpfe geht. Dabei ist keinesfalls sicher, dass es bei allen Arten von Muskelkrämpfen hilft. Schwangere Frauen mit Wadenkrämpfen scheinen von Extraportionen des Minerals zu profitieren, und wer nachts von Muskelproblemen heimgesucht wird, darf ebenfalls auf Wirkung hoffen, zumindest was die Zahl der Krämpfe, nicht aber was ihre Stärke und Dauer angeht. Ob Magnesium dem Sportler nützt, ist keinesfalls sicher, weil dessen Krämpfe vor allem durch schlechte Fitness oder falsch durchgeführte Bewegungsabläufe ausgelöst werden. Magnesiumreiche Nahrungsmittel sind Weizenkeime, Leinsamen, Nüsse, Pumpernickel und Erbsen. Bei ausgeprägter Krampf-

Muskelkrämpfe

neigung empfiehlt sich die Einnahme von »Bärlauch-Magnesium« aus der Apotheke. Denken Sie daran: Fett- und eiweißreiche Ernährung hemmt die Magnesiumverwertung, Ähnliches gilt für Alkohol und Colagetränke.

▶ **Natrium** Eine kräftige Portion Kochsalz hilft, wenn Sie ohne körperliche Anstrengung immer wieder von Muskelkrämpfen heimgesucht werden, weil Natrium als Gegenspieler zu Kalium wirkt, das in Überdosis die Krampfneigung erhöht. Essen Sie zum Frühstück kein Müsli, sondern besser ein Roggenvollkornbrot mit Käse. Das Frühstücksei gut salzen!

▶ **B-Vitamine** Sie begünstigen die Magnesiumaufnahme, spielen im Muskelstoffwechsel aber auch eine eigenständige Rolle. B-Vitamine finden sich vor allem in Blattgemüse, Hülsenfrüchten und Vollkornprodukten (meiden Sie Weißmehlprodukte!). Bei ausgeprägter Krampfneigung können Bierhefetabletten oder sogar Tabletten mit B-Vitaminen hilfreich sein. In einer Studie des Wan Fang Hospitals in Taipeh senkte man bei Patienten mit nächtlichen Wadenkrämpfen die Anfallquote um 86 %, indem man ihnen einen Vitamin-B-Komplex (Thiamin 50 Milligramm, B12-Vitamin 250 Mikrogramm, Pyridoxin 30 Milligramm, Riboflavin 5 Milligramm) verabreichte. Vor allem Bluthochdruckpatienten und krampfgeplagte Sportler profitieren von Extraportionen der B-Vitamine.

Sinnlose Salztabletten

Beim Sport verliert der Körper viele Mineralien, sodass es empfehlenswert ist, ihm diese Mineralien ausreichend zur Verfügung zu stellen. Die früher (und heute zum Teil auch noch) üblichen Salztabletten sind jedoch absolut nicht sinnvoll. Aus Untersuchungen weiß man, dass sie den Magen belasten, während des Sports aber nicht ernsthaft zur Mineralversorgung beitragen.

Wichtige Vitamine
Neben Magnesium spielen vor allem B-Vitamine eine wichtige Rolle im Muskelstoffwechsel. Ein Mangel an diesen Vitaminen erhöht das Risiko für Muskelkrämpfe. Weil die Antibabypille zu den schlimmsten B-Vitamin-Räubern zählt, lassen sich bei vielen Frauen Muskelkrämpfe schon allein dadurch verhindern, indem sie auf nichthormonelle Verhütungsmethoden umsteigen.

Der Lebensmitteldoktor rät

▶ Die Flüssigkeitszufuhr auf mindestens 2,5 Liter pro Tag erhöhen.

▶ Wer vor allem nachts unter Krämpfen leidet, sollte eine Kur mit »Bärlauch Magnesium« (4 Wochen lang 3 Kapseln täglich, danach auf 2 reduzieren) versuchen.

▶ Bei Krämpfen am Tag: Käsestulle statt Müsli, mindestens 3 Frühstückseier die Woche – und diese gut salzen!

▶ Krampfgeplagte Sportler sollten einen Versuch mit einem Vitamin-B-Präparat unternehmen.

Heilen von A bis Z mit dem Lebensmitteldoktor

Nervenschmerzen
(Neuralgie)

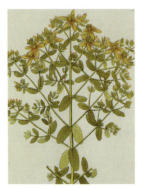

Johanniskraut liefert ein wertvolles Massageöl gegen Schmerzzustände.

Symptome

- Der Neuralgieanfall beginnt meist plötzlich und steigert sich rasch zu dramatischer Heftigkeit.
- Der Schmerz ist örtlich begrenzt (auf den Bereich, der vom betroffenen Nerv versorgt wird), aber nicht auf ein bestimmtes Organ konzentriert.
- Die häufigste Neuralgie ist die Trigeminusneuralgie, bei der es zu Schmerzanfällen in einer der beiden Gesichtshälften kommt. Oft ist auch das Sehvermögen eingeschränkt.

Ursachen

▶ Nervenschmerzen können entstehen durch Reizung oder Schädigung von Nerven, hervorgerufen durch Infektionen, chirurgische Eingriffe (z. B. der Phantomschmerz bei Amputationen), Bandscheibenvorfälle oder Stoffwechselstörungen. Oft bleibt die Nervenschmerzursache jedoch unbekannt.

▶ Neben der Trigeminusneuralgie zählt auch die Gürtelrose zu den Nervenentzündungen. Ausgelöst wird sie durch das Windpockenvirus, das nach der Windpockenerkrankung jahrzehntelang in den Nervenwurzeln von Hirnstamm und Rückenmark schlummern kann, bis es eine Immunschwäche ausnutzt, um sich in den Nervenbahnen zu verbreiten. Es verursacht messerscharfe Schmerzen sowie oft (aber nicht immer) einen bandförmigen Hautausschlag entlang des befallenen Nervenstrangs. Die Gürtelrose zeigt sich meist an einer Seite des Oberkörpers, manchmal aber auch auf der Stirn, oberhalb der Augen.

Vorsicht bei Schmerzmitteln
Neuralgien bereiten starke Schmerzen, und das erhöht natürlich die Gefahr des Schmerzmittelmissbrauchs. Dabei wirken die handelsüblichen Schmerzmittel viel zu langsam, als dass sie direkt auf einen aktuellen Neuralgieanfall reagieren könnten.

Das tut bei Nervenschmerzen gut

▶ **B-Vitamine** Kombinationen aus B-Vitaminen haben in der Schmerzbehandlung eine gewisse Tradition. Erstens, weil starke Schmerzen mit einer erhöhten Nerventätigkeit und damit einem erhöhten Vitamin-B-Bedarf einhergehen. Zweitens, weil einige dieser Vitamine – vor allem

Nervenschmerzen

Pyridoxin – in hohen Dosierungen wie ein Medikament wirken. In einer deutschen Studie konnte ein Vitamin-B-Präparat (»Neurotrat forte«) die Schmerzen von Neuralgiepatienten lindern. Es muss jedoch betont werden: Der Einsatz hoch dosierter Vitamine gehört in die Hände eines erfahrenen Arztes. Und: Eine Umstellung der Ernährung auf einen erhöhten Vitamin-B-Gehalt bringt wahrscheinlich keine Effekte – es werden dabei nicht die notwendigen pharmazeutischen Dosierungen erreicht.

▶ **Magnesium** Die Überreizung der Nerven bei der Neuralgie geht darauf zurück, dass ein bestimmter Rezeptor – der N-Methyl-D-Aspartat-Rezeptor – mehr Signale überträgt, als den Nerven gut tut. Vom Mineral Magnesium ist bekannt, dass es genau diesen Rezeptor blockieren kann, die betroffenen Nervenstränge erhalten dadurch die Chance, zur Ruhe zu finden. Machen Sie eine Kur mit »Bärlauch Magnesium« aus der Apotheke. Achten Sie auf eine magnesiumfreundliche Ernährung: Essen Sie täglich 2 Teelöffel Milchzucker, denn er verbessert die Magnesiumverdauung. Reduzieren Sie den Verzehr von tierischen Fetten, denn sie verschlechtern die Magnesiumbilanz.

Beachten Sie weiterhin: Je mehr Kalzium dem Körper zugeführt wird, desto größer ist der Bedarf an Magnesium! Dies sollten vor allem leidenschaftliche Käseesser berücksichtigen – und natürlich Menschen, die ein Kalziumpräparat einnehmen.

Hilfreiches Öl

Ein traditionsreiches, aber heute leider weitgehend vergessenes Heilmittel bei Nervenschmerzen ist Johanniskrautöl. Verstreichen Sie das Öl mehrmals täglich auf den schmerzenden Hautpartien. Man erhält es in Reformhäusern und einigen Drogerien.

Der Lebensmitteldoktor rät

▶ Reduzieren Sie den Fleischkonsum, essen Sie dafür mehr Käse und Fisch.

▶ Streuen Sie Weizenkeime (sehr magnesiumreich) über Ihre Speisen.

▶ Die Antibabypille geht zu Lasten der B-Vitamine. Suchen Sie nach einer anderen Verhütungsmethode.

▶ Nehmen Sie täglich 4 (bei Frauen) bis 6 (bei Männern) »Bärlauch-Magnesium«-Kapseln. Wenn die Schmerzen nachlassen, gehen Sie mit der Dosis auf 2 bis 3 Kapseln herunter. Die Kur sollte mindestens 12 Wochen dauern, um Ihr Magnesiumdepot aufzufüllen.

▶ Täglich 2 Teelöffel Milchzucker oder 2 Becher Joghurt oder Kefir verzehren.

Heilen von A bis Z mit dem Lebensmitteldoktor

Ohrensausen
(Tinnitus)

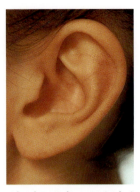

Symptome

- Ohrgeräusche
- Neben dem Sausen gibt es Tinnitus auch als dumpfen Summton, als grollendes Rumpeln, als hohes Klicken, Zischen oder Knirschen.
- Beeinträchtigung des Hörvermögens. Ist allerdings diese Beeinträchtigung das vorherrschende Symptom, spricht man vom Hörsturz.

Absolute Schonung ist bei Tinnitus ebenso falsch wie die Taktik, ihn mit Hilfe von Lärm maskieren zu wollen. Beides blockiert nur die Bemühungen unseres Nervensystems, für die Innenohrprobleme eine geeignete Lösung zu finden.

Ursachen

Tinnitus kann viele Ursachen haben. Dazu gehören Allergien, Autoimmunerkrankungen (das Immunsystem richtet sich gegen die Haarzellen im Ohr), Bluthochdruck, chronischer Lärm, erhöhte Zucker- und Blutfettwerte, Gifte (vor allem Nikotin), Halswirbelblockaden, Kiefergelenkserkrankungen, Knalltrauma, Mangelernährung, Menière-Krankheit, Mittelohrentzündung, Stress und dadurch bedingte Blutgefäßkrämpfe im Innenohr, Virusinfektionen (vor allem bei Hörsturz) und Zähneknirschen.

Die These vom »Infarkt im Ohr«, also vom Durchblutungsstopp im Innenohr, gilt für den chronischen Tinnitus als überholt. Seine Ursache liegt vielmehr in gestörten Interaktionsmustern zwischen Hirn und Innenohr.

Leichtes Rauschen herrscht immer
Das menschliche Gehirn besitzt eine »natürliche Neigung« zum Tinnitus. Wenn man eigentlich hörgesunde Menschen in einen schallisolierten Raum setzt, so berichten sie schon bald von lästigen Ohrgeräuschen, die sich bei ihnen eingenistet haben.

Das tut bei Ohrgeräuschen gut

- **Ubichinon Q10** Das Quasi-Vitamin zählt zu den effektiven Radikalefängern der Natur und kann dadurch auch die Hörzellen im Innenohr vor schädlichen Oxidationen schützen, darüber hinaus unterstützt es den Austausch von Ionen durch die Zellmembranen, der gerade für die Funktionen der Hörzellen von Bedeutung ist. Dies bedeutet umgekehrt, dass ein Mangel an Q10 das Risiko von Innenohrschäden erhöhen könnte. Hierfür sprechen auch Untersuchungen, die bei Tinnituspatienten deutlich niedrigere Q10-Spiegel fanden als bei gesunden Menschen.

Nichtsdestoweniger existieren keine wissenschaftlichen Belege, dass Q10 bei chronischem Ohrensausen etwas ausrichten könnte. Im akuten Stadium kann es jedoch einen Versuch wert sein. Die Anwendung erfolgt über entsprechende Präparate, die man mittlerweile in zahlreichen Variationen im Handel findet. Oft wird dabei Q10 mit anderen Radikalefängern wie Vitamin C und Selen oder anderen Zellmembranstabilisatoren wie Magnesium kombiniert. Die therapeutische Q10-Dosis liegt bei 60 bis 100 Milligramm pro Tag. Die Gefahr einer Überdosierung besteht nicht, da überschüssige Mengen mit dem Urin ausgeschieden werden.

▶ **Magnesium und Vitamin E** Magnesium hat vor allem dann Chancen, wenn das Ohrensausen zusammen mit einem Hörsturz aufgetreten ist. Das Mineral verbessert den Blutfluss zum Innenohr, Sinnes- und Nervenzellen unter Stress zeigen zudem oft Magnesiumdefizite. Lärmgeplagte Bauarbeiter erleiden beispielsweise seltener Innenohrschäden, wenn man sie ausreichend mit dem Mineral versorgt. Israelische Wissenschaftler fanden zudem Hinweise darauf, dass Magnesiumpräparate den Hörsturzpatienten vor allem ihre tiefen Töne wiedergeben können. Voraussetzung ist jedoch, dass sie unmittelbar nach dem Hörsturz zum Einsatz kommen. Die Einnahme erfolgt am besten über kombinierte Magnesium-Vitamin-E-Präparate aus der Apotheke (»Magnesium-Plus-Hevert«, »Mapurit«), da auch für das Vitamin Hinweise gefunden wurden, dass es beim Hörsturz hilfreich sein kann. Bei der Dosierung sollte der Vitamin-E-Anteil nicht 400 IE (Internationale Einheiten) pro Tag überschreiten. Sollte sich nach drei Wochen keine Besserung eingestellt haben, ist die Therapie als wirkungslos einzuschätzen und abzusetzen.

▶ **Vitamin B6 (Pyridoxin)** Dieser Biostoff spielt eine wichtige Rolle bei der Signalübertragung von den Sinneszellen zum Gehirn, weswegen Ärzte es denn auch den traditionellen Infusionen zumischen. Auch entsprechende Präparate zum Einnehmen können hilfreich sein, eine gesteigerte Pyridoxinzufuhr über die Nahrung bringt jedoch nichts.

Viele Faktoren
Tinnitus und Hörsturz werden gerne als typische Stresserkrankungen angesehen. Tatsache ist jedoch, dass der Stress nur einer von vielen Faktoren ist, die in ihrer Entstehung eine Rolle spielen.

Ähnlich wie ein Vitamin
Ubichinon Q10 wird oft als Vitamin bezeichnet, da es ähnliche Strukturen wie Vitamin E und K aufweist. In der Ernährungslehre rechnet man es jedoch den so genannten Vitaminoiden oder Quasi-Vitaminen (vitaminähnlichen Stoffen) zu.

Der Lebensmitteldoktor rät

▶ Der chronische Tinnitus erklärt sich aus einer Art »Kommunikationsstörung« von Hirn und Innenohr; eine Ernährungsumstellung bietet hier deshalb nur noch wenig Chancen.

▶ Bei akutem Tinnitus kann die Einnahme von Q10-Präparaten sinnvoll sein. Bei Hörsturz kann eine Kombination aus Magnesium und Vitamin E hilfreich sein.

Heilen von A bis Z mit dem Lebensmitteldoktor

Potenzschwäche

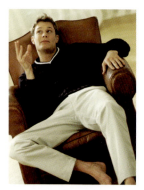

Symptome

Impotenz hat nichts mit sexueller Unlust zu tun, sondern mit der Unfähigkeit, trotz sexueller Erregung eine Erektion aufzubauen und sie zu halten. Umstritten ist, ab welcher »Durchhängerquote« von Impotenz gesprochen werden kann. Eine einmalige Potenzschwäche ist sicherlich noch kein Grund zur Besorgnis.

Potenzschwäche hat nur selten eine einzelne Ursache. Sie wird eher »multifaktoriell« ausgelöst; es sind also in der Regel mehrere Faktoren an ihrer Entstehung beteiligt.

Ursachen

▶ Sexuelle Unlust ist meist psychisch bedingt. Zu den häufigsten Ursachen zählen Probleme in der Partnerschaft, Stress und Depressionen. Ganz anders verhält es sich bei Potenzschwäche: 70 % aller Erektionsstörungen sind körperlich bedingt. Hauptursache ist hier die Arteriosklerose. Mit anderen Worten: Impotente Männer sind meist auch diejenigen, die in hohem Maß durch Infarkte und andere Durchblutungsstörungen gefährdet sind.

▶ Eine weitere wichtige Rolle bei der Entstehung von Impotenz spielen die Hormone. Im Unterschied zu den Wechseljahren der Frau verläuft die hormonelle Umstellung beim alternden Mann schleichend. Seine Testosteronproduktion wird etwa ab dem 40. Lebensjahr langsam, aber stetig heruntergefahren. Bei jedem dritten Mann nach dem 55. Lebensjahr liegen die Testosteronwerte so weit unten, dass kaum mehr eine geschlechtliche Aktivität möglich ist. Insgesamt lässt sich jedoch sagen: Der »hormonelle Abstieg« verläuft je nach Individuum in unterschiedlichem Tempo, außerdem gibt es unterschiedliche Ausgangswerte. Was jedoch noch wichtiger ist: Die nachlassende Testosteronproduktion lässt sich verzögern. Und das funktioniert auch ohne Hormonpillen – nämlich mit einer Umstellung der Ernährung und mehr Bewegung.

Auch ein antikes Problem

Potenzschwäche lässt sich bis ins Altertum zurückverfolgen. Die alten Römer versuchten ihre Potenz mit Nesseln, Kresse und Pfeffer aufzufrischen. Brennnesselwurzeln gelten aufgrund ihrer hormonähnlichen Wirkstoffe auch heute wieder als chancenreiches Mittel gegen Impotenz.

Das hilft bei Potenzschwäche

▶ **Vitamin E** In einer Studie kanadischer Urologen half es Diabetikern, ihre Potenz zu beleben, weil es als Antioxidans die Blutgefäße vor schädlichen Sauerstoffverbindungen schützt und die Ausschüttung von Stick-

Potenzschwäche

stoffmonoxid in den Blutgefäßen fördert. Dieser Stoff wird benötigt, um die Gefäßwände zu entspannen und mehr Blut in Richtung Schwellkörper strömen zu lassen. Nichtsdestoweniger bleibt offen, ob Vitamin E auch nichtdiabetischen Patienten mit Potenzschwäche helfen kann.

Als Tagesdosis sollten 200 IE (Internationale Einheiten) nicht überschritten werden. Denn Vitamin E ist fettlöslich und kann sich dadurch, sofern es in extremen Dosierungen verabreicht wird, im Fettgewebe anreichern und diverse Schäden anrichten. Eine sehr gute natürliche Vitamin-E-Quelle ist Gerstenölgranulat. Man erhält es in der Apotheke. Nehmen Sie davon 1 Teelöffel pro Tag.

▶ **Hafer-Saponine** Laut Studien des Institute for Advanced Study of Human Sexuality, San Francisco, erhöht Hafer die Ausschüttung des Gonadotropin-releasing-Hormons (eines Hormons, das die Produktion von Sexualhormonen in Hoden und Eierstöcken anregt), in der Folge steigen im Blut die Anteile an frei verfügbarem Testosteron, dem bei der Erektion eine Schlüsselrolle zukommt. Verantwortlich für diese Effekte sind vermutlich bestimmte Saponine und Alkaloide der Pflanze.

Nebenwirkungen sind bei bestimmungsgemäßem Gebrauch nicht zu erwarten. Als traditionelles Nahrungsmittel hat Hafer über Jahrtausende seine Unbedenklichkeit erwiesen. Wer allerdings unter Glutenallergie oder Zöliakie leidet, muss auf die Getreidepflanze verzichten. Die richtige

Achtung, Medikamente!

Fragt man Männer nach den Ursachen für ihre Potenzprobleme, kommen meist Antworten wie »Stress« und »Psyche«. Tatsache ist: In jedem fünften Fall haben die Potenzprobleme einen Zusammenhang mit Medikamenten, manche Experten gehen sogar von jedem vierten Fall aus. Eine Quote, die zu denken geben sollte.

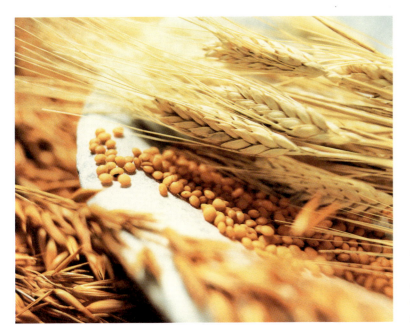

Hafer hat als Anregungsmittel eine lange Tradition. Nicht umsonst sagen wir »Ich glaub, dich sticht der Hafer«, wenn wir jemandem mitteilen wollen, dass er verknallt oder sogar »überknallt« ist.

Heilen von A bis Z mit dem Lebensmitteldoktor

Zinkreiche Obstsorten helfen dem Körper bei der Produktion von Sexualhormonen. Erdbeeren und Weintrauben gelten außerdem schon seit langem als Symbole für Erotik und Begehren.

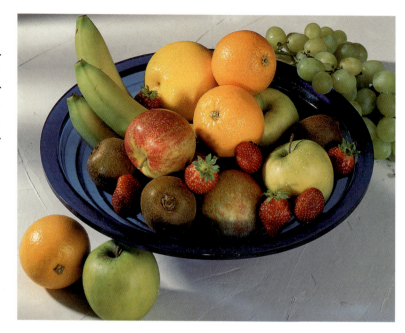

Die zwei Seiten des Alkohols
Ein bis zwei Gläser Wein zum erotischen Date wirken anregend, keine Frage. Nicht umsonst war der griechische Weingott Dionysos in Begleitung von lüsternen Satyrn, die einen Riesenphallus vor sich hertrugen. Doch größere Mengen sollten es nicht sein, erst recht nicht in kurzen Abständen. Von Schnaps sollte man(n) generell die Finger lassen, denn der macht nur müde.

Dosierung von Hafertee liegt bei 3 Tassen (1 Tasse: 3 Gramm entspelzten Hafer mit heißem Wasser überbrühen, auf Zimmertemperatur abkühlen lassen, schließlich abseihen), die von Haferextrakt bei 300 bis 600 Milligramm täglich. Haferflocken und -schleim können schon aufgrund ihres hohen Gehalts an Ballaststoffen kaum überdosiert werden. Oder anders ausgedrückt: Bevor eine Überdosierung droht, sind wir bereits satt.

▶ **Zink** Das Mineral wird im Hoden benötigt, um Testosteron aus anderen Stoffen zusammenzusetzen. Aus diesem Grund können, wie das Londoner Institut für optimale Ernährung behauptet, zinkreiche Obstsorten wie Erd- und Himbeeren als regelrechte Lustmotoren wirken. Institutsleiter Patrick Holford empfiehlt sogar: »Jedes Mal, wenn man Sex haben will, sollte man sich und dem Partner eine Hand voll Erd- oder Himbeeren gönnen, um auf Touren zu kommen.«

Schlanke Männer haben es leichter

Wer schlank ist, hat größere Chancen, den altersbedingten Testosteronrückgang in seinem Körper und damit den Verfall von Potenz und Libido zu verzögern. Grund: Fett verwandelt Testosteron in Östrogen, das man eigentlich eher vom weiblichen Organismus kennt. Jedes Gramm Fett weniger bringt also Punkte auf der Skala an hormoneller Männlichkeit. Vor radikalen Abspeckkuren sei jedoch gewarnt! Denn wer Kilos im Schnell-

150

durchgang verliert, setzt sich unter Stress – und dieser Stress lässt den Testosteronpegel nach unten sinken. Besser ist es, das Gewicht längerfristig mit Sport und einer systematischen Umstellung der Ernährung zu senken.

Keinen Alkohol!

Hartnäckig hält sich der Glaube, wonach Alkohol zu den sexuellen Stimulanzien gehört. Tatsache ist, dass er Hemmungen abbaut. Ansonsten müssen alkoholische Getränke generell den Feinden eines erfüllten Sexuallebens zugerechnet werden.

Die Fakten: Alkohol verlangsamt und dämpft Prozesse, die für die Erregung und den Orgasmus notwendig sind. So wird die Durchblutung der Sexualorgane reduziert, Libido und Orgasmusfähigkeit nehmen deutlich ab. Ganz zu schweigen davon, dass Alkohol in mittleren und hohen Dosierungen »die Sinne benebelt« und damit die Reizschwelle hochschraubt, die für den Aufbau einer Erektion notwendig ist. Regelmäßiger Alkoholkonsum von mehr als zwei Gläsern Wein oder vier Gläsern Bier pro Tag reduziert den Testosteronspiegel, der Mann »verweiblicht«. Dieser Effekt ist bei Bier übrigens noch einmal höher – aufgrund der östrogenähnlichen Wirkstoffe des Hopfens.

Kein Nikotin!

Nikotin ist eines der stärksten lust- und potenzfeindlichen Gifte überhaupt. Eine Erhebung italienischer Forscher ergab: 40 % aller impotenten Männer sind starke Raucher. Andere Studien belegen: Ein 40-jähriger Raucher hat ein doppelt so hohes Impotenzrisiko wie ein Nichtraucher.

Der Lebensmitteldoktor rät

▸ Weniger tierische Fette, mehr Obst und Gemüse essen.
▸ Jeden Morgen ein Hafergericht verzehren, beispielsweise den guten alten Haferschleim.
▸ Weniger Alkohol, nicht mehr als zwei Gläser Wein pro Tag trinken. Kein Bier! Keinen Schnaps!
▸ Nehmen Sie täglich 1 Teelöffel Gerstenölgranulat ein.
▸ Achten Sie auf die Zinkversorgung. Größere Mengen des Spurenelements findet man in frischen Hülsenfrüchten, Blumenkohl, Käse und Nüssen sowie in Austern. Zink benötigt für die Aufnahme Vitamin D; Sie sollten also vor allem in der Winterzeit viel an die frische Luft gehen. Bedenken Sie, dass zahlreiche Medikamente wie Penizallamin, Tetrazyklin und Isoniazid dem Körper Zink entziehen!

Heilen von A bis Z mit dem Lebensmitteldoktor

Prämenstruelle Beschwerden

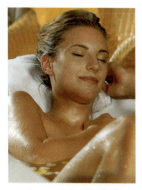

Ein gestörtes Verhältnis zum eigenen Körper fördert die Entstehung von PMS.

Symptome

- Die Symptome erscheinen im letzten Drittel des Monatszyklus und steigern sich bis zum Beginn der Monatsblutung.
- Körperlich: Verdauungsprobleme, Unterleibsschmerzen, Gewichtszunahme, aufgedunsenes Gesicht, Hautjucken, Kopf- und Rückenschmerzen, Neigung zu Herpes- und Pilzinfektionen
- Psychisch: depressive und aggressive Stimmungen, Heißhungerattacken

Ursachen

Die Ursachen des prämenstruellen Syndroms (PMS) sind noch nicht abschließend geklärt. Als sicher gilt, dass bei betroffenen Frauen die Balance der beiden Geschlechtshormone Östrogen und Progesteron gestört ist. Es gibt jedoch Frauen, bei denen das Östrogen überwiegt (sie leiden dann häufig unter depressiven Verstimmungen), und Frauen, bei denen das Progesteron überwiegt (sie leiden dann vor allem unter Brustspannen und Aufgedunsensein). Was den Spiegel der beiden Hormone in die eine oder andere Richtung ausschlagen lässt, ist noch unbekannt.

In jedem Fall aber können bestimmte psychische Faktoren wie z. B. ein gestörtes Verhältnis zur eigenen Körperlichkeit die Symptome verstärken. Auch das Erbgut spielt mit. In einer finnischen Studie wurde ermittelt, dass 70 % der Töchter unter PMS leiden, wenn deren Mütter ebenfalls über eine solche Krankheitsgeschichte berichten. In jüngster Zeit werden auch bestimmte Ernährungsgewohnheiten (zu viel tierisches Fett) diskutiert. Auch Kaffee, Tee und Colagetränke scheinen durch ihr Koffein die Symptome zu verstärken.

PMS-Verbrecherinnen?
Der kalifornische Psychiater Will Lewis plädiert dafür, psychologische Tests in der Strafverteidigung einzusetzen, um festzustellen, ob Frauen ihre »kritischen Tage« hatten, als sie straffällig wurden. »Denn zu Zeiten des prämenstruellen Syndroms«, so erklärt er, »ist es durchaus möglich, dass die Straftaten in einer Phase der Nichtbewusstheit begangen wurden.« Und dann wären die betroffenen Frauen ja nur bedingt schuldfähig.

Das tut bei PMS gut

- **Vitamin B6 (Pyridoxin)** Dieses B-Vitamin ist an der Synthese wichtiger Übertragerstoffe im Nervensystem beteiligt. Pyridoxinmangel führt

Prämenstruelle Beschwerden

zu verringerter Synthese von Serotonin, und dies führt wiederum zu den typischen psychischen Symptomen des PMS (depressive Verstimmungen, Heißhunger). Außerdem konnte nachgewiesen werden, dass auch die Brustschmerzen unter Pyridoxinmangel erheblich stärker auftreten. Größere Mengen des Vitamins findet man in Vollkorn, Kartoffeln und Hülsenfrüchten. Bedenken Sie, dass Rauchen, die Einnahme der Antibabypille und starker Fleischkonsum den Pyridoxinbedarf nach oben schrauben. In solchen Fällen kann die Einnahme eines mäßig dosierten Pyridoxinpräparats (Tagesdosis von 6 Milligramm reicht aus!) sinnvoll sein.

▸ **Gamma-Linolensäure** Hierbei handelt es sich um eine mehrfach ungesättigte Fettsäure, aus der im Körper ein hormonähnlicher Botenstoff gebildet wird, der Brustspannen und Unterleibsschmerzen lindern kann. PMS-Patientinnen nehmen oft zu wenig Gamma-Linolensäure auf, weil ihre Ernährung zu viele gesättigte Fette und zu wenige ungesättigte Fette enthält. Zu den natürlichen Lieferanten der Fettsäure gehören die Samen von Borretsch, Leinen, Hanf und Nachtkerze. Darüber hinaus findet man die wichtige Fettsäure auch in Stachel- und schwarzen Johannisbeeren. Die therapeutische Dosis liegt bei 12 bis 12,5 Milligramm Gamma-Linolensäure pro Kilogramm Körpergewicht; eine 60 Kilogramm schwere Frau sollte also beispielsweise 10 bis 15 Gramm (2 Teelöffel) Hanföl pro Tag einnehmen. Es empfehlen sich aber auch Öle, die in geschlossenen Kapseln

Soja schützt nicht vor PMS

Aufgrund seines hohen Anteils an pflanzlichen Östrogenen gilt Soja als wirksame Vorbeugung gegen PMS. Wissenschaftler der japanischen Gifu University School konnten dafür jedoch keine Belege finden. In ihrer Studie an 189 Krankenschwestern fanden sie vielmehr Hinweise darauf, dass Kartoffeln, Vollkorn und andere kohlenhydratreiche Nahrungsmittel vor PMS schützen. Der Verzehr von großen Mengen an tierischem Fett verstärkt hingegen die Beschwerden.

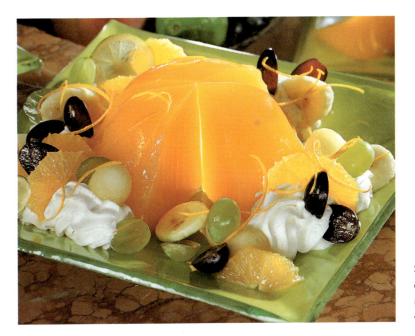

Sehen Sie gelb! Das regt die Hirnanhangsdrüse und damit die Produktion von Hormonen an.

Heilen von A bis Z mit dem Lebensmitteldoktor

Die komplexen Kohlenhydrate in Nudelgerichten schützen vor Stimmungstiefs und unbegründeten Aggressionen, wie sie für PMS typisch sind.

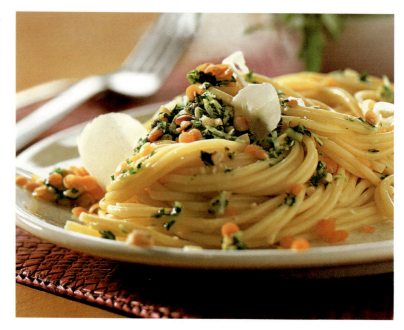

Farbtherapie
Farben haben großen Einfluss auf Hormonausschüttung und Psyche und können daher bei PMS hilfreich sein:
▶ **Gelb** regt die Hirnanhangsdrüse an, einen der wichtigsten Hormonproduzenten im Körper.
▶ **Violett** beruhigt und dämpft Aggressionen, sollte aber bei depressiver Verstimmung nicht zum Einsatz kommen.
▶ **Rot** dämpft Depressionen und weckt die Lebenskraft, sollte aber nicht zum Einsatz kommen, wenn Sie eher zu den PMS-Aggressiven gehören.

eingenommen werden und sich erst im Darmbereich, ohne direkte Zufuhr von Sauerstoff, auflösen. Denn Sauerstoff lässt die hochwertigen Öle oxidieren. Die ersten Therapieerfolge stellen sich nach drei Monaten ein.
▶ **Kalzium** Das Mineral hat enge Verbindungen zum Hormonhaushalt und zur Psyche, nicht zuletzt auch deshalb, weil es an der Übertragung von Impulsen von einer Nervenzelle zur nächsten beteiligt ist. Interessanterweise kann jedoch sowohl eine Über- als auch eine Unterversorgung mit Kalzium die Stimmung der Frauen nach unten ziehen, sodass man nicht ohne weiteres ein Kalziumpräparat verordnen kann – ganz zu schweigen davon, dass eine einseitige Kalziumversorgung das möglicherweise äußerst wichtige Gleichgewicht von Magnesium und Kalzium destabilisiert und dadurch beispielsweise das Risiko von Herz-Kreislauf-Erkrankungen erhöht. Besser, man sorgt für einen kalziumfreundlichen Speiseplan: mehr Milchprodukte verzehren (Biomilch mit natürlichem Fettgehalt ist besonders kalziumreich) sowie Brokkoli, Grünkohl, Fenchel und Spinat. Außerdem sollte die Zufuhr an phosphatlastigen Nahrungsmitteln reduziert werden, weil sie die Kalziumaufnahme einschränken. Das ideale Kalzium-Phosphat-Verhältnis in der Nahrung liegt bei 2 : 1. Wer viele Softdrinks und Fertiggerichte zu sich nimmt, kann diese Bilanz kaum erreichen! Auch die Oxalsäure aus Spinat, Rhabarber, Mangold und Roter Bete sowie die Phytinverbindungen aus Müsli und Haferflocken blockie-

Prämenstruelle Beschwerden

ren die Kalziumaufnahme. Wichtig für die Kalziumbilanz ist außerdem Vitamin D. Gehen Sie daher täglich für mindestens 1 Stunde an die frische Luft, bevorzugen Sie Biomilchprodukte mit natürlichem Fettgehalt anstatt Magermilchwaren.

▶ **Magnesium** Die Verwertung dieses Minerals steht und fällt mit dem Hormon Östrogen: Niedrige Östrogenwerte verschlechtern die Verwertung, sodass es zu Magnesiummangel kommen kann, während hohe Östrogenwerte den Magnesiumbedarf nach oben schrauben. Es empfiehlt sich also in jedem Fall eine Magnesiumkur. In Studien zeigten sich bereits mäßig hohe Dosierungen von 360 Milligramm Magnesium als hilfreich im Kampf gegen die typischen Stimmungsschwankungen; das Mineral hilft außerdem gegen Kopfschmerzen und Unterleibskrämpfe.

Heißhunger

Zu den typischen Symptomen des PMS gehören die Heißhungerattacken auf Süßes. Bei denen stellt sich natürlich die Frage: Nachgeben und naschen oder aber standhaft bleiben? Aus psychologischer Sicht ist es wahrscheinlich sinnvoller nachzugeben, denn die Schokoorgien heben die Stimmung – sofern man sie mit gutem Gewissen begeht. Und sie tragen viel weniger zum Übergewicht bei, als viele Frauen annehmen. Denn es gibt genug Frauen, die auch als »Schokoholics« schlank bleiben – weil sie sich viel bewegen und weil sie das richtige Erbgut haben.

Bunt tut gut
Achten Sie darauf, dass die jeweiligen Farben in Ihrer Kleidung und Bettwäsche dominieren. Gelb und Rot können Sie auch in Ihre Mahlzeiten einbauen (Nudeln, Käse, Bananen für gelbe; Erdbeeren, Radieschen und Rote Bete für rote Farbtöne).

Der Lebensmitteldoktor rät

▶ Mehr komplexe Kohlenhydrate in Form von Bananen, Vollkorn, Kartoffeln und Nudelgerichten, weniger tierische Fette essen. Aber keine Magermilchprodukte, denn die enthalten nur noch wenig Vitamin D! Reduzieren Sie besser Ihren Konsum an Fleisch und Wurst.

▶ Keine Softdrinks, Colagetränke und Fertiggerichte mehr! Weniger Kaffee trinken!

▶ Weniger Müsli zum Frühstück, und wenn, dann sollten Sie reichlich Leinsamen darüber streuen. Essen Sie immer wieder mal Eier- und Käsebrote zum Frühstück, um die Pyridoxin-, Kalzium- und Magnesiumversorgung zu verbessern.

▶ Machen Sie eine mindestens 4-monatige Kur mit »Bärlauch Magnesium« – 2 Monate lang 3 bis 4, danach 2 Kapseln pro Tag. Nehmen Sie gleichzeitig 1 bis 2 Teelöffel Lein- oder Hanföl ein.

Heilen von A bis Z mit dem Lebensmitteldoktor

Rückenschmerzen

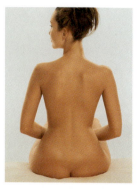

Nur die wenigsten Rückenschmerzen haben etwas mit Verschleiß zu tun. Hauptursache sind vielmehr Übergewicht und muskuläre Verspannungen.

Symptome

- Chronische oder akute Schmerzen im gesamten Rückenbereich
- Hexenschuss (Lumbago): Die Schmerzen schießen regelrecht ins Kreuz hinein und blockieren die Lendenwirbelsäule.
- »Ischias«: Hier werden Nervenwurzeln an der Wirbelsäule gequetscht. Je nachdem, welche Wurzel getroffen ist, tritt der Schmerz im Gesäß, an der Vorderseite des Oberschenkels, seitlich oder hinten am Bein auf, er kann sogar bis in die Fußspitzen ausstrahlen. Ein erfahrener Arzt kann aus einer präzisen Schmerzbeschreibung des Patienten bereits schließen, an welcher Stelle der Wirbelsäule es zur Nervenquetschung kam.

Ursachen

Etwa 30 % der Bevölkerung leiden in Deutschland unter Rückenschmerzen, die daraus entstehenden Kosten für Behandlung und Krankengeld belaufen sich auf fast 20 Milliarden Euro pro Jahr. Eine echte Volkserkrankung also, deren Bild jedoch immer noch von Vorurteilen geprägt wird.

Schon das gängige Verständnis zu den physiologischen Ursachen der Rückenschmerzen ist überholungsbedürftig. Denn hier bemühen Ärzte immer noch gerne das Bild vom »Verschleiß«, wonach sich die Bandscheiben zwischen den Wirbelkörpern im Lauf der Jahre immer weiter abnutzen, bis es am Ende zu Schmerzen kommt. Ein überholtes Bild, denn Befund und Befinden stimmen hier nur selten überein. Die mittels Röntgen, Computer- oder Kernspintomografie erzeugten Bilder zeigen nämlich degenerative Wirbelsäulenveränderungen bei über 30 % der Patienten, obwohl diese überhaupt keine Beschwerden haben. Mit anderen Worten: Der Wirbelsäulenverschleiß mag wohl als alltäglicher und weit verbreiteter Alterungsprozess unleugbar sein, doch zur Erklärung von Rückenschmerzen taugt er nur wenig. Vielmehr scheinen nach neuesten Untersuchungen Rückenbeschwerden vor allem in muskulären Verspannungen begründet zu sein, und die kommen entweder durch Übergewicht und Bewegungsmangel oder aber – bei Sportlern – durch einseitige oder falsch ausgeführte Bewegungsabläufe zustande. Ein weiterer wichtiger

Stehen schlimmer als Sitzen
Beim Stehen ist der Druck im Bandscheibeninneren deutlich höher als beim Sitzen. Auch die aufrechte Sitzhaltung mit durchgedrücktem Kreuz bringt nur wenig Entlastung. Laut einer Studie der Universitätsklinik Mainz werden in dieser Sitzhaltung die Rückenmuskeln verstärkt angespannt, mit der Folge, dass die Schmerzneigung noch weiter zunimmt.

Entstehungsfaktor ist die Psyche; unter Rückenpatienten finden sich besonders viele »fröhliche« und »depressive Durchhalter«. Darunter versteht die medizinische Psychologie Menschen, die Probleme – auch Schmerzen – gerne verdrängen. Während der »fröhliche Durchhalter« seinen Kummer mit vordergründiger Locker- und Glückseligkeit überspielt, neigen die »depressiven Durchhalter« zu Fatalismus, nach dem Motto: Was soll man schon machen, man kann ohnehin nichts ausrichten.

Das tut bei Rückenschmerz gut

▶ **B-Vitamine** Die Vitamine B1, B6 und B12 besitzen schmerzhemmende Eigenschaften. Ihr Effekt besteht vor allem darin, dass sie die Bildung genau jener Hirnbotenstoffe anregen, die für die Hemmung von Schmerzsignalen zuständig sind. In wissenschaftlichen Experimenten zeigen sie außerdem, dass sie die Wirkung von bekannten Schmerzmitteln wie etwa Parazetamol, Metamizol und Diclofenac verstärken, sodass man die Dosierung dieser zum Teil sehr nebenwirkungsreichen Medikamente deutlich senken kann. Bei Rückenbeschwerden scheint vor allem Vitamin B12 eine Schlüsselrolle zu spielen. In einer italienischen Studie an 60 Lumbagopatienten offenbarte es sich als wirkungsvolles Medikament, die Patienten konnten sich mit Hilfe des Vitamins deutlich besser bewe-

Kritische Operationen
In Deutschland werden jährlich etwa 60 000 Patienten an der Wirbelsäule operiert – die Erfolge sind jedoch oft nur mäßig; vielfach überwiegen die Nebenwirkungen. Immer mehr Wissenschaftler beklagen das Fehlen objektiver Kriterien, die bestimmen, wann überhaupt ein operativer Eingriff angezeigt ist. Nicht umsonst gehen die Quoten der Bandscheibenoperationen von Krankenhaus zu Krankenhaus bis zum Zehnfachen auseinander.

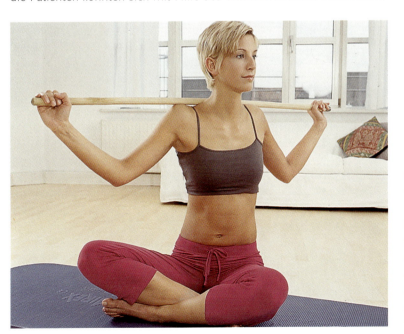

Rückenschulen gelten als wirksame Vorbeugung und Therapieergänzung von Rückenbeschwerden. Jüngere Studien zeigen aber auch, dass sie mitunter zu einem unnatürlichen Bewegungsverhalten führen – und das ist ausgesprochen kontraproduktiv.

Bockshornklee ist eine ausgesprochen vielseitige Gewürz- und Heilpflanze. Er wirkt entzündungshemmend, mobilisiert die geistigen und körperlichen Kräfte sowie den Milchfluss stillender Mütter – und er senkt den Blutzuckerspiegel.

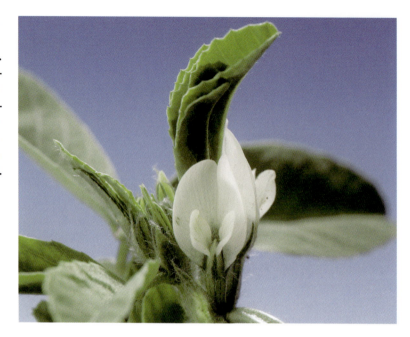

So bleibt Ihr Rücken gesund

▶ Heben Sie Lasten nicht »aus dem Kreuz«, sondern gehen Sie dabei in die Hocke! Sollte die vornübergebeugte Haltung nicht vermeidbar sein, achten Sie darauf, dass Ihre Beine etwas gebeugt sind und die Rückenmuskeln unter Spannung stehen.
▶ Wer auf psychischem Gebiet halsstarrig ist und sich unter keinen Umständen biegen lassen will, erhöht auf psychosomatischem Weg das Risiko für Rückenbeschwerden.

gen und ihren Schmerzmittelkonsum herunterschrauben. Die Umstellung der Ernährung auf mehr B-Vitamine bringt jedoch nur wenig. Denn bei ihrer Anwendung geht es nicht um das Beseitigen eines möglichen Vitamindefizits, sondern um eine gezielte Therapie. Gerade bei B1, B6 und B12 handelt es sich um Substanzen, die in hoher Dosierung nicht wie eine Nahrungsergänzung, sondern wie ein echtes Medikament wirken. Und diese Dosierungen erreicht man nicht über die Ernährung, sondern nur über Präparate aus der Apotheke.

Verzichten Sie jedoch auf reine Vitamin-B12-Produkte, auch wenn dieses Vitamin den Ruf eines »Rückenschmerzvitamins« besitzt. Denn B-Vitamine arbeiten immer im Team, ihre isolierte Zufuhr verpufft mehr oder weniger. Besorgen Sie sich daher Präparate, die mit einem B-Komplex (im Verhältnis von ungefähr 50 Milligramm B1, 30 Milligramm B6 und 250 Mikrogramm B12 pro Tag) ausgerüstet sind. Nähere Details erfährt man beim Apotheker.

Bloß keine Ruhe!

Bettruhe ist bei Rückenschmerzen, auch bei akuten Vorfällen wie etwa Ischias und Hexenschuss, genau das Falsche. Denn Schonung verlängert den Krankheitsverlauf. Besser ist es, so weit wie möglich aktiv zu bleiben,

Rückenschmerzen

um die natürlichen Heilprozesse an der Wirbelsäule zu unterstützen. Eine finnische Studie dokumentiert, dass langfristig diejenigen Rückenpatienten den besten Krankheitsverlauf zeigen, die trotz der Schmerzen ihren gewohnten Alltagsgeschäften nachgehen. Am schlechtesten ging es hingegen in dieser Untersuchung jenen Patienten, denen völlige Schonung und Bettruhe verordnet wurde.

Mit Bockshornklee gegen die Entzündung

Auflagen mit Bockshornklee (Trigonella phoenum-graecum) stimulieren den Körper zur Ausschüttung von entzündungshemmenden Hormonen, außerdem enthält er Saponine, die dafür sorgen, dass seine Wirkstoffe auch zu den tieferen Gewebeschichten in der Wirbelsäulenregion gelangen. Die Anwendung erfolgt am besten über Pulverauflagen, die man als Trigonella-Wärmeauflagen in Apotheken erhält.

Die Zubereitung: Verrühren Sie das Pulver mit lauwarmem Wasser zu einer klebrigen Masse, die auf einem Leinentuch verstrichen wird. Anschließend das Leinentuch zusammenfalten, sodass oben und unten ein oder zwei Tuchlagen über dem Bockshornkleebrei liegen. Schließlich diese Auflage auf den schmerzenden Rücken legen. Schon nach wenigen Minuten kommt es zu einem wohlig-wärmenden Gefühl. Dauer der Anwendung: 20 Minuten, 1-mal pro Tag.

Wichtig!
Wenn ein Hexenschuss nach einigen Tagen der Selbstbehandlung nicht besser geworden ist, sollten Sie zur Diagnoseabsicherung den Arzt aufsuchen.

Heublumenbäder helfen
Pfarrer Kneipp schwor bei Rückenbeschwerden auf die heilsamen Kräfte eines Heublumenbads. Setzen Sie hierfür 500 Gramm Heublumen in kaltem Wasser an, 30 Minuten ziehen lassen, dann abseihen. Geben Sie diesen Sud ins warme Badewasser.

Der Lebensmitteldoktor rät

▸ Jedes Kilogramm weniger entlastet Ihre Wirbelsäule! Versuchen Sie daher, Ihr Gewicht zu reduzieren. Mehr Ballaststoffe (Müsli und Vollkorn statt Wurstbrot zum Frühstück), täglich 1 große Portion Gemüse, täglich 3 Tassen Oolongtee zu sich nehmen. Treiben Sie regelmäßig Sport. Ihre Sportart sollte vor allem Spaß machen und nicht ausgewiesenermaßen rückenfreundlich sein. Denn selbst ein fleißiger Squashspieler tut noch mehr für seinen Rücken als ein Gelegenheitssportler, der missmutig zur Rückenschule geht.

▸ Bei akuten Schmerzschüben kann die Einnahme eines B-Vitaminpräparats hilfreich sein. Es sollte jedoch in hohen Dosierungen nicht länger als 4 Wochen eingenommen werden.

▸ Auflagen aus Bockshornklee (Trigonella-Wärmeauflagen) lindern den Schmerz und entspannen die Muskulatur.

Heilen von A bis Z mit dem Lebensmitteldoktor

Schlafstörungen

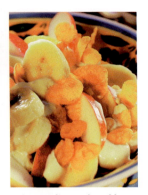

Ein Müsli am Abend kann für erholsamen Schlaf sorgen.

Symptome

- Typ 1: Einschlafstörungen
- Typ 2: Durchschlafstörungen
- Typ 3: Ausschlafstörungen

Alle drei Typen können auch in Kombinationen auftreten, doch dass jemand in der Nacht »kein Auge zutut« – wie oft behauptet wird –, ist überaus selten.

Ursachen

Schlaflose neigen dazu, Stress für ihr Problem verantwortlich zu machen, doch dies muss keineswegs der Fall sein. Es gibt Krankheiten, die besonders häufig Schlafstörungen in ihrem Gefolge haben, wie Herzerkrankungen, Bluthochdruck, Asthma, rheumatische Beschwerden, Schnarchen und Gliederzucken. Bestimmte Medikamente wie Betablocker, Antibiotika, Aufputschmittel und Hormonpräparate (also auch die Antibabypille) können ebenfalls Schlafprobleme fördern, genauso wie der übermäßige Genuss von Alkohol und Zigaretten.

Eine Volkskrankheit
Schlafstörungen sind zur Volkskrankheit geworden. Mittlerweile leiden etwa 30 % der Deutschen daran, und die Schlafforschung geht davon aus, dass die Hälfte von ihnen behandlungsbedürftig ist.

Leider wird auch oft der gut gemeinte und sehr berechtigte Rat von unseren Großeltern vergessen, dass man nicht mit vollem Magen ins Bett gehen soll. Ein opulentes Mahl vor dem Zubettgehen beansprucht Magen und Kreislauf auf Kosten der Tiefschlafphasen – und es sorgt außerdem für Alpträume.

Oft sind es nicht die bekannten Ursachen wie Prüfungsangst, Stress oder Liebeskummer, die den Schlaf verhindern, sondern bestimmte Kindheitserlebnisse. Wenn beispielsweise die Eltern ihr Kind regelmäßig ins Bett schicken, weil es ihnen lästig wird –»Geh jetzt endlich schlafen!« –, kann dies zu einem verhängnisvollen Mechanismus der Schlaflosigkeit führen. Denn Befehle führen nicht selten zu Trotzreaktionen, und so kann es vorkommen, dass das Kind wohl ins Bett geht, dort aber mit allen Kräften wach zu bleiben versucht. Und dieser Mechanismus kann sich bis ins Erwachsenenalter fortsetzen, und zwar in der Weise, dass man sich regelmäßig mit Schlaflosigkeit bestraft, wenn man meint, lästig geworden zu sein oder etwas Falsches getan zu haben.

160

Schlafstörungen

Das bringt guten Schlaf

▸ **Tryptophan** Dabei handelt es sich um eine Aminosäure, aus der unser Körper den wichtigen »Einschlafstoff« Melatonin herstellt. Größere »aktive« (also nicht durch andere Stoffe blockierte) Tryptophanmengen finden sich in Kartoffeln, Sonnenblumenkernen, Sesam, Hülsenfrüchten, Nüssen (vor allem Cashew), Erdnüssen, Schokolade, Weizenkeimen, Haferflocken und Käse. Essen Sie abends kohlenhydratreich (auch Süßes ist erlaubt) und möglichst fleischarm – dies öffnet den Weg für die Tryptophanmoleküle ins Blut.

▸ **Vitamin B3 (Niazin)** Dieses Vitamin ist an der Synthese von Melatonin beteiligt. Außerdem sorgt es für die richtige Verteilung der Energien im Organismus. So entscheidet seine Anwesenheit im Blut beispielsweise darüber, ob die Aminosäure Tryptophan in den Energiestoffwechsel eingeschleust oder aber zur Beruhigung unserer Nerven eingesetzt wird. Eine niedrige Niazinversorgung über die Nahrung führt demnach zu Nervosität und Unruhe, während eine Extraportion des Vitamins unter Umständen schneller für Nervenruhe sorgt als Baldrian, Hopfen, Johanniskraut oder andere Beruhigungsmittel. Niazin ist unproblematisch und kann in der Regel ohne weiteres aus den einzelnen Nahrungsmitteln resorbiert werden. Eine Ausnahme bildet Getreide. Hier hat sich der Biostoff auf Verbindungen mit unverdaulichen Substanzen eingelassen. Zu den vorrangigen Vitamin-B3-Versorgern gehören daher Lachs, Thunfisch, Hülsenfrüchte, Nüsse und Samen.

▸ **Vitamin B12** Das wichtige B-Vitamin stabilisiert unsere innere Uhr, es sorgt also dafür, dass wir tagsüber wach sind und nachts zu tiefem Schlaf finden. Extraportionen des Vitamins empfehlen sich besonders Wechselschichtarbeitern und Menschen, die über mehrere Zeitzonen reisen müssen. Große Mengen des Vitamins finden sich beispielsweise in Eiern (wer vier Eier pro Woche verzehrt, muss keine nachteiligen Effekte auf seinen Cholesterinspiegel befürchten!). Besorgen Sie sich außerdem Sanddorn-B12-Granulat aus der Apotheke (denn Sanddorn sammelt unter bestimmten Bedingungen extrem hohe Mengen des Vitamins an). Nehmen Sie davon 1 Teelöffel pro Tag, am besten vor dem Frühstück.

Verhext

Man ist im Urlaub, hat keinen beruflichen Stress, privat stimmt alles – und trotzdem ist man nervös. Nur Geduld: Die beruhigende Wirkung eines Urlaubs kommt oft erst Tage oder Wochen nach seinem Ende, denn das vegetative Nervensystem beruhigt man nicht im Schnellverfahren.

Wer zu wechselnden Zeiten schlafen geht, riskiert, dass er lange wach liegen bleibt. Am besten ist, stets zur gleichen Uhrzeit ins Bett zu gehen.

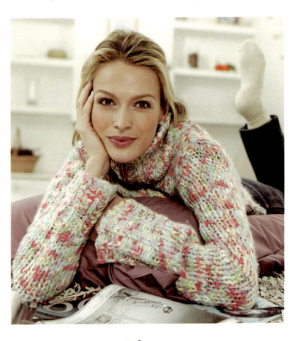

Heilen von A bis Z mit dem Lebensmitteldoktor

Nüsse sind ergiebige Quellen für Tryptophan und Niazin – zwei wichtige Substanzen, die unser Organismus braucht, um den »Einschlafstoff« Melatonin zu produzieren.

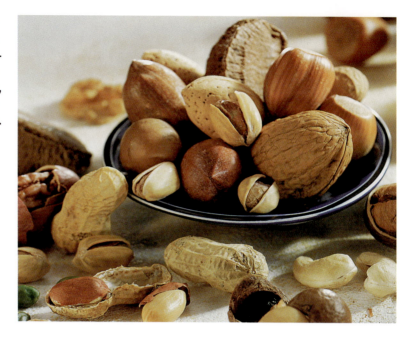

Keine Bagatelle!
Nervosität ist ein sicheres Zeichen für eine Dysbalance im vegetativen Nervensystem. Sie kann schwer wiegende Folgen auf unseren Organismus haben, da die Steuerung der Organe aus den Fugen gerät. Zu den typischen Folgeerkrankungen der Nervosität zählen:
- Durchblutungsstörungen an Händen und Füßen
- Hyperhidrosis (übermäßiges Schwitzen)
- Herzrhythmusstörungen
- Stoffwechselstörungen
- Muskelverspannungen

Dillsamenaufguss für die Nerven
Ein Heilmittel aus der amerikanischen Volksmedizin:
Zutaten *1 TL Dillsamen | 200 ml Wasser | 1 TL Honig*
Zubereitung Die Dillsamen im Mörser zerstoßen und mit kochendem Wasser übergießen. 10 Minuten zugedeckt ziehen lassen, schließlich abseihen und mit Honig verrühren. Trinken Sie davon 2 Tassen pro Tag, die letzte kurz vor dem Schlafengehen.

Melissenbad
Ein Leinensäckchen oder eine große Teesiebkugel mit getrockneter Melisse in die Badewanne geben, das Badewasser einlaufen lassen. Baden Sie etwa 15 Minuten in dem Melissenbad. Es besitzt einen ausgesprochen beruhigenden und entspannenden Effekt und sollte daher vorzugsweise am Abend zum Einsatz kommen.

Der Essigstrumpf macht ruhig
Er ist schon von Pfarrer Kneipp als probates Mittel gegen Nervosität und Schlafstörungen empfohlen worden. Dazu gibt man 3 Esslöffel Weinessig auf 1/2 Liter warmes Wasser. In dieses Essigwasser legt man dann ein Paar Baumwollkniestrümpfe, wringt sie kurz aus und zieht sie schließlich an. Beide Beine sorgfältig mit dicken Handtüchern umwickeln, 1 Stunde

wirken lassen, anschließend die Strümpfe ausziehen und ins Bett gehen. Was für die Zeitfolge konkret bedeutet, dass Sie den Essigstrumpf am besten beim abendlichen Fernsehen anwenden sollten. Übrigens: Der Essigstrumpf hilft auch bei leichtem Fieber.

Die großen Ernährungssünden

Schon lange ist bekannt, dass opulente Speisen kurz vor dem Schlafengehen zu Alpträumen und Schlaflosigkeit führen können. Dennoch wird immer wieder vor dem Zubettgehen zu viel und zu deftig gegessen. Einige Eltern geben ihren Kindern sogar eine Extraportion vor der Nachtruhe, unter der falschen Annahme, dadurch bei ihren Kindern für die nötige Bettschwere zu sorgen.

Tatsache ist jedoch: Fettreiches und opulentes Essen vor dem Schlafengehen putscht auf, es erschwert dem Nervensystem, sich auf den Schlafrhythmus einzustellen. Zwei Stunden vor dem Gang ins Bett sollte am besten nichts mehr gegessen werden, die Abendmahlzeit sollte vorwiegend aus eiweiß- und fettarmen Nahrungsmitteln bestehen.

Ein weiterer Schlafkiller ist Alkohol. Er macht zwar müde, doch er beeinträchtigt auch den Schlafrhythmus und unterdrückt vor allem die erholsamen Tiefschlafphasen.

Am Nachmittag zwischen 14 und 17 Uhr sollte zudem nichts Süßes gegessen werden: Nachts kommt es dann zum Blutzuckerabfall, der das Hirn unter Stress setzt und dadurch wach hält. Gegen ein abendliches Müsli ist aber nichts einzuwenden – es wirkt meist regelrecht entspannend.

Hilfreiche Blauwarte

Ein bewährtes, aber leider zu wenig bekanntes Heilkraut gegen Nervosität und Schlafstörungen ist die Blauwarte. In den letzten Jahren konnten wissenschaftliche Studien ihre beruhigende Kraft bestätigen. Man erhält sie als Mastitabs zum Kauen (dadurch kommt der bittere, an der Wirkung beteiligte Geschmack der Blauwarte zum Tragen) in Apotheken. Täglich 2 bis 4 Tabs, die letzten 2 vor dem Schlafengehen einnehmen.

Das Problem Pille

Die auf Hormonbasis aufgebauten Antibabypillen beschleunigen den Abbau von Tryptophan, aus dem der Körper das Schlafhormon Melatonin herstellt. Frauen, die zu dieser Art der Verhütung greifen, sind daher besonders häufig von Schlafstörungen betroffen.

Der Lebensmitteldoktor rät

▶ Kein Fleisch und keine Wurst mehr zum Abendessen! Bevorzugen Sie abends Speisen mit hohem Kohlenhydratanteil wie Nudeln, Äpfel, Mangos, Bananen und Vollkornprodukte (vor allem aus Roggenvollkorn).

▶ Vor dem Schlafengehen einen beruhigenden Dillaufguss trinken.

▶ Bei Schlafstörungen infolge von Wechselschicht oder längeren Reisen: Nehmen Sie täglich 1 Teelöffel Sanddorn-B12-Granulat ein. Immer wieder einmal 1 Frühstücksei auf den Tisch bringen.

▶ Täglich 1 Hand voll Nüsse essen (am besten eine gut gefüllte Schale mit Nüssen in Reichweite stellen). Besonders wichtig (wegen des hohen Niazingehalts) sind Erdnuss, Haselnuss, Mandel, Pekannuss, Pinien- und Sonnenblumenkerne.

Heilen von A bis Z mit dem Lebensmitteldoktor

Schnupfen

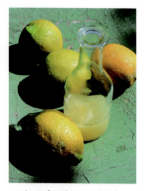

Die Salz-Zitrone-Spülung beruhigt die gereizten Schleimhäute, sodass man weniger unter Niesen und Tropfnase leiden muss.

Symptome

▸ Niesen, tropfende Nase, anschwellende Schleimhäute
▸ Leichte Hals- und Rachenschmerzen, gelegentlich leichter Husten
▸ Bei schwereren grippalen Infekten: Kopf- und Gliederschmerzen, Fieber

Ursachen

Eine Erkältung ist die Folge einer Virusinfektion der oberen Atemwege. Sie ist ansteckend, man holt sie sich also in der Regel von einem anderen Menschen, der seine Viren über Niesen, Husten oder Hautkontakt weitergibt. Prinzipiell kann man zu jeder Jahreszeit eine Erkältung bekommen, doch im Winter ist die Gefahr besonders groß. Grund: In den kalten Monaten kommt es öfter zu kalten Füßen, auf die unser vegetatives Nervensystem damit reagiert, die Durchblutung in den Atemwegen zu drosseln. Dadurch sinkt die Abwehrfähigkeit der Schleimhäute, und die Schnupfenviren haben es leichter, in den Organismus vorzudringen. Außerdem sitzen die Menschen im Winter länger in geschlossenen Räumen zusammen, sodass es leichter zum »Virenaustausch« kommt.

Empfindliche Kindernasen

Kinder leiden deutlich öfter an Erkältungen als Erwachsene, weil ihre Nasen klein und ihre Übergänge von der Nase zum Rachen schmal und kurz sind, sodass bereits kleine Schwellungen der Schleimhäute die Atemwege blockieren können. Laut amerikanischen Untersuchungen können Kleinkinder bis zu neunmal und Schulkinder bis zu sechsmal im Jahr eine »Rotznase« haben, ohne dass die Eltern besorgt sein müssten.

Das tut bei Erkältung gut

▸ **Zink** Das Mineral unterstützt nicht nur die Immunabwehr, sondern attackiert auch die Viren in Rachen und Hals. Damit das optimal funktioniert, sollten Sie das Mineral in Form von Lutschtabletten einnehmen. Die Dosierung richtet sich nach der Packungsbeilage in den entsprechenden Präparaten (meist in Kombination mit Vitamin C), die es in Drogerien und Apotheken zu kaufen gibt.
▸ **Polyphenole** Früher wurden diese Stoffe auch Gerbsäuren genannt. Dieser Name passt zu ihnen, weil sie die Schleimhautstrukturen verändern und sie widerstandsfähiger gegenüber Keimen machen. Außerdem mobilisieren sie genau diejenigen Einheiten des Immunsystems, die für die Abwehr von Atemwegsinfekten benötigt werden. Zu den gerbstoffreichen Nahrungsmitteln gehören grüner und schwarzer Tee, vor allem aber der

Schnupfen

griechische Cystustee. Spülen und gurgeln Sie daher 4- bis 5-mal täglich 1 Minute lang mit Cystussud, danach einfach herunterschlucken (nicht ausspucken!). Fertig gemischten Cystussud erhalten Sie in Apotheken.

▶ **Sulfide** Sie hemmen die Vermehrung von atemwegstypischen Bakterien und Viren. Ihr großer Vorteil besteht darin, dass sie nach dem Verzehr in die Blutbahn gelangen und anschließend über die Bronchien abgeatmet werden, sodass sie ihre Wirkung genau dort entfalten, wo sie gebraucht werden. Besonders reich an Sulfiden sind Zwiebeln, Knoblauch, Bärlauch, Meerrettich und Kapuzinerkresse.

Die Essigapotheke

Ein altes Hausmittel bei Schnupfen: Nehmen Sie ein festes Stück saugendes Papier und tunken Sie es in Essig, bis es vollgesogen ist. Darüber schwarzen Pfeffer aus der Mühle streuen und das Papier mit der Pfefferseite auf die Brust legen. Am besten am Morgen und Abend anwenden, nach 20 Minuten das Papier entfernen und die Haut mit einem warmen Lappen abwaschen.

Eine andere Alternative aus der Essigapotheke sind Wadenwickel. Sie helfen bei Erkältungen und vor allem dann, wenn sich leichtes Fieber eingestellt hat. Mischen Sie 700 Milliliter Wasser mit 250 Milliliter Essig. Tauchen Sie 2 Leinentücher in diese Mischung. Die Tücher auswringen und

Schlechte Karten für Vitamin C

Präparate mit Vitamin C werden immer noch als das Antischnupfenmittel schlechthin gehandelt, doch wissenschaftliche Belege dafür existieren nicht. Wahrscheinlich ist dies ein Relikt aus alten Zeiten, als die Ernährung noch von Vitaminmangel geprägt war. Doch davon kann heute keine Rede mehr sein: Mittlerweile wird Vitamin C selbst der Salami als Konservierungsmittel zugesetzt.

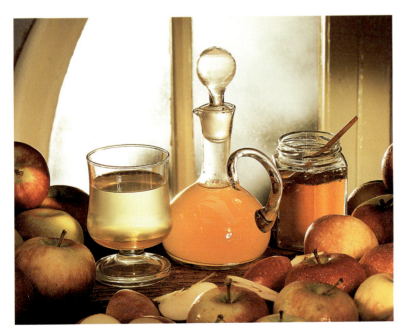

Wadenwickel und Brustauflagen mit Essig gehören zu den bewährten Hausmitteln gegen Schnupfen. Es muss kein Apfelessig sein, der übliche Weinessig tut es auch.

Heilen von A bis Z mit dem Lebensmitteldoktor

In jedem Fall einen Versuch wert: die Zwiebelsocken. Vor dem Geruch sollte Ihnen nicht bange sein. Denn schon wenige Minuten nach der Anwendung hat sich das Zwiebelaroma verflüchtigt.

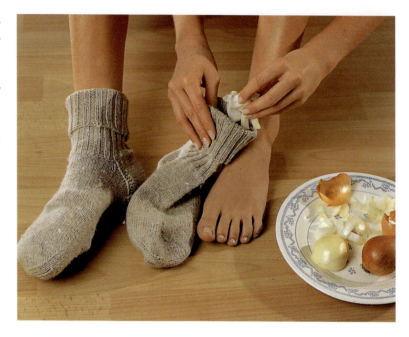

Warum Zwiebelsocken?
Zwiebelsocken gehören zu den wirksamsten Hausmitteln gegen Schnupfen. Warum sie allerdings helfen, ist bislang nicht endgültig geklärt. Tatsache ist, dass die Zwiebel antibiotische Sulfide und viel Vitamin C enthält. Doch wie diese beiden Stoffe über die Füße zu unseren Schleimhäuten kommen, ist unklar. Naheliegender ist da schon die These, dass die Zwiebeln über die Durchblutungssteigerung der Füße die Durchblutung unserer Schleimhäute anregen und dadurch die Immunleistung erhöhen.

um jeweils eine Wade wickeln, darüber kommt ein Frottiertuch. Wenn der Wickel trocken ist, das Ganze wiederholen.

Nur nach Bedarf trinken!

Der gut gemeinte Rat, beim Schnupfen viel zu trinken, ist überholt. Infektionen der Atemwege führen nämlich zur erhöhten Ausschüttung antidiuretischer Hormone, die das Wasser im Körper halten. Der Körper selbst unternimmt also im Fall einer Erkältung schon genug, um sich sein Wasser zu sichern, man muss nicht noch weiter Flüssigkeit in ihn hineinzwingen. Wissenschaftler fanden vielmehr Hinweise darauf, dass die bewusste Vieltrinkerei zu Salzmangel führen und dadurch Schnupfensymptome wie Müdigkeit und Gliederschmerzen sogar verstärken kann. Also: auch bei Schnupfen nicht über den Durst trinken!

Zwiebelsocken

Auch bewährtes Hausmittel gegen Schnupfen: 1 große Zwiebel halbieren, jede Hälfe in Scheiben schneiden und in ein Paar Wollsocken geben. Dann die Socken anziehen und die Zwiebelscheiben auf Fußsohle und -rücken verteilen. Lassen Sie die Zwiebelsocken über Nacht an. Worin genau die Wirkung der Zwiebelsocken besteht, ist unklar. Vermutlich stimulieren sie über reflektorische Bahnen die Durchblutung im Mund-Rachen-Raum.

Schnupfen

Salz-Zitrone-Spülung für die Nase

Eine aus Rumänien stammende Methode gegen die tropfende Nase und ihre gereizten Schleimhäute. Dazu wird 1/2 Zitrone in einen Eierbecher ausgedrückt, der Saft mit 1 Teelöffel Salz vermischt und schließlich der Eierbecher mit Wasser bis zum Rand aufgefüllt. Die Flüssigkeit wird in die Nase eingeschnieft. Die übersalzene Lösung entzieht den geschwollenen Nasenschleimhäuten das Wasser, das Vitamin C aus der Zitrone dichtet gleichzeitig die Kapillaren ab, wodurch es zu einer deutlichen Linderung der Entzündung kommt.

Mit Eberraute Erkältungen vorbeugen

Das regelmäßige Trinken von Eberrautentee führt zu einer Aktivierung der natürlichen Killerzellen und T-Lymphozyten, zwei zentralen Einheiten des Immunsystems, die vor allem zur Abwehr von Atemwegserkrankungen benötigt werden. Eberrautentee eignet sich zur Vorbeugung von Erkältungen. Die Zubereitung: 1 gehäuften Teelöffel Eberrautenblätter mit 150 Milliliter Wasser aufkochen, 30 Sekunden köcheln lassen, danach abseihen. In der Heilpflanzenliteratur findet sich aber auch der normale Teeaufguss als Zubereitungsform: 1 gehäuften Teelöffel mit 150 Milliliter heißem Wasser überbrühen, 10 Minuten ziehen lassen, danach abseihen. Tagesdosis: 2 bis 3 Tassen. Zur vorbeugenden Abwehrkräftigung sollte die Anwendung mindestens über 8 Wochen erfolgen.

Geduld!

Erkältungen brauchen ihre Zeit, um zu verschwinden. In der Regel dauert es drei bis vier Tage, bis das Gröbste überstanden ist. Wenn sich nach acht Tagen immer noch keine deutlichen Besserungen zeigen, muss zwecks Absicherung der Diagnose ein Arzt aufgesucht werden.

Der Lebensmitteldoktor rät

▸ Essen Sie täglich 2 frische Knoblauchzehen, das kann den Erkrankungsverlauf um einige Tage verkürzen. Die Zehen sorgfältig mit den Zähnen zerkleinern, bevor Sie sie herunterschlucken. Vor dem anschließenden Körpergeruch sollte Ihnen nicht bange sein, denn bei einer Erkältung sollten Sie ohnehin eine Weile zu Hause bleiben.

▸ Ziehen Sie sich am Abend ein Paar Zwiebelsocken an.

▸ Lutschen Sie täglich 1 bis 2 Zinkpastillen.

▸ Gurgeln Sie täglich 4- bis 5-mal mit Cystussud.

▸ Trinken Sie, wenn sich die erste Besserung zeigt, täglich 3 Tassen Eberrautentee, um das Immunsystem gegen die Rückkehr der Schnupfenviren zu wappnen.

▸ Keinen Kaffee, keine Colagetränke, keinen Alkohol! Der Antischnupfeneffekt des heißen Grogs mit Rum ist pure Legende!

Heilen von A bis Z mit dem Lebensmitteldoktor

Schuppenflechte
(Psoriasis)

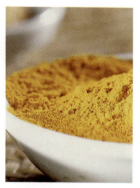

Als Gewürz zählt Kurkuma zu den traditionellen Bestandteilen von Curry. In der Ayurveda-Medizin hat er jedoch auch als Heilmittel eine lange Geschichte.

Symptome

- Ausbildung silberweißer Schuppen, vor allem an Ellbogen und im Bereich der Schultern
- Starke Rötungen mit Juckreiz

Ursachen

Die Hautzellen in den betroffenen Körperstellen reifen nicht vollständig aus, sie teilen sich zu früh und werden schließlich abgestoßen. Hauptverantwortlich für diese Entwicklungsstörung ist die Vererbung, der Ausbruch der Krankheit wird jedoch gefördert durch:
- Fieberhafte Infekte
- Impfungen
- Stress
- Medikamente (besonders Antidepressiva)
- Allergien

Alkohol, Kaffee, Tee und starke Gewürze verstärken den Juckreiz bei Psoriasis. Zu den besonders problematischen Gewürzen zählen Anis, Kümmel, Muskat, Nelken und Zimt.

Psychische Hintergründe
In der Psychosomatik konnte beobachtet werden, dass sich Patienten mit Schuppenflechte einerseits gerne in der Öffentlichkeit zeigen, auf der anderen Seite häufiger Ängste und Niedergeschlagenheit verspüren. Einige Psychotherapeuten verstehen die Schuppenflechte als eine Art Panzer, mit der sich der Patient vor dem Zugriff anderer Menschen schützen will.

Das tut bei Schuppenflechte gut

- **Omega-3-Fettsäuren** Hierbei handelt es sich um Fettsäuren, die besonders in Fischen zu finden sind. Sie wirken in starkem Maß entzündungshemmend. Viele Psoriasispatienten zeigen eine deutliche Linderung der Symptome, wenn sie viermal pro Woche fetten Fisch wie Makrele, Hering, Sardine und Lachs essen oder aber Fischölkapseln einnehmen. Die tägliche Öldosis liegt bei 3 bis 5 Gramm, je nach Körpergewicht.
- **Vitamin D** Salben mit dem Vitamin-D3-Analgon Calcipotriol sind imstande, die vermehrungswütigen Hautzellen von Psoriatikern zu bändigen. Behandlungen mit Calcitriolsalben zeigen ähnliche Effekte wie Therapien mit Kortison und Dithranol – bei allerdings erheblich besserer Verträglichkeit. Außerdem lässt sich diese Behandlung gut mit UV-Bestrahlun-

Schuppenflechte

gen kombinieren. Die Anwendung dieser Salben (in denen nicht natürliches Vitamin D, sondern eine chemische Abwandlung verarbeitet wurde) gehört in die Hände eines erfahrenen Hautarztes; die Erhöhung der Vitamin-D-Zufuhr über die Ernährung bringt keine Effekte.

▶ **Vitamin B12** Äußerlich aufgetragen, fischt das Vitamin NO-Verbindungen aus der Haut, und diese Stickstoffmoleküle spielen eine Schlüsselrolle bei der Entstehung von Juckreiz. In einer Studie der Universität Bochum zeigte eine Avocado-B12-Creme gute Heilerfolge. Man kann sich die Creme auch leicht selbst herstellen, sogar auf natürlicher Basis. Im Kaufhaus oder der Drogerie eine parfümfreie Avocadocreme kaufen und diese mit etwas Sanddorn-B12-Granulat aus der Apotheke vermischen (Sanddorn ist je nach Standort eine der ergiebigsten Quellen an natürlichem Vitamin B12). Als Zubereitung reicht es, vor dem Mischen das Granulat im Mörser zu einem Pulver zu zerstoßen. Die Emulgatoren der fertigen Creme sollten normalerweise dafür sorgen können, dass seine wasserlöslichen B-Vitamine problemlos die Haut durchdringen. Ansonsten bleibt noch die Möglichkeit, das zerstoßene Sanddorngranulat mit Avocadoöl und etwas Sojalezithin zu vermischen. Hier transportiert dann das Lezithin das B-Vitamin in die Haut.

Gelbwurz hilft

Ein Extrakt der Kurkumawurzel (auch Gelbwurz genannt) unterdrückte in einer Studie von Dermatologen der Universität Frankfurt die Freisetzung von Zytokinen, die als Hauptauslöser der Schuppenflechte gelten. Die alte indische Heil- und Gewürzpflanze zeigte dabei – mit deutlich weniger Nebenwirkungen – eine ähnliche Effektivität wie Kortison.

Keine Chance für Zink
Ursprünglich dachte man, Psoriasispatienten mit Zinkpräparaten helfen zu können, weil das Mineral als echter »Hautfreund« mit entzündungshemmenden Eigenschaften gilt. In klinischen Tests blieben die Präparate jedoch ihren Wirkungsnachweis in der Regel schuldig.

Kurkuma statt Kortison
Bislang wurde Gelbwurz hierzulande lediglich als Heilmittel für Erkrankungen der Galle und Gallenwege eingesetzt. Die Anwendung erfolgt am besten über Präparate aus der Apotheke: Cholestral Krugmann, Curcu-Truw und Sergast; Dosierung laut Packungsbeilage.

Der Lebensmitteldoktor rät

▶ Trinken Sie weniger Alkohol. Bereits 100 Gramm pro Tag (das entspricht etwa 4 Flaschen Bier oder 1 1/2 Flaschen Wein) steigern das Risiko für einen Psoriasisschub um das Doppelte.

▶ Essen Sie 4-mal pro Woche Fisch. Oder greifen Sie zu geschmacksneutralen Fischölkapseln.

▶ Meiden Sie Kaffee, rotes Fleisch, Weißmehlprodukte und Fertiggerichte. Erhöhen Sie dafür auf Ihrem Speisezettel den Anteil an Olivenöl, Vollkorn, Obst und Gemüse. In einer Studie der Universität Hawaii zeigte diese Ernährungsumstellung beachtliche Erfolge in der Psoriasistherapie.

Heilen von A bis Z mit dem Lebensmitteldoktor

Schweißbildung, übermäßige

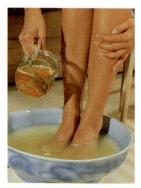

Nach einem Salbeibad kann man regelrecht spüren, wie die Füße angenehm trocken bleiben.

Symptome
Übermäßige Schweißbildung an Händen, Füßen, Rücken und unter den Achseln, obwohl sich die Betroffenen gar nicht oder nur wenig angestrengt haben

Ursachen
Übermäßige Schweißbildung kann viele Ursachen haben. Zahlreiche Betroffene besitzen eine angeborene Veranlagung dazu, aber auch psychische Faktoren (vor allem Angst) und bestimmte Nahrungsmittel (z. B. Knoblauch) können die Schweißabsonderung übermäßig steigern. Schwitzattacken gehören auch zu den typischen Begleitern der Wechseljahre. Und: Menschen reagieren auf Hitze sehr unterschiedlich. Während einige relativ »trocken« bleiben, zerfließen andere fast.

Das tut bei Schwitzen gut
Vitamin C hilft bei Hitze
Vitamin C verbessert die Akklimatisierung in hohen Umgebungstemperaturen. Wer also in den Sommermonaten oder im Urlaub in heißen Gefilden unter starkem Schwitzen leidet, sollte sich mit Vitamin C eindecken. Präparate sind in der Regel überflüssig, da man für den akklimatisierenden Effekt keine extrem hohen Dosierungen braucht. Setzen Sie besser mehr frisches und durch dicke Schalen geschütztes (denn Vitamin C ist hitze- und lichtempfindlich!) Obst wie Kiwis, Orangen und Grapefruits auf den Speiseplan. Verzehren Sie außerdem reichlich Kakao, Weizenkeime und fermentierte Vollkornprodukte (vor allem Roggenvollkornbrot aus Sauerteig), denn das darin enthaltene Kupfer verbessert die Vitamin-C-Aufnahme. Der größte Vitamin-C-Räuber ist übrigens das Rauchen.

Salbei bändigt Schweißdrüsen
Salbei normalisiert die Schweißdrüsenabsonderung und reguliert das zentrale Nervensystem, das für die Steuerung der Schweißdrüsen zuständig

Angstschweiß aus Angst vor dem Schweiß
Schwitzen in unpassenden Situationen wird gemeinhin als Unsicherheit oder sogar als Ausdruck mangelnder Hygiene interpretiert. Hierdurch gerät ein sensibler Mensch schnell in die Situation, dass er beispielsweise bei einem Vorstellungsgespräch vor Angst schwitzt und dann vor Angst, dass sein Gegenüber dies sehen oder sogar riechen könnte, noch stärker zu schwitzen anfängt.

Übermäßige Schweißbildung

ist. Das traditionsreiche Gewürz greift also gleichzeitig an den Produktionsstätten des Schweißes und in deren Steuerungszentrale an. Es ist dadurch sogar imstande, Schweißdrüsen in die Schranken zu weisen, die mit Hilfe von Pilocarpin in Aktion gesetzt wurden (Pilocarpin ist ein Mittel aus der Augenheilkunde zur Behandlung von Grünem Star; es führt als Nebenwirkung zu starker Schweißabsonderung).

Die antihydrotischen Wirkungen von Salbei wurden durch mehrere Studien bestätigt. Die Schweißhemmung beträgt bis zu 52 %. Die Wirkung setzt zwischen dem ersten und vierten Tag ein, nach neun Tagen lässt die Wirkung nach. Salbei hemmt die Schweißproduktion sowohl bei innerlicher als auch äußerlicher Anwendung. So können Salbeifußbäder bei Schweißfüßen helfen, während bei übermäßigem Schweiß infolge von Nervosität oder Übergewicht die Einnahme von Salbeiöl zweckmäßig ist. In schweren Fällen können auch innerliche und äußerliche Anwendung miteinander kombiniert werden.

Trockene Hände und Füße mit Bockshornklee

Die Samen des Bockshornklees Trigonella enthalten Substanzen, die unsere Haut und ihre Schweißdrüsen beruhigen. Besorgen Sie sich sein Pulver als »Trigonella Sogauflage« (Trigonella ist der lateinische Name der Pflanze) in der Apotheke. Dann verrühren Sie das Pulver mit warmem Wasser zu einem zähen Brei. Den verstreichen Sie auf einem Leinentuch, das Sie um Ihre Füße oder Hände wickeln. 20 Minuten einwirken lassen. Mindestens 2-mal täglich morgens und abends anwenden. Die ersten Effekte werden sich nach etwa 2 Wochen zeigen.

Biologische Hintergründe

Etwa zwei bis drei Millionen Drüsen produzieren den menschlichen Schweiß. Von daher muss einer starken Feuchtigkeitsabgabe nicht unbedingt eine Krankheit zugrunde liegen. Im Gegenteil: Austrainierte Sportler beispielsweise zeichnen sich dadurch aus, dass sie bei Bewegungen relativ schnell ins Schwitzen geraten – ein Beweis für die Fähigkeit ihres Körpers, sein Potenzial der Schweißdrüsen ausschöpfen zu können.

Der Lebensmitteldoktor rät

▸ Bei Schweißfüßen empfehlen sich Fußbäder in einer Mischung aus 2 Liter warmem Wasser und 4 bis 6 Esslöffeln getrockneten Salbeiblättern. Bei Schweißattacken an mehreren Körperteilen empfiehlt sich das Trinken von Salbeitee (1 gehäufter Teelöffel auf 1 Tasse kochendes Wasser, 10 Minuten zugedeckt ziehen lassen, 3 Tassen täglich) oder ätherischem Salbeiöl aus der Apotheke (0,1 bis 0,3 Milliliter täglich auf 3 Einheiten verteilt, mit etwas Wasser verdünnen).

▸ Bei extremen Schweißattacken unter heißem Klima sollten Sie mehr frisches und dickschaliges Obst essen. Trinken Sie außerdem morgens 1 Tasse Kakao.

Heilen von A bis Z mit dem Lebensmitteldoktor

Spannungs-kopfschmerzen

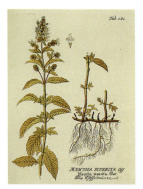

Pfefferminze enthält ätherische Öle, die schmerzlindernd bei Kopfweh wirken.

Symptome

Der Schmerz verteilt sich, vom Hinterhaupt kommend, diffus über die gesamte Schädeldecke. Die Patienten sprechen oft von dem Gefühl, als wenn sie einen zu klein geratenen Helm aufgesetzt hätten oder ihr Schädel in einem Schraubstock gefangen wäre. Nachts lassen die Schmerzen nach.

Ursachen

Spannungskopfschmerzen haben meist psychische Ursachen. Die Betroffenen machen für ihre Beschwerden häufig den beruflichen Stress verantwortlich – eine Einschätzung, die auch wissenschaftlich gestützt wird. Denn Berufssituationen wie Termindruck, Angst vor Kündigung sowie Konflikte mit Kollegen, Vorgesetzten oder Kunden setzen in unserem Körper entwicklungsgeschichtlich sehr alte Stressreaktionen in Gang, die u. a. darin münden können, die Nackenmuskulatur – zum instinktiven Schutz vor weiteren »Nackenschlägen« – fortwährend anzuspannen. Die chronische Anspannung führt schließlich zu schmerzhaften Muskelhärten, die sich bis zum Kopf erstrecken können, außerdem verschlechtert der dauernde Muskeldruck die Durchblutungssituation in Richtung Kopf, was wiederum schmerzhafte Folgen haben kann.

Kopfweh bei Kindern
Bei Kindern werden Spannungskopfschmerzen oft durch falsches Sitzen ausgelöst. Der häufigste Sitzfehler: Der Tisch ist im Verhältnis zum Stuhl zu hoch, es kommt zu einer falschen Sitzposition und damit zu einer Verspannung der Schultermuskeln, die schließlich in den Kopf hinaufzieht.

Das tut bei Kopfschmerzen gut

▶ **Magnesium** Bei Kopfschmerzpatienten lassen sich relativ oft Magnesiumdefizite feststellen. Was nicht wirklich verwundern darf, da das Mineral eine wichtige Rolle dabei spielt, die Spannung in den Blutgefäßen und Muskeln des Kopfbereichs zu steuern. In einigen Studien zeigte sich Magnesium als wirkungsvolle Hilfe in der Kopfschmerztherapie, es konnte zum Teil die Anzahl der Kopfwehattacken deutlich reduzieren.
Bekanntermaßen sind jedoch Mineralien am besten verwertbar, wenn sie auf natürliche Weise eingenommen werden. Magnesiumreiche Lebens-

mittel sind Knäckebrot, Leinsamen, Sesam, Sonnenblumenkerne und Reis. Außerdem empfiehlt sich die Einnahme von Bärlauch-Magnesium-Kapseln aus der Apotheke und 1 bis 2 Teelöffeln Milchzucker pro Tag, um die Verwertung des Minerals zu verbessern. Bedenken Sie, dass Stress und der Verzehr von viel Fleisch und Wurst den Magnesiumbedarf erhöhen.

▶ **Vitamin B6 (Pyridoxin)** Das Schmerzmittel schlechthin unter allen Vitaminen. Dazu muss es jedoch in Form hoch dosierter Vitaminpräparate (Pyridoxintagesdosis bis zu 300 Milligramm) zum Einsatz kommen, die neben Vitamin B6 auch die Vitamine B1 und B12 enthalten. Fragen Sie in der Apotheke danach.

Pfefferminzöl lindert Kopfwehattacken

Untersuchungen der Universität Kiel zeigen, dass Pfefferminzöl – oberhalb der Schläfen mehrmals täglich leicht einmassiert – Kopfschmerzattacken die Schärfe nimmt. Pfefferminzöl gibt es in Apotheken. Es erzielt eine ähnliche Wirksamkeit wie die gängigen Schmerzmittel ASS und Parazetamol, ohne freilich deren Risikopotenzial zu besitzen.

Oregano erleichtert

Oreganoblätter enthalten zahlreiche ätherische Öle, darunter das schmerzlindernde Carvacrol. Die Anwendung erfolgt am besten als Tee: 1 Teelöffel Oreganoblätter mit 1 Tasse kochendem Wasser überbrühen, 10 Minuten ziehen lassen, dann abseihen. Trinken Sie davon 3 Tassen pro Tag.

Die Essigapotheke

Bei Spannungskopfschmerz hilft der »Essighut«: Tauchen Sie den offenen Rand einer Papiertüte in Reis- oder Apfelessig und setzen Sie sich diese Tüte auf den Kopf. Auch gut: Weinessig mit Wasser zu gleichen Teilen mischen und zum Kochen bringen. In eine hohe Schüssel geben, den Kopf darüber beugen und den Nacken mit einem Handtuch abdecken, sodass die Dämpfe gebündelt werden. Dann wird inhaliert: durch die Nase ein-, durch den Mund ausatmen. Dauer der Anwendung: 10 bis 15 Minuten.

Häufiges Übel

Spannungskopfschmerzen sind weit verbreitet. Sie befallen jährlich etwa 88 % der Frauen und 69 % der Männer. Sie spielen auch eine große Negativrolle im Berufsleben, denn sie sorgen jährlich für 920 Arbeitsausfälle pro 1000 Arbeitnehmer.

Der Lebensmitteldoktor rät

▶ Machen Sie eine mehrwöchige Kur mit »Bärlauch Magnesium«. Erst 3 (Frauen) bis 4 (Männer) Kapseln täglich, nach 4 Wochen auf 2 reduzieren.

▶ Essen Sie 1 bis 2 Teelöffel Milchzucker täglich.

Heilen von A bis Z mit dem Lebensmitteldoktor

Übergewicht

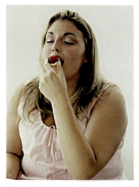

Dicke Menschen sind nur selten wirkliche Genusseser. Die meisten haben ein sehr belastetes, mitunter sogar neurotisches Verhältnis zum Essen.

Symptome

Maßeinheit für Übergewicht ist der BMI (Bodymass-Index). Er berechnet sich aus der Division des Körpergewichts durch die quadrierte Körpergröße (Gewicht [kg] : (Größe [m])²). BMI-Normalwerte liegen bei 19 bis 25. Nach der Einstufung der WHO gelten Erwachsene mit einem Bodymass-Index über 25 als übergewichtig, mit einem Wert über 30 als stark übergewichtig (adipös). Demnach ist ein 1,80 Meter großer Mann mit einem Gewicht über 81 Kilogramm übergewichtig, ab 97 Kilogramm ist er so stark übergewichtig, dass er unbedingt etwas dagegen unternehmen sollte.

Überflüssige Diäten

Laut WHO sind über 30 Millionen Bundesbürger übergewichtig, 1,2 Millionen gelten sogar als »extrem adipös«; sie müssten wegen ihrer Fettleibigkeit unbedingt behandelt werden. Viele Betroffene versuchen zwar, ihr Problem per Diät in den Griff zu bekommen, doch der Erfolg bleibt meist aus. Ein durchschnittlicher Diätversuch dauert fünf bis sechs Monate, bis er frustriert abgebrochen wird; oft gehen am Anfang ein paar Kilos runter, doch langfristig führen Diäten sogar zu einer weiteren Gewichtszunahme.

Ursachen

Eine der Hauptursachen von Übergewicht ist Bewegungsmangel. Menschen können aber auch von Geburt an recht unterschiedliche »Futterverwerter« sein: Kalorien, die bei dem einen ansetzen, führen bei anderen zu keinerlei Zunahme, obwohl sie sich ungefähr gleich viel bewegen, also etwa den gleichen Kalorienverbrauch haben.

Als weitere Ursache hat sich in den letzten Jahren zunehmend die besondere Psyche der Dicken herausgestellt. So hören normale Esser mit dem Essen auf, wenn sie satt sind. Doch dem Übergewichtigen gelingt das offenbar nicht. Viele Fettleibige merken einfach nicht, wenn sie satt sind, weil sie sich bei der Nahrungsaufnahme stark von äußeren Reizen beeinflussen lassen, wie etwa Tageszeit, Essensdüften, Schaufensterauslagen – oder durch Portionsgrößen und Farben.

Wie mächtig diese Einflussgrößen sind, belegt eine Studie von Ernährungswissenschaftlern der University of Illinois. Sie stellten ihren Testpersonen zwei Schalen hin; in der einen Schale lagerten Schokopillen in sieben Farben, in der anderen gab es zehn Farben zu sehen. Das Ergebnis: Von der bunteren Schale wurden 43 % mehr gegessen. Und es waren vor allem Übergewichtige, die dabei auffielen. In einem weiteren Test verteilte man Popcorn an Kinobesucher. Wurde es in extragroßen Tüten angeboten, vertilgten sie bis zu 50 % mehr – selbst wenn der Inhalt alt und muffig schmeckte. »Ein deutlicher Hinweis darauf«, so Studienleiterin Barbara

Übergewicht

Kahn, »wie leicht unsere Augen den Magen austricksen können.« Die Forscher raten daher Übergewichtigen, einen Bogen um bunte Buffets zu machen und nie mehr als zwei verschiedene Speisen gleichzeitig auf einen Teller zu häufen.

Das hilft gegen Übergewicht

▶ **L-Karnitin** In den Mittelmeerländern weiß man es schon längst: Lamm- und Hammelfleisch machen weniger dick als andere Fleischsorten. Und das stimmt. Denn Hammel und Lamm enthalten viel L-Karnitin. Diese Aminosäure fördert den Fettstoffwechsel. Versuchen Sie daher, einen Teil Ihres Schweine- und Rindfleischkonsums durch Hammel- und Lammprodukte zu ersetzen.

▶ **Hochwertige Eiweiße** Immer wieder hört man, dass wir ohne fetthaltige Kost aus Schweine- und Rindfleisch unmöglich satt werden könnten. Ein Irrtum! Denn gerade die Fettsäuren aus Fleisch und Wurst tragen viel weniger zum Sättigungsgrad bei als etwa hochwertige Proteine. Ideale Sattmacher sind daher Käse, Eier, Fisch und eiweißhaltiges Gemüse wie Erbsen, Bohnen und Soja.

▶ **Saponine** Diese »Seifenstoffe« werden von uns nur in geringem Maß resorbiert, somit beschränken sich ihre Wirkungen hauptsächlich auf den Magen-Darm-Trakt. Charakteristisch ist ihre starke Oberflächenaktivität. Diese macht sie zu regelrechten »Fettschluckern«. Von größter diätetischer Bedeutung ist aber wohl die Hemmwirkung der Saponine auf die Lipase, ein Enzym aus der Bauchspeicheldrüse. Dieser Stoff spielt eine zentrale Rolle bei der Fettverdauung. Wird er gehemmt, gelangt weniger Fett in unseren Körper. Zu den wichtigsten Saponinlieferanten gehören Kichererbsen, grüne Bohnen und Spinat sowie Oolongtee, der zudem laut japanischen Studien die Fettverbrennung anregt.

▶ **Chrom** Das Mineral ist Bestandteil des so genannten Glukosetoleranzfaktors (GTF), der zusammen mit dem Hormon Insulin den Zucker-, Cholesterin- und Fettspiegel im Blut stabilisiert. Chrommangel begünstigt die Entstehung von Diabetes mellitus. Das Verabreichen chromhaltiger Präparate erbrachte in

Stoffwechselfeinde
▶ Fleisch- und Wurstwaren (wegen des hohen Gehalts an gesättigten Fettsäuren)
▶ Konservengemüse (wegen des niedrigen Vitamingehalts)
▶ Abführmittel
▶ Östrogenbetonte Antibabypillen

Wer Sport treibt, baut Muskelmasse auf. Dieser Effekt ist für Körpergewicht und Gesundheit wichtiger als die Kalorien, die man mit Bewegung verbrennt.

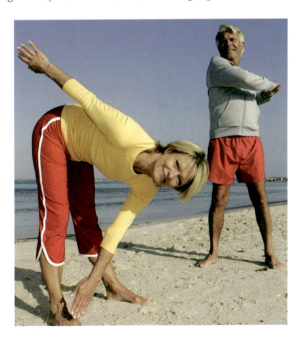

Heilen von A bis Z mit dem Lebensmitteldoktor

Vollkorn und Rohkost gehören zu den wirksamen Mitteln im Kampf gegen überflüssige Pfunde. Sie müssen jedoch schmackhaft zubereitet sein. Wer beim Essen keinen Spaß hat und nur auf die Kalorien achtet, wird langfristig nichts an seinen Gewichtsproblemen ändern.

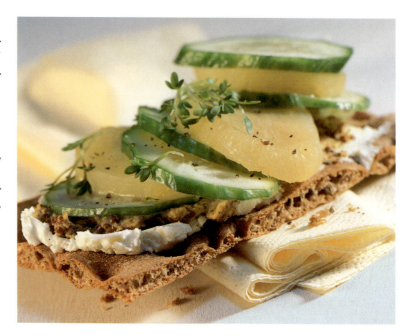

Achtung, Fastfood!
Fastfood ist Fat Food und sollte daher nicht öfter als ein- bis zweimal pro Woche auf den Tisch kommen. Ein weiterer Nachteil von Big Mac & Co.: Es wird so schnell gegessen, dass wir dem Körper nicht genug Zeit geben, Sättigungssignale auszusenden. Dadurch essen wir mehr, als uns gut tut.

wissenschaftlichen Studien jedoch nicht die gewünschten Ergebnisse bei Zuckerkrankheit; offenbar ist das Mineral in isolierter Form nur begrenzt wirksam. Besser fährt man daher, den Speiseplan chromhaltiger zu gestalten. Das Mineral findet man hauptsächlich in Tee, Nüssen, Pilzen, Spargel, fermentierten Vollkornprodukten, Käse und Kakao. Meiden Sie die so genannten Cremigmacher, also Alginate, Guarkern- und Johannisbrotmehle in Puddingpulver, Brotaufstrichen, Fertigsaucen, Instantsuppen, Speiseeis und fettreduzierten, aber trotzdem sahnigen Nahrungsmitteln. Denn sie hemmen die Chromaufnahme.

▶ **Pektine** Sie gehören zu den wasserlöslichen Ballaststoffen und werden zum Teil im Darm durch Bakterien zersetzt. Ihre Wirkung: Sie sorgen für die Verdickung des Darminhalts, der dadurch allerdings nicht langsamer, sondern sogar schneller den Darm passiert. Dadurch gelangen weniger Fette aus dem Darm in den Körper. In den letzten Jahren fanden Wissenschaftler zudem heraus, dass Pektine erhöhte Cholesterinwerte im Blut senken können, indem sie bestimmte Gallensäuren an sich binden und sie dadurch daran hindern, in die Cholesterinsynthese einzugehen. Große Mengen an Pektinen finden sich in Äpfeln, Birnen und Möhren.
Achtung: Pektine werden von der Nahrungsmittelindustrie auch als Dickungsmittel eingesetzt. Ob sie jedoch in dieser entmineralisierten Form auch zur Gewichtsreduktion beitragen, ist fraglich.

Die Last der Kontrolle

Es wäre ein Fehler, Übergewichtige generell als unkontrollierte Vielesser zu brandmarken. Oft gehören sie sogar zu den gezügelten Essern. Denn da sie viele Diäten ausprobiert und auch Kenntnisse über den Kaloriengehalt der Mahlzeiten gesammelt haben, befinden sie sich in dem permanenten Konflikt, dass sie ihr Essen einerseits genießen wollen, andererseits aber auch wissen, dass es sie dick machen könnte. Unglücklicherweise ist jedoch der Ablauf des Essens so konstruiert, dass anfangs meist jene Reize dominieren, die das Genussmotiv ansprechen: Man hat Appetit, lädt sich den Teller voll, schlemmt – und erst, wenn der Teller fast leer ist, meldet sich das schlechte Gewissen. Doch da ja nun ohnehin alle guten Absichten ruiniert sind, siegt die »Egalstimmung«. Es kommt also zum kulinarischen Exzess, obwohl der Essende nur zu gut um dessen Schädlichkeit weiß.

Bitter macht schlank

Wissenschaftliche Studien bestätigen: Bitterstoffe steigern die Speichel- und Magensaftproduktion, was die Verdauung erleichtert, und sie aktivieren die Darmbewegungen, was zu mehr Stuhlgang führt. Außerdem regen sie Bauchspeicheldrüse und Leber an, nahrungsspaltende Enzyme und fettauflösende Gallensäure auszuschütten. Schließlich fördern sie den Appetit, erzeugen aber auch während des Essens ein Gefühl der Sättigung. Sie spielen also eine wichtige Rolle bei der Kontrolle unseres Hungers – und damit auch bei der Kontrolle unseres Körpergewichts sowie unserer Blutfett- und Blutzuckerwerte.

Gründe genug also, den Bitterstoffanteil im Speiseplan möglichst hoch zu halten. Doch die Realität sieht anders aus. Bittere Möhren und Erbsen gefallen dem auf Süß getrimmten Gaumen nicht mehr, und deswegen wurden in der Gemüsezucht die entsprechenden Richtungen eingeschlagen. Es wurden Zuchtformen mit reduziertem Bitterstoffgehalt entwickelt: Der heute von vielen als bitter empfundene Chicorée ist nur noch ein milder Abklatsch von den Bitternoten, die früher in ihm zu finden waren.

Bleibt die Frage, wie man dem modernen »Entbitterungstrend« begegnen kann. Zunächst einmal muss man umgekehrt vorgehen und sich von extremen Süßnoten verabschieden. Denn wer seinen Gaumen auf extrem süße oder salzige Nahrungsmittel wie Colagetränke, Limonaden, bunte Joghurts und Gummibärchen sowie Salzstangen, Kartoffelchips, Fertiggerichte und Tütensuppen geeicht hat, dem graut es natürlich erst einmal vor allem, was bitter schmeckt. Erst wenn hier eine Umorientierung erfolgt ist, kann man dazu übergehen, langsam den Bitterstoffanteil auf dem Speisezettel zu erhöhen. Also: Apfelschorle statt Limo, Joghurt mit

---

Sport, der Appetitzügler
Regelmäßige Bewegung reduziert den Appetit. Schon allein dadurch, dass sich die Körpertemperatur erhöht und höhere Temperaturen an unser Appetitzentrum im Gehirn ein hemmendes Signal senden. Wobei bereits unsere Großmütter wussten, dass man dazu nicht unbedingt einen Marathonlauf benötigt. Bereits ein flotter Spaziergang von einer Stunde reicht vollkommen aus, um den Appetit zu bändigen.

Heilen von A bis Z mit dem Lebensmitteldoktor

Kleine Frechheit mit pädagogischer Wirkung
Sicherlich ist Ihnen der Spruch bekannt: »Ich esse wie ein Spatz, trotzdem nehme ich zu!« Wenn Sie ihn wieder einmal zu hören bekommen, dann antworten Sie doch einmal mit: »Wissen Sie eigentlich, dass ein Spatz täglich das Mehrfache seines Körpergewichts isst?« Bei manchen Menschen wirkt es pädagogisch, wenn man ihr Selbsttäuschungsmanöver karikiert.

selbst gemachter Marmelade anstatt bunte Fertigjoghurts, und zum Fernsehabend schmecken auch Erdnüsse (ungeschält und nicht aus der Dose) anstatt Kartoffelchips und Salzstangen.

Wenn es um das »Anbittern« des Essalltags geht, haben die so genannten Aperitifs eine gewisse Tradition, doch die meisten von ihnen enthalten erhebliche Mengen an Alkohol. In Japan setzt man auf die herben Nuancen des grünen Tees, und man tut gut daran, da dieser Tee noch zahlreiche andere positive Effekte für die Gesundheit hat. Ähnliches gilt für die Bittergewürze Beifuß, Kerbel, Majoran, Oregano, Salbei und Pomeranze.

Keine Angst vor der Schwangerschaft

Schwangere Frauen legen – unabhängig vom Gewicht ihres Kindes – an Gewicht zu. Das ist normal und soll so sein. Viele sind jedoch enttäuscht, wenn sich nach der Niederkunft das Gewicht nicht wieder umgehend auf Ursprungsgröße einpendelt. Dabei besteht kein Grund zu Panik und Crashdiäten: Besser ist es, sich schon vor der Schwangerschaft einige Fakten zu Kinderkriegen und Körpergewicht klarzumachen:

▶ Die meisten Frauen geben mit der Schwangerschaft das Rauchen auf. Nikotinentzug führt jedoch stets dazu, dass der Körper an Fettmassen zulegt. Raucherinnen sollten sich also nicht erst während der Schwangerschaft zum Nikotinstopp entschließen, sondern am besten schon vorher, wenn sie sich voll auf den Kampf gegen die Wirkungen des Nikotinentzugs konzentrieren können.

▶ Viele Frauen hören ausgerechnet mit der Schwangerschaft damit auf, sich körperlich zu bewegen. Und damit fahren sie natürlich ihren Kalorienbedarf nach unten, und der mündet schließlich in Körperfett. Dabei gibt es für schwangere Frauen keinen Grund, auf Sport zu verzichten.

Der Lebensmitteldoktor rät

▶ Essen Sie zum Frühstück regelmäßig Vollkornbackwaren, vor allem aus Roggensauerteig. Denn die enthalten neben dem »Stoffwechsel-Booster« Chrom Ballaststoffe, die uns satt machen und den Übergang der Fette aus dem Darm ins Blut blockieren.

▶ Essen Sie vor dem Frühstück 1 Apfel oder 1 Birne (mit Schale!) sowie vor dem Mittagessen 1 rohe Möhre.

▶ Trinken Sie täglich zu den Mahlzeiten 1 Tasse Oolongtee: 1 Teelöffel mit 1 Tasse kochendem Wasser übergießen, 3 bis 5 Minuten ziehen lassen.

Übergewicht

- Aus dem Mittelmeerraum stammt die Erkenntnis: Fisch macht schlank. Denn er enthält neben dem Stoffwechselantreiber Jod hochwertige Proteine, die das Hungergefühl bremsen. Also: mindestens 2-mal pro Woche Seefisch auf den Tisch!

- Mehr hochwertige Eiweiße! Ein Stückchen Käse eignet sich zum Abschluss einer opulenten Mahlzeit besser als ein süßer Nachtisch wie Pudding. Denn Käse bietet wirklich einen rundum gelungenen Abschluss, während die Einfachzucker und versteckten Fette des süßen Nachtischs schon wenige Minuten später wieder neuen Appetit entstehen lassen.

- Essen Sie täglich ein paar Sonnenblumenkerne oder Nüsse. Man kann sie als Snack zwischendurch in den Tag einbauen oder sie zur Verfeinerung über Joghurt- und Quarkspeisen streuen. Nüsse und Samen enthalten ungesättigte Fettsäuren, die satt machen, aber trotzdem nicht als Depotfett abgelagert, sondern in zahlreichen aktiven Funktionen unseres Körpers eingebaut werden.

- Unser Hungergefühl wird stark durch das Kauen beeinflusst. Schlucken, Einspeicheln und das Mahlen der Kiefer senden hemmende Signale an unser Hungerzentrum im Gehirn und tragen dadurch zur Sättigung bei. Also: bei den Mahlzeiten nicht schlingen, sondern gewissenhaft kauen und schlucken – dies verstärkt den Sättigungsgrad. Außerdem: Essen Sie mehr Lebensmittel, die einen hohen Anteil an Zellulosefasern (Ballaststoffen) haben und daher lange gekaut werden müssen: Hülsenfrüchte, Vollkornprodukte, Samen und Rohkost. Man kann schon einen großen Fortschritt in seinen Diätbemühungen erzielen, wenn man den weißen Frühstückstoast durch dunkles Vollkornbrot ersetzt, und wird dabei schon bald die Erfahrung machen, dass man mit 2 Scheiben Vollkornbrot ähnlich satt wird wie mit 6 Scheiben Toast.

- Zählen Sie nicht pedantisch Kalorien, pflegen Sie lieber den Genuss! Denn viele Dicke sind kontrollierte Esser, die sich viel zu viele Gedanken über den Kaloriengehalt ihrer Nahrung machen, anstatt sie bewusst zu genießen. Auf diese Weise werden große Nahrungsmengen vertilgt, ohne dass es der Betroffene merkt – nicht umsonst sind viele Dicke der Überzeugung, dass sie eigentlich viel weniger essen als andere. Demgegenüber werden Genussesser nur selten dick. Denn sie wissen: Eine Erdbeertorte schmeckt bekanntlich nur gut, wenn man nur ein Stück davon langsam und bewusst schmeckend verzehrt.

Urbittergranulat

Eine weitere Alternative zum »Anbittern« des Alltags besteht im Einsatz von Urbittergranulaten aus der Apotheke. Sie eignen sich als »Bitterlehrer«, um uns wieder an diese fast vergessene Geschmacksnote zu gewöhnen. Darin werden einheimische sowie wild wachsende Heil- und Gemüsepflanzen wie Brennnessel, Löwenzahn und Wegwarte zu einem »Bitterstoffcocktail« kombiniert. Ihre Einnahme erfolgt jeweils teelöffelweise vor den Mahlzeiten. Wichtig ist allerdings, dass ihr Geschmack auch wirklich zur Geltung kommt. Also: das Granulat richtig zerkauen und auf der Zunge zergehen lassen. Denn nur wenn sie bitter schmecken, können Bitterstoffe auch ihre gesundheitlichen Vorzüge entfalten.

Wechseljahrebeschwerden

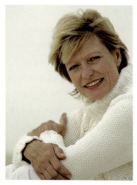

Viele Frauen empfinden ihre Wechseljahre als »Sollbruchstelle«, wonach es nur noch abwärts geht. Mit dieser Einstellung sind Probleme natürlich vorprogrammiert.

Männliches Klimakterium?
Die Frage, ob es die Wechseljahre auch beim Mann gibt, wird von Wissenschaftlern sehr unterschiedlich beantwortet. Tatsache ist: Hormonell passiert beim Mann nichts, was den Vorgängen beim Klimakterium der Frau nur annähernd ähnelt. Tatsache ist aber auch, dass Männer beim Übergang in die »besten Jahre« große psychische und zum Teil auch körperliche Probleme (wie Potenzschwäche) haben können.

Symptome

- Hitzewallungen mit Schweißausbrüchen
- Depressive Verstimmungen
- Reizbarkeit
- Schlafstörungen
- Nervosität
- Mangelnde Hautdurchblutung
- Haarausfall, brüchige Fuß- und Fingernägel
- Osteoporose (Knochenschwund)
- Bluthochdruck
- Trockene Schleimhäute
- Harninkontinenz
- Nachlassende sexuelle Lust
- Arteriosklerose (Verkalkung)

Die genannten Symptome treten nur selten gemeinsam auf; bei den meisten Frauen dominieren Hitzewallungen, Reizbarkeit, Schlafstörungen, depressive Verstimmungen und trockene Schleimhäute.

Ursachen

Hauptursache für Beschwerden in den Wechseljahren ist das Nachlassen der Östrogenproduktion in den Eierstöcken. Die Stärke der Symptome hängt jedoch mit der jeweiligen psychischen Situation der Frau zusammen. Das weibliche Klimakterium wird oft nur dann zu einem Gesundheitsproblem, wenn die Frau psychische Probleme damit hat, sich von ihrer Fruchtbarkeit zu verabschieden.

Wer raucht, ist übrigens eher dran! Nikotin gehört zu den Stoffwechselgiften und nimmt daher auch Einfluss auf die Wechseljahre. Die gefährlichen Begleitsymptome Arteriosklerose und Bluthochdruck werden durch die ständige Nikotinzufuhr noch weiter verschärft, außerdem kommen Raucherinnen im Durchschnitt zwei Jahre früher in die Wechseljahre als Nichtraucherinnen.

Das tut in den Wechseljahren gut

▶ **Vitamin C** Es bekämpft schwer wiegende Begleiterscheinungen der Wechseljahre wie Arteriosklerose und Bluthochdruck. Darüber hinaus konnte in Studien ein therapeutischer Effekt hoher Vitamin-C-Dosierungen auf Hitzewallungen beobachtet werden, auch wirkt es positiv auf die sexuelle Lust. Frauen im Klimakterium sollten mindestens 100 Milligramm natürliches Vitamin C pro Tag aufnehmen, Raucherinnen benötigen sogar das Doppelte! Erhöhen Sie daher den Obst- und Rohkostanteil in Ihrer Nahrung. Spezielle Präparate sind in der Regel überflüssig.

▶ **Kalzium und Mangan** Die beiden Mineralstoffe wirken dem Knochenschwund während der Wechseljahre entgegen. Kalziumreiche Nahrungsmittel sind Milchprodukte (Biomilch mit natürlichem Fettgehalt ist besonders kalziumreich), Brokkoli, Grünkohl, Fenchel und Spinat. Große Mengen an Mangan finden sich in Gemüse, Hülsenfrüchten, Bierhefe und – vor allem – Tee. Fleisch behindert aufgrund seines hohen Eisengehalts die Aufnahme von Mangan.

▶ **Vitamin D** Das Vitamin ist für die Bildung der Proteine notwendig, die das aus der Nahrung zugeführte Kalzium an sich ketten und damit für den Organismus verwertbar machen. Darüber hinaus unterstützt Vitamin D den Kalziumtransport in die Knochen. Das Vitamin kann von unserer Haut in Eigenregie gebildet werden, wenn wir uns ausreichend der Sonne aussetzen. Zu den Nahrungsmitteln mit hohem Vitamin-D-Gehalt gehören Milchprodukte mit natürlichem Fettgehalt sowie Eier und Fisch. Wer weniger als eine halbe Stunde pro Tag ans Licht geht, sollte die Einnahme eines kombinierten Kalzium-Vitamin-D-Präparats erwägen.

▶ **Pflanzliche Östrogene** Die Phytohormone wirken ähnlich wie die körpereigenen Östrogene, bergen jedoch nicht deren Krebsrisiko, weil sie überwiegend an den Beta-Östradiol-Rezeptoren des weiblichen Körpers andocken, die in erster Linie für die Funktionssteuerung von Herz, Hirn, Blutgefäßen, Knochenaufbau und Muskeln zuständig sind. Die für Brust und Gebärmutter zuständigen Alpha-Östradiol-Rezeptoren werden hingegen von den pflanzlichen Hormonen weniger angesteuert, sodass sie an diesen Organen auch nicht das Wachstum von Krebszellen anregen können.

Ergiebige Spender von Phytohormonen sind die Extrakte von Rotklee, Traubensilberkerze, Dong Quai und Rhabarberwurzel. Ob sie jedoch wirklich alle helfen, ist zweifelhaft. Amerikanische Wissenschaftler überprüften 29 Studien zur Wirksamkeit von extrahierten »Wechseljahrekräutern« und kamen dabei zu eher ernüchternden Resultaten. Vor allem Soja scheint »ortsgebunden« bei Japanerinnen zu wirken, die den Verzehr der Bohne gewöhnt sind – Mitteleuropäerinnen profitieren von ihr hingegen weniger.

Wenn der Mond den Rhythmus übernimmt

Viele Frauen reagieren mit dem Ende ihrer Wechseljahre intensiv auf den Wechsel des Mondes. Daran ist nichts Anormales; auf diese Weise versucht der Körper, den verloren gegangenen Periodenzyklus durch einen anderen, ähnlich rhythmisierten Zyklus zu ersetzen.

Heilen von A bis Z mit dem Lebensmitteldoktor

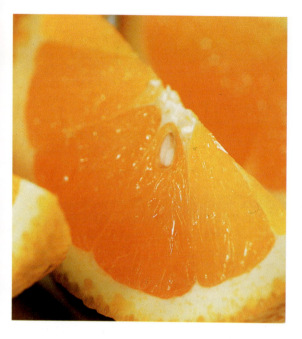

Orangefarbene Obst- und auch Gemüsesorten schmecken in der Regel besonders lieblich und bringen Wärme ins Leben.

Knochenverlust
Besonders betroffen von der Menopause ist das Knochengerüst. In den Wechseljahren verliert die Frau 1 bis 3 % Knochenmasse pro Jahr, in manchen Fällen sogar bis zu 10 %. In der Folge steigt das Risiko von schweren Knochenbrüchen, vor allem an Lendenwirbelsäule, Unterarmen, Oberschenkelhals und Rippen.

Außerdem sollte man nicht davon ausgehen, mit Exoten wie Soja und Traubensilberkerze am Ende der pflanzlichen »Östrogenstange« angelangt zu sein. Studien der Universität Osnabrück ergaben, dass sie in dieser Hinsicht von der Venusurkicher übertroffen werden. Man erhält sie in Apotheken als Granulat (Dosierung: 1 Teelöffel pro Tag). Sie enthält neben pflanzlichen Östrogenen große Mengen an Folsäure – und bei diesem wichtigen B-Vitamin haben Ernährungswissenschaftler bei mitteleuropäischen Frauen einen großen Nachholbedarf entdeckt.

▶ **Milchsäurebakterien** Probiotische Joghurts verbessern die Kalziumverwertung, außerdem fördern sie die Aufnahme von pflanzlichen Östrogenen. Einige Studien geben auch Hinweise darauf, dass ihr Verzehr hilft, die Scheidenflora (viele Frauen leiden mit Eintritt in die Wechseljahre unter trockener Scheide) zu stabilisieren. Es sollte daher täglich Joghurt oder Kefir auf den Tisch kommen. Verwenden Sie nur milchsaure Produkte ohne Farb- und Geschmacksstoffe, bei Bedarf können Sie ja selbst etwas Marmelade untermischen. Spezielle probiotische Joghurts sind entbehrlich, ein normaler Bioghurt tut auch seine Wirkung. Wichtig ist, dass Sie immer bei einer Joghurtkultur bleiben.

Bloß keine Diäten mehr!

Das Klimakterium ist der denkbar schlechteste Zeitpunkt für eine Diät. Denn die Fettzellen tragen während und nach der Menopause zunehmend die Hormonversorgung auf ihren Schultern, sie übernehmen durch Umwandlung von Testosteron die Östrogenproduktion der Eierstöcke – zumindest teilweise. Stehen Sie also zu Ihren Rundungen, denn die bewahren Ihrem Körper im wahrsten Sinne seine Weiblichkeit. Starkes Übergewicht sollten Sie allerdings reduzieren, um die Belastung auf Ihre vom Knochenschwund bedrohten Gelenke zu verringern.

Achtung, Phosphate!

Mit den natürlichen Phosphaten in der Nahrung gibt es normalerweise keine Probleme. Die großen Mengen an zugesetzten Phosphaten in industriell verarbeiteten Nahrungsmitteln können jedoch die Verwertung wich-

Wechseljahrebeschwerden

tiger Wechseljahremineralien wie Magnesium und Kalzium einschränken. Große Phosphatmengen finden sich in Colagetränken, Limonaden, Fertiggerichten, Dosenwürsten, Schmelzkäse, milchfreien Kaffeeweißern, Gummibärchen, bunten Süßwaren und fertigen Kakaodrinks.

Setzen Sie auf Gelb und Orange

Gelb und Orange wirken drüsenanregend und verlangsamen dadurch Ihren hormonellen Umstellungsprozess. Bevorzugen Sie diese Farben in Ihrer Kleidung, bringen Sie auch in Ihre Ernährung Gelb- und Orangetöne hinein. Beispielsweise durch Kürbis, Möhren, Aprikosen, Bananen, Melonen, Orangen, Zitronen, Hartkäse, Nudeln, Curryspeisen (aber keine Currywurst, denn die enthält viele Phosphate!).
Meiden Sie dagegen Farben wie Violett, Blau und Schwarz, denn die können depressive Stimmungen fördern. Absolut out: Grau in Ihrer Kleidung – denn das Klimakterium ist kein Grund, sich unsichtbar zu machen.

Keine Angst vor Kaffee
Der Verzehr von Koffein zeigte in Studien keinen Zusammenhang mit dem Knochenschwund von Frauen während und nach der Menopause. Gönnen Sie sich also weiter Ihre zwei bis drei Tassen Kaffee pro Tag. Mehr als fünf Tassen sollten es jedoch nicht sein, da solche Mengen dem Körper Wasser entziehen. Colagetränke sollten Sie in jedem Fall meiden, weil sie in der Regel kalziumraubende Phosphate enthalten.

Der Lebensmitteldoktor rät

▸ Hände weg von phosphatreichen Nahrungsmitteln! Die Nummerncodes für die gebräuchlichsten Phosphatverbindungen sind E338, E339, E340, E341, E450, E451, E452, E541, E1412 und E1413. Sie sollten, sofern sie einem Lebensmittel zugesetzt wurden, auf den Lebensmittelverpackungen aufgeführt sein.

▸ Essen Sie täglich 2 kleinere (50 bis 100 Gramm) Portionen probiotischen Joghurt (am besten Naturjoghurt ohne Farb- und Geschmacksstoffe). Die erste Portion morgens vor dem Frühstück, die zweite vor dem Abendessen.

▸ Täglich 1 Stück Obst und 1 Portion Rohkost essen. Bevorzugen Sie dickschalige Obstsorten, denn deren Schale schützt das Vitamin C: Kiwis, Bananen, Zitronen, Orangen, Grapefruits.

▸ Weniger Wurst und Fleisch, dafür mehr Fisch essen. Optimal sind 2 Fischportionen pro Woche.

▸ Essen Sie mehr Käse und Eierspeisen zum Frühstück, nicht immer nur Haferflocken, Müsli oder Marmeladenbrot. Streuen Sie Leinsamen (eine natürliche Quelle an Ballaststoffen und Phytoöstrogenen) über Ihre Speisen.

▸ Verabschieden Sie sich vom Diätenwahn! Denn gerade im Klimakterium braucht der weibliche Körper Fettreserven, um seine hormonelle Weiblichkeit zu halten.

Heilen von A bis Z mit dem Lebensmitteldoktor

Wetterfühligkeit

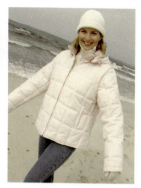

Symptome
Die Symptome können beim einzelnen Menschen sehr unterschiedlich sein. Sie reichen von Abgeschlagen- und Gereiztheit über Kopf- und Narbenschmerzen bis hin zu Schlafstörungen und Übelkeit.

Man empfindet Wetterumschwünge weniger, je mehr man ihre unmittelbare Nähe sucht. Nicht umsonst kommt Wetterfühligkeit in Städten öfter vor als auf dem Land.

Ursachen

Noch ist nicht endgültig geklärt, wie das Wetter unser Wohlbefinden biologisch beeinträchtigt. Als gesichert gilt, dass Menschen mit zu hohem oder zu niedrigem Blutdruck, aber auch Herzinfarkt- und Schlaganfallpatienten vor allem unter Sturmtiefs und Nieselregen leiden. Wer schlecht schläft oder Probleme mit der Konzentrationsfähigkeit hat, reagiert empfindlich auf Warmfronten. Bei Menschen mit bereits verheilten Verletzungen oder amputierten Gliedmaßen rebelliert der Körper, wenn ein Kälte- oder Feuchtigkeitsschub kommt. Letzteres lässt sich möglicherweise dadurch erklären, dass die elektromagnetischen Wellen von Gewittern und herannahenden Tiefdruckfronten unsere Hirnaktivitäten beeinflussen und entzündliche Vorgänge im Körper verstärken können.

Von Nord nach Süd
Über 20 % der Bundesbürger leiden an Wetterfühligkeit, weitere 35 % halten ihre wetterbezogenen Beschwerden zumindest für lästig. Besonders schlimm ist es im Norden, wo sich fast zwei Drittel als wetterfühlig sehen. Dafür leiden im Süden etwa 30 % an Föhnbeschwerden.

Das tut bei Wetterfühligkeit gut

▶ **Vitamin C** Das Vitamin verbessert die Anpassungsfähigkeit gegenüber Wetterumschwüngen. Entsprechende Präparate sind jedoch in der Regel überflüssig. Achten Sie vielmehr darauf, jeden Tag ein Stück Rohkost und dickschaliges (die Schale schützt das Vitamin vor dem Zerfall) Obst zu essen: Kiwis, Bananen, Zitronen, Orangen und Grapefruits.

▶ **Magnesium** Das Mineral hilft bei föhnbedingten Kopfschmerzen. Nehmen Sie bei Bedarf – am besten einige Tage vor dem erwarteten Wetterumschwung – »Bärlauch Magnesium« aus der Apotheke ein.

Mit Ingwer gegen Föhnbeschwerden

Die Hauptwirkstoffe der Ingwerwurzel sind die Gingerole; diese arbeiten als Gegenspieler zum menschlichen Botenstoff Serotonin. Entgleisungen im Haushalt dieses Hormons gelten als mögliche Auslöser für Ver-

Wetterfühligkeit

dauungsbeschwerden, Stimmungsschwankungen, Kopfschmerzen und Abgeschlagenheit – und der Serotoninhaushalt reagiert sensibel auf Wetterumschwünge und Föhn.

Zur Anwendung von Ingwer kann man dessen zermahlene Wurzeln mit 1 Tasse kochendem Wasser aufbrühen, 10 Minuten zugedeckt ziehen lassen und anschließend abseihen. Der Teeaufguss ist allerdings nichts für empfindliche Gaumen. Unproblematischer sind da sicherlich die entsprechenden Präparate aus der Apotheke (Zintona), speziell gegen Föhn hilft eine Kombination aus Ingwer und Weißdorn (Fövysat Bürger). Aber auch das Knabbern von Ingwerkeksen oder -schokolade kann bei Wetterbeschwerden hilfreich sein.

Infos aus dem Internet

Wetterfühlige können sich besser vor Beschwerden schützen, wenn sie wissen, wie das Wetter in den nächsten Tagen wird – und wie es sich auf bestimmte Krankheiten auswirkt. Eine detaillierte Biowettervorhersage gibt es unter www.donnerwetter.de/biowetter. Hier können die Wettervorhersagen sogar im Hinblick auf spezifische Krankheitsbilder wie Kopfschmerzen, Schlafstörungen und Rheuma, aber auch auf Alltagsprobleme wie Fahrtauglichkeit und Reaktionszeit abgerufen werden.

Der Lebensmitteldoktor rät

▸ Essen Sie zum Frühstück weniger Müsli und Obst. Denn diese Speisen sind am Morgen genau das Falsche bei einem Wetterumschwung, weil sie reich an Kalium und Kohlenhydraten sind. Unter Wetterstress verwerten wir Kohlenhydrate schlechter als sonst, außerdem steigt der Kaliumgehalt im Blut. Wenn noch weiterhin Kalium zugeführt wird, wird das Mineral überdosiert, es kommt zu Symptomen wie Nervosität, Reizbarkeit und Abgeschlagenheit. Essen Sie also besser ein Käsebrot mit Frühstücksei oder ein Rührei mit einer sauren Gurke, also eine eiweißreiche Mahlzeit mit viel Natriumsalz und B-Vitaminen.

▸ Wenn Sie den Wetterbericht hören und der auf bevorstehende Wetterwechsel schließen lässt, sollten Sie ein paar Extrastücke Obst und Rohkost in den Speiseplan einstreuen und mit der Einnahme von »Bärlauch Magnesium« beginnen (3 bis 5 Kapseln täglich, je nach Körpergröße). Setzen Sie die Behandlung ein paar Tage fort, auch wenn der Wetterumschwung bereits vorbei ist.

▸ Leichte Kost macht es Ihnen leichter, Wetterumschwünge zu verdauen. In Jahreszeiten mit rapiden Wetterumschwüngen (vor allem April, Oktober und November) sollten Sie auf fleischreiche Kost mit Sauce verzichten und dafür einen hohen Anteil an Reis, Obst, Gemüse, Fisch und Olivenöl auf Ihren Speiseplan setzen.

Heilen von A bis Z mit dem Lebensmitteldoktor

Zahnfleischentzündung
(Parodontitis)

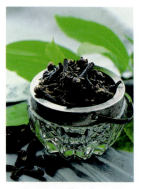

Gewürznelken hemmen nachweislich Schmerzen und Entzündungen.

Symptome

▶ Das Zahnfleisch ist gerötet und schmerzt
▶ Beim Biss in ein »knackiges« Lebensmittel (z. B. Möhre oder Apfel) kommt es zur Blutung

Ursachen

Hauptursache für Zahnfleischentzündungen sind bakterielle Zahnbeläge und Zahnstein, und diese sind wiederum meist die Folge von ungenügender Zahnpflege. Aber auch falsch sitzende Füllungen können zu Entzündungen führen.

Biologische Hintergründe

Die im Zahnbelag enthaltenen Bakterien bilden giftige Stoffe, die zunächst eine oberflächliche Entzündung am Zahnfleisch verursachen. Doch auch oberflächliche Entzündungen reichen aus, um das Gewebe längerfristig zu schwächen. Das Zahnfleisch löst sich schließlich vom Zahn, um so genannte Zahnfleischtaschen auszubilden, die für Parasiten einen ideal befeuchteten und erwärmten Aufenthaltsort darstellen. Hier kann es dann zu starken Blutungen und schweren Schmerzen kommen – der ausgereiften Parodontitis.

Die verschlungenen Wege der Psyche
Zahnfleischentzündungen können auch ein Zeichen dafür sein, dass Sie – ohne es zu merken – Ihre Ernährung auf zuckerreiche Kost umgestellt haben. Und hier liegt der Verdacht nahe, dass Sie psychisch durch irgendetwas belastet werden, sodass Ihre Seele Süßes als Trost braucht.

Das tut Ihrem Zahnfleisch gut

▶ **Vitamin C** Seit den Skorbutfällen der Seefahrer weiß man, wie eng das Vitamin mit der Gesundheit des Zahnfleischs zusammenhängt. Doch während es in der Vorbeugung von Skorbut ausreichte, täglich etwas Obst zu essen, bringt der Verzehr Vitamin-C-haltiger Speisen bei Parodontitis nur wenig. Hier zeigen Studien, dass es wohl am besten ist, das Vitamin lokal, also am Zahnfleisch selbst anzusetzen. Dazu eignet sich Vitamin-C-Pulver aus der Apotheke, das man in warmem Wasser aufgelöst hat. Geben Sie ein paar Tropfen der Vitaminlösung auf ein Wattestäbchen, mit dem Sie das Zahnfleisch massieren. Wiederholen Sie diese Prozedur täglich mehrere Male. Eine andere Möglichkeit besteht darin, das Vitamin-C-Pulver mit Ihrer Zahnpasta zu vermischen und damit gründlich die Zähne zu putzen. Dass Sie dabei auch das Zahnfleisch ausgiebig massieren sollten, versteht sich von selbst.

▶ **Ubichinon Q10** Der vitaminähnliche Biostoff wirkt stark entzündungshemmend, vor allem, wenn er direkt am Ort des Krankheitsgeschehens eingesetzt wird. Besorgen Sie sich also eine verdünnte Q10-Lösung in der Apotheke, mit der Sie – per Wattestäbchen – das entzündete Zahnfleisch massieren, am besten mehrmals täglich. Die lokale Q10-Therapie hilft oft besser als Vitamin C, weil Ubichinon nicht so schnell vom Speichel weggespült wird und daher länger am betroffenen Zahnfleisch wirken kann.

Zahnfleischbalsam Nelkenöl

Das Öl der Gewürznelke ist nicht nur ein wirksamer Schmerzhemmer, sondern wirkt auch entzündungshemmend und antibiotisch. Die entsprechenden Präparate erhalten Sie in der Apotheke. Bevorzugen Sie Produkte, in denen das Nelkenöl als Monosubstanz enthalten und nicht mit anderen Heilpflanzen kombiniert ist. Verstreichen Sie das Öl mit einem Wattestäbchen auf den schmerzenden Stellen.

Der Klassiker – Salbei

Salbei ist bei Zahnfleischentzündungen ein Mittel der ersten Wahl, er hat hier eine sehr lange Tradition. Wissenschaftlich erwiesen sind seine entzündungshemmenden, schmerzstillenden und antibiotischen Wirkungen, außerdem beschleunigt er die Wundheilung.
Die Anwendung kann durch Spülen mit verdünntem Salbeiöl (4 Tropfen auf 100 Milliliter warmes Wasser) erfolgen. Noch wirksamer ist die Behandlung mit Salbeigel (»Aperisan«) aus der Apotheke, da es nicht so schnell durch den Speichel fortgespült wird und dadurch länger Kontakt zum Zahnfleisch hat. Das Gel wird mehrmals täglich direkt mit einem Wattestäbchen auf die schmerzenden Stellen aufgetragen.

Preiselbeeren gegen Bakterien

Die Inhaltsstoffe der Früchte lösen nachgewiesenermaßen schädliche Bakterien vom Zahnfleisch ab. Setzen Sie daher häufiger Preiselbeeren oder deren Saft auf Ihren Speiseplan.

Heilung aus dem Bienenstock

Im Bienenstock herrscht eine optimale Hygiene, und eine Schlüsselrolle spielt dabei ein Stoff namens Propolis. Seine Produktion beginnt damit, dass ältere Tiere ausfliegen, um das klebrige Harz von Bäumen wie Pap-

Gute Prophylaxe
Zur Vorbeugung von Zahnfleischentzündungen reicht es schon aus, regelmäßig eine Nelke in einen Teeaufguss zu geben.

Heilen von A bis Z mit dem Lebensmitteldoktor

Preiselbeeren rauben schädlichen Bakterien die Chance, sich an unserem Zahnfleisch anzudocken.

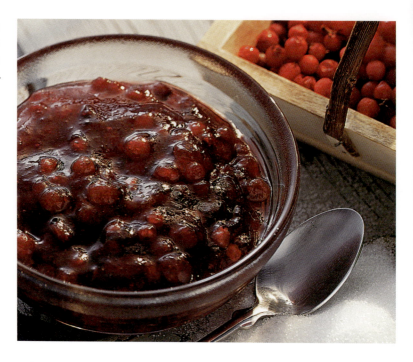

Wirksame Gewürznelke
Die Gewürznelke wird von der Pharmaindustrie gerne mit Salbei und Kamille kombiniert, weil gemeinhin vermutet wird, dass diese Heilpflanzen größere entzündungshemmende Eigenschaften besitzen. Ein Fehlurteil, denn hinsichtlich ihrer entzündungshemmenden Eigenschaften braucht sich die Gewürznelke vor keiner anderen Heilpflanze zu verstecken, und was ihre antibiotische Kraft gegen Bakterien und Viren betrifft, ist sie vielen anderen Pflanzen sogar überlegen.

pel, Birke und Erle einzusammeln und zum Stock zu bringen. Dort werden sie von den jungen »Haushälterinnen« ihres Volks erwartet, den Stockbienen. Die nagen sogleich das Harz von den Hinterbeinen ihrer Kolleginnen und fügen ihm noch eigenes Sekret und etwas Wachs hinzu. Es entsteht der dunkelgelbe bis braune »Bienenkitt«: Propolis. Mit ihm werden dann die Wabenzellen abgedichtet und vor allem das Flugloch ausgekleidet, um den Stock vor Kälte, Hitze und Schädlingen zu schützen. Ein überaus wirkungsvoller Schutzmantel. Denn französische Wissenschaftler entdeckten, dass Bienen – im Unterschied zu den meisten anderen Insekten – praktisch frei von Mikroorganismen sind.

Aufgrund seiner antibiotischen und entzündungshemmenden Wirkungen ist Propolis ein ideales Mittel gegen Zahnfleischentzündungen. In den Reformhäusern gibt es mittlerweile spezielle Gels, die man mehrmals täglich auf die erkrankten Stellen auftragen sollte.

Die Grünteeapotheke

In japanischen Studien zeigte sich, dass grüner Tee die Entwicklung von Zahnfleischentzündungen hemmt. Einerseits dadurch, dass seine Gerbstoffe die Schleimhautstrukturen verändern und widerstandsfähiger gegenüber Umweltreizen machen. Andererseits dadurch, dass er gezielt

Zahnfleischentzündung

in den Stoffwechsel von Bakterien eingreift, die bei der Entstehung von Zahnbelag eine Schlüsselrolle spielen.

Leiden Sie unter einer akuten Zahnfleischentzündung, die schnell zu bluten begonnen hat, empfiehlt sich, den Tee kurz (weniger als 90 Sekunden) ziehen zu lassen, um in den Genuss seines schmerzhemmenden Koffeins zu kommen. Für die Behandlung hartnäckiger bis chronischer Entzündungen sollte er länger (2 bis 3 Minuten) ziehen, um seine Gerbstoffe zum Einsatz zu bringen. Trinken Sie täglich 4 bis 5 Tassen Grüntee. Vor dem Herunterschlucken eine Weile mit ihm spülen.

Milchsauer macht gesund

Beschließen Sie all Ihre Mahlzeiten mit einem sauren Milchprodukt wie etwa Joghurt, Kefir oder Käse. Sie unterbinden die Entwicklung von Zahnbelag, wirken außerdem entzündungshemmend. Verwenden Sie nur Produkte ohne Farb- und Geschmacksstoffe!

Keine Infarktgefahr!

In den letzten Jahren ist häufiger zu hören, dass Zahnfleischinfektionen das Risiko von Herz- und Gefäßerkrankungen erhöhen würden, weil an ihnen ähnliche Bakterien beteiligt wären. Wissenschaftler der Universität Helsinki untersuchten jedoch die Daten von über 6500 Personen auf diesen Zusammenhang und konnten ihn nicht bestätigen. Demnach sterben vor allem Raucher an Gefäßerkrankungen, außerdem erhöht sich das Infarktrisiko durch Bluthochdruck und Stoffwechselstörungen. Die Gesundheit von Zahnfleisch und Zähnen hat jedoch keine Auswirkungen auf den Zustand der Herzkranzgefäße.

Der Lebensmitteldoktor rät

▸ Hemmen Sie die Entstehung von Zahnbelag, denn er trägt die Hauptschuld für Zahnfleischentzündungen! Das bedeutet nicht, dass Sie generell auf Süßes mit Zucker verzichten müssen. Entscheidend ist vielmehr, wie lange der Zucker an Ihren Zähnen wirken kann. Und in der Hinsicht sind Lutscher, Bonbons, Softdrinks, Nougatcreme, Marmeladen und Kinderjoghurts (auch Fruchtzucker fördert Zahnbelag!) besonders problematisch. Bei Schokolade hängt der Effekt vom Kakaoanteil ab. Denn Kakao allein unterdrückt sogar die Arbeit der Bakterien, die im Zahnbelag sitzen – in den gängigen Produkten mit ihrem hohen Zuckeranteil kommt dieser Effekt jedoch nicht mehr zum Tragen.

▸ Beenden Sie jede Mahlzeit mit einem Stück Käse, denn er hemmt die Entwicklung von Zahnbelag, und seine Milchsäurebakterien (z. B. Lactobacillus casei) wirken entzündungshemmend. Der Käse sollte jedoch nicht in Folie eingeschweißt gewesen sein – denn einige dieser Folien enthalten den Stoff Microban, der nicht nur schädliche Mikroben, sondern auch die nützlichen Milchsäurebakterien abtötet.

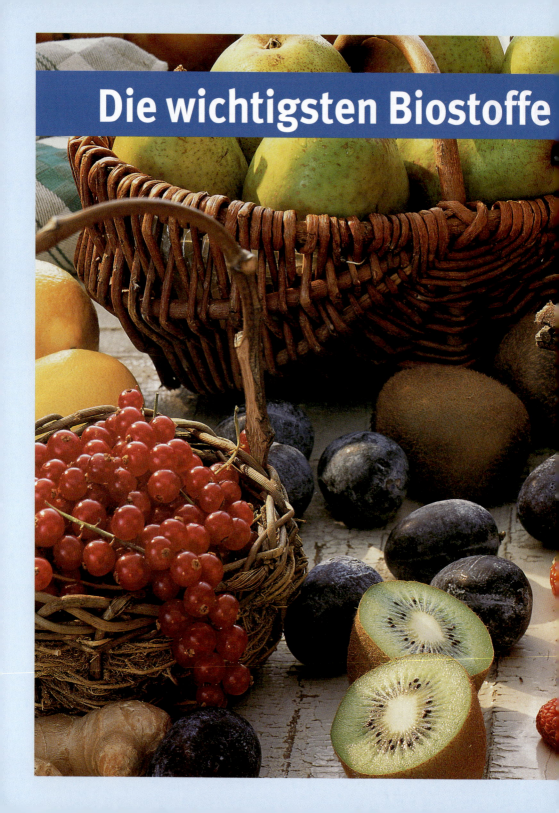
Die wichtigsten Biostoffe

für Ihre Gesundheit

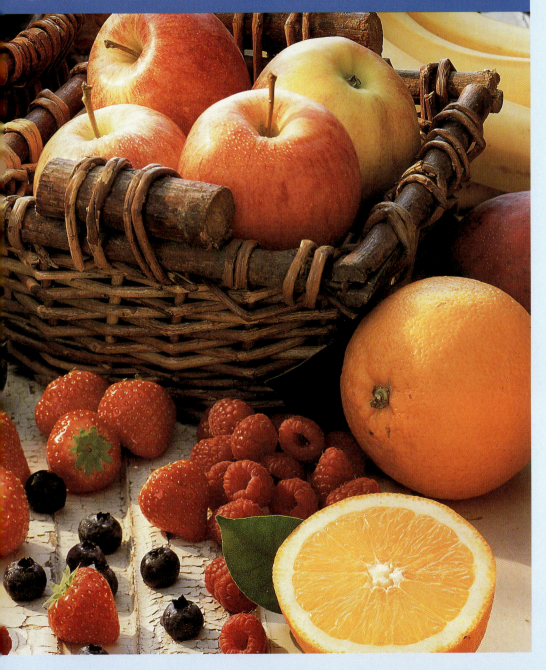

Die wichtigsten Biostoffe für Ihre Gesundheit

Ballaststoffe

Funktionen

Der etwas abwertende Begriff »Ballaststoffe« stammt aus dem Jahr 1860. Die damaligen Wissenschaftler verstanden darunter die gesamten unverdaulichen Bestandteile der Nahrung (also auch Sand, Steine und Haare), und weil man den biologischen Wert unverdaulicher Substanzen nicht einzuschätzen wusste, glaubte man, mit »Ballast« den richtigen Begriff gefunden zu haben.

Mittlerweile hat sich diese Sichtweise entscheidend geändert. Ballaststoffe sind zwar immer noch Faserstoffe pflanzlicher Herkunft, die unserer Verdauung mehr oder weniger widerstehen, doch man hat erkannt, dass dieser Effekt wichtig für unsere Gesundheit ist. Ballaststoffe gelten als wichtige Vorbeugung gegen Verstopfung, erhöhte Blutfett- und Cholesterinspiegel, Übergewicht und Darmkrebs. Die Darmflora und damit die Verdauung können nur funktionieren, wenn sie ausreichend mit Ballaststoffen gefüttert werden.

Besonderheiten

Grundsätzlich unterscheidet man zwischen wasserlöslichen und -unlöslichen Ballaststoffen. Die unlöslichen erhalten im Dickdarm praktisch keine »chemischen Schrammen«, bleiben also komplett unverdaut. Sie erhöhen aufgrund ihres hohen Wasserbindevermögens das Stuhlvolumen und unterstützen so die Darmarbeit. Lösliche Ballaststoffe werden hingegen im Dickdarm teilweise von Bakterien zersetzt. In der Folge entstehen Fettsäuren, Essigsäure und einige Gase wie Methan, Wasserstoff, Schwefelwasserstoff, Schwefeldioxid und Kohlendioxid, die für Blähungen sorgen. Blähungsfördernde Ballaststoffe befinden sich in Haferkleie, Hafermehl, Gerstenkleie, Hülsenfrüchten, Möhren, Rosenkohl, Rettich, Radieschen, Sellerie, Schwarzwurzeln und Zwiebeln.

Einige Ballaststoffe enthalten Phytinsäuren, die das Aufnahmevermögen mancher Mineralien einschränken. Besonders phytatreich sind Haferflocken und Vollkornmüsli, während die Phytatwerte von Vollkornbrot – vor allem von fermentiertem Sauerteigbrot aus Roggen – als unproblematisch einzustufen sind und aufgrund ihres hohen Mineral- und Ballaststoffgehalts einem Weißbrot unbedingt vorzuziehen sind.

Echte Mineralienräuber sind die als Dickungsmittel eingesetzten Ballaststoffe der Lebensmittelindustrie: Agar-Agar, Carrageen, Guarkernmehl, Johannisbrotkernmehl und Alginat. Diese Substanzen blockieren die Mineralaufnahme – und das meist bei Produkten wie Pudding und Instantsuppen, die ohnehin nur wenige Mineralien enthalten. Schauen Sie

Ballaststoffe – ungesättigte Fettsäuren

daher auf die Zutatenliste der Lebensmittel, die Sie einkaufen. Man findet Dickungs- und Geliermittel vor allem in Marmeladen, Cremes, Pudding, Sülze, Fertiggerichten, Tütensuppen, Kaugummi und Fruchtjoghurts. Sie werden gerne unter ihren EU-Kürzeln E400 bis E440 oder auch als »modifizierte Stärke« geführt.

Bedarf
Wissenschaftler empfehlen 30 Gramm Ballaststoffe pro Tag. Diese Menge ist bei ausgewogener Kost eigentlich leicht zu erreichen; allein zwei Scheiben Pumpernickel und eine Portion Bohnen würden den Bedarf problemlos decken. Doch in der alltäglichen »Ernährungsrealität« essen viele Menschen zu viel Fleisch, zu viel Süßwaren und dafür zu wenig Gemüse und hochwertige Getreideprodukte.

Natürliche Ballaststoffquellen			
(Angaben in g pro 100 g Lebensmittel)			
Artischocke	10,8	Pistazienkerne	10,6
Bohnen, weiß	17,0	Pumpernickel	9,8
Erbsen	16,6	Roggenvollkornbrot	8,1
Erdnuss	10,9	Schwarzwurzel	17,0
Grünkohl	4,2	Sechskornbrot	9,0
Haselnuss	8,2	Vollkornnudeln (ohne Ei)	9,1

Fettsäuren, ungesättigte

Funktionen
Fettsäuren werden nach der Länge ihrer Ketten (kurz-, mittel- oder langkettig) sowie nach der Anzahl ihrer Doppelbindungen unterteilt: Gesättigte Fettsäuren haben keine Doppelbindung, sie stammen meist aus tierischen Nahrungsmitteln; einfach ungesättigte Fettsäuren besitzen eine, mehrfach ungesättigte Fettsäuren zwei oder mehr Doppelbindungen, beide stammen überwiegend aus pflanzlichen Nahrungsmitteln oder aus Fisch und anderen Seetieren.
Einfach gesättigte Fettsäuren tragen zur Bildung von HDL-Cholesterin bei, das unsere Blutgefäße in Schuss hält, außerdem wird es für die Funktionen der Zellwände gebraucht. Man findet sie vor allem in Olivenöl und einigen Nüssen.
Von den mehrfach ungesättigten Fettsäuren haben vor allem Omega-3- und Omega-6-Fettsäuren eine zentrale Bedeutung für unseren Organis-

Die wichtigsten Biostoffe für Ihre Gesundheit

mus. Omega-3 unterstützt die Entwicklung des Gehirns und der Nervenzellen, lindert Schlafstörungen, Depressionen, Aggressionen und Ängste, schützt vor Herz-Kreislauf-Erkrankungen und dämpft Entzündungsprozesse. Zur Omega-3-Gruppe gehören Linolen-, Docosahexaen- und Eicosapentaensäure; man findet sie vor allem in Fisch, Linolensäure ist auch in grünem Blattgemüse zu finden. Eicosapentaensäure (EPA) wurde 1983 berühmt, als man sie in überdurchschnittlicher Konzentration im Blut der Eskimos fand. Die Bewohner des hohen Nordens waren den Wissenschaftlern ein Rätsel gewesen, weil sie sich überwiegend von Fleisch und Fett ernährten, ohne auch nur annähernd die Herzinfarktquoten der westlichen Welt zu erreichen. In der EPA liegt ihr Geheimnis. Denn diese Fettsäure hält den Blutfettspiegel niedrig und verhindert das gefährliche Verklumpen von Blutplättchen. EPA befindet sich vor allem in Makrelen und Seelachs – also genau jenen Mahlzeiten, zu denen die Eskimos in ihren »Fleischpausen« greifen.

Zu den gesundheitsfördernden Stoffen der Omega-6-Gruppe zählen vor allem die Linolsäuren aus Nuss-, Samen- und Getreidekeimölen. Sie werden im Körper zu hormonähnlichen Substanzen umgebildet, die für das Hemmen von Entzündungsprozessen und die Spannung der glatten Muskeln (z. B. in den Blutgefäßen) zuständig sind.

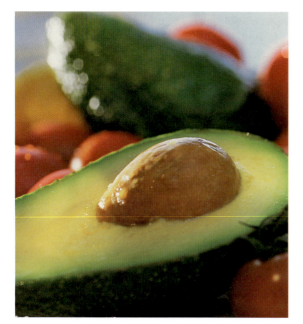

Avocados sind besonders reich an einfach ungesättigten Fetten. Sie sind zudem in der Küche vielseitig einsetzbar.

Besonderheiten

Ungesättigte Fette sind zwar auch reich an Kalorien, doch sie tragen, weil sie im Organismus weitaus mehr physiologische Funktionen ausüben müssen, weniger zum Übergewicht bei als ihre gesättigten Pendants. Oder anders ausgedrückt: Ungesättigte Fette müssen mehr arbeiten als die gesättigten, und deshalb stehen sie weniger zur Bildung von Depotfett zur Verfügung. Wie sich dieser Mechanismus konkret auswirkt, zeigt das Beispiel der Nüsse. Deren Kaloriengehalt reicht mit 600 Kilokalorien auf 100 Gramm fast für eine komplette Hauptmahlzeit. Als jedoch in einer japanischen Studie die Versuchspersonen ausgiebig Pekannüsse knabberten, sodass der Kaloriengehalt ihrer Nahrung um 25 % nach oben ging, zeigten sich keinerlei Veränderungen im Körpergewicht – und die Blutfettwerte sanken sogar um 10 %.

Ungesättigte Fettsäuren

Omega-3-Fettsäuren haben einen großen Einfluss auf die Psyche. Menschen, die aus Gegenden mit hohem Fischölkonsum kommen, leiden seltener an Depressionen; depressive Patienten zeigen oft einen erniedrigten Omega-3-Wert im Blut. Beide Befunde sollten jedoch nicht voreilig so interpretiert werden, dass mit der ungesättigten Fettsäure auch ein wirkungsvolles Medikament gegen die Stimmungstiefs gefunden sei.

Bedarf

Der genaue Bedarf ist schwer festzulegen, er hängt auch davon ab, wie viel gesättigte und gehärtete Fette ein Mensch verzehrt: Je mehr tierische Fette und je mehr Transfettsäuren (in den gehärteten Fetten von Pommes frites, Blätterteigbackwaren, in einigen billigen Margarinen und Nougatcremes), desto mehr ungesättigte Pendants müssen verzehrt werden, quasi als Ausgleich. Wissenschaftler empfehlen meist, von dem insgesamt verzehrten Fett ein Drittel aus einfach ungesättigten und ein Drittel aus mehrfach ungesättigten Fettsäuren zu beziehen. Bei den mehrfach ungesättigten Fettsäuren sollte die Omega-6-Gruppe um das Drei- bis Fünffache dominieren. Zurzeit überwiegen in der deutschen Ernährung die Omega-6-Fettsäuren mit Werten bis zum 15fachen des Omega-3-Anteils – da ist also viel nachzuholen; offenbar essen wir immer noch viel zu wenig Fisch.

Natürliche Quellen für ungesättigte Fettsäuren		
(Angaben in g pro 100 g bzw. 100 ml Lebensmittel)		
	Einfach ungesättigt	**Mehrfach ungesättigt**
Avocado	15,6	2,0
Haselnuss	47,4	6,4
Hering	8,1	3,0
Kichererbsen	0,7	1,7
Makrele	3,8	3,6
Olivenöl	73,7	8,9
Pekannuss	42,6	17,9
Roggenvollkornbrot	0,2	0,7
Sesamknäckebrot	1,6	2,5
Sesamöl	40,3	42,7
Sonnenblumenöl	22,4	63,1
Thunfisch	3,3	5,4
Walnuss	9,6	41,3
Weizenkeimöl	15,6	64,1

Die wichtigsten Biostoffe für Ihre Gesundheit

Milchsäurebakterien

Funktionen

Die »sauren« Mikroorganismen, wie sie in Sauerkraut, Joghurt und Kefir enthalten sind, entfalten eine ganze Reihe von positiven Wirkungen auf unsere Gesundheit. So helfen sie Menschen mit Milchunverträglichkeit, in deren Darm das Enzym Laktase zur Verdauung des Milchzuckers fehlt. Der Konsum von Milch führt dadurch bei ihnen zu akuten Verdauungsbeschwerden wie Durchfall und Magenkrämpfen. Dennoch können sie ohne Probleme Joghurt und andere fermentierte Milchprodukte verzehren, obwohl die trotz überstandener Gärung immer noch reichlich Milchzucker enthalten. Grund: Die Milchsäurebakterien versorgen den Darm mit der fehlenden Laktase.

Weiterhin produzieren Milchsäurebakterien eine Reihe von antibiotischen Substanzen. Sie attackieren beispielsweise den verbreiteten Schadpilz Candida albicans, der sich vorzugsweise im Darm und der weiblichen Vagina ansiedelt, Salmonella typhimurium, den Auslöser von Darmentzündungen, und Escherichia choli, den Auslöser von Reisedurchfall und Harnwegsentzündungen.

Überhaupt machen es Milchsäurebakterien schädlichen Mikroorganismen schwer, sich in ihrer Nähe aufzuhalten. Denn sie produzieren bei ihrer Tätigkeit organische Säuren, die das Wachstum von zahlreichen Parasiten zumindest verlangsamen.

Aufsehen erregten wissenschaftliche Forschungen, die von krebshemmenden Wirkungen der Milchsäurebakterien berichten. Demnach aktivieren sie das Immunsystem und schaffen dadurch die Grundlage für den körpereigenen Kampf gegen Krebs. Lactobacillus acidophilus neutralisierte im Laborexperiment die so genannten fäkalen Enzyme, die als einer der Hauptauslöser von Krebswucherungen im Darmbereich gelten. Mittlerweile ist gesichert, dass Milchsäurebakterien vor Brust- und Dickdarmkrebs schützen und bei deren Therapie eine zumindest unterstützende Funktion besitzen.

Nicht zu vernachlässigen ist schließlich auch die »biotechnische« Wirkung der Milchsäurebakterien. So sorgen die Kulturen von Sauerkraut für einen hohen Vitamin-B6-Gehalt (doppelt so hoch wie beim Rohstoff Weißkohl), während Joghurtkulturen den Folsäuregehalt von Milch nahezu verdoppeln, dafür aber den Vitamin-B12-Wert deutlich reduzieren. Das Joghurtbakterium Lactobacillus helveticus verbessert die Verdauung von Kalzium, kann also einen wesentlichen Beitrag zur Vorbeugung und Behandlung von Osteoporose (Knochenschwund) auch in den weiblichen Wechseljahren leisten.

Milchsäurebakterien

Besonderheiten

Milchsäurebakterien besitzen prinzipiell zwei Möglichkeiten, wie sie ihre Milchsäuren herstellen: Im einen Fall drehen sie die Moleküle linksherum – man spricht dann von D(-)-Milchsäuren –, im anderen Fall rechtsherum – hier ist dann von L(+)-Milchsäuren die Rede. Die Diskussion um diese beiden Milchsäuren wird gerne dramatisiert. Tatsache ist, dass der Körper die Rechtsdreher relativ schnell verarbeiten kann, während er bei den Linksdrehern eine gewisse Zeit dazu braucht. D(-)-Milchsäuren können daher eine Übersäuerung des Blutes mit sich bringen. Dabei gilt es jedoch zu beachten, dass dem Übersäuern durch Fleisch- und Wurstprodukte im Alltag eine ungleich größere Bedeutung zukommt.

Auf dem Lebensmittelmarkt werden mittlerweile spezielle probiotische Produkte angepriesen. Sie enthalten nicht nur Milchsäurebakterien, sondern sind auch so konstruiert, dass ihre Mikrokulturen halbwegs unbeschädigt unseren sauren Magen passieren und zum Darm gelangen können, wo ja ihr Hauptarbeitsgebiet liegt. Eine lobenswerte Intention. Tatsache ist jedoch, dass auch die Bakterienkulturen von herkömmlichen Joghurts die Passage durch den Magen überleben, zumindest teilweise. Denn ihre Überlebensrate hängt wesentlich von den Eiweißen ab, mit denen sie aufgenommen werden, und diese findet man auch in normalem Joghurt und Kefir. Wer also etwas für seine Darmflora tun will, ist mit herkömmlichen fermentierten Milchprodukten ebenfalls gut beraten. Er sollte jedoch Produkte ohne Farb- und Geschmacksstoffe bevorzugen. Außerdem kann sich unsere Darmflora nur aufbauen, wenn man längere Zeit bei ein und demselben Joghurtprodukt bleibt.

Bedarf

Ernsthafte Effekte lassen sich bereits beobachten, wenn man täglich eine Portion (also 150 bis 200 Gramm) eines fermentierten Milchsäureprodukts zu sich nimmt. Höhere Dosierungen von bis zu 500 Gramm können jedoch auch nicht schaden. In Gegenden mit hohem Joghurt- und Kefirkonsum (wie etwa in Bulgarien) findet man bekanntlich weniger schwere Erkrankungen wie Krebs und Arteriosklerose; auch ist dort die Lebenserwartung überdurchschnittlich hoch.

Die wichtigsten Biostoffe für Ihre Gesundheit

Mineralien

Chrom

Funktionen

Chrom ist Bestandteil des so genannten Glukosetoleranzfaktors, indem es das Netz der Insulinrezeptoren an unseren Körperzellen verdichtet. Dadurch kann sich das Fett- und Zuckertransporthormon Insulin besser an unsere Zellen andocken. Die Folge: Das Blut bleibt unter Kontrolle, das Insulin kann die Energieträger Fett und Zucker auf ihren Idealwerten halten.

Besonderheiten

Die in der Lebensmittelindustrie üblichen Dickungsmittel Agar-Agar, Alginat, Johannisbrotkernmehl und Guarkernmehl verschlechtern die Chromaufnahme. Wenn man bedenkt, dass »angedickte« Lebensmittel wie Pudding, Tütensuppen und Fertigsaucen ohnehin kalorienreich und appetitfördernd sind, kann nicht genug von diesen Nahrungsmitteln abgeraten werden, um unser Körpergewicht auf erträglichem Niveau zu halten.

Bedarf

Der tägliche Chrombedarf liegt bei 30 bis 60 Mikrogramm pro Tag, je nach Körpergewicht. Laut jüngeren Untersuchungen werden diese Werte in Mitteleuropa von den meisten Menschen ohne Probleme erreicht. Die bisher üblichen Empfehlungen lagen zwischen 50 und 200 Mikrogramm, doch diese Mengen gelten mittlerweile als überhöht. Nichtsdestoweniger benötigen fettleibige Menschen größere Mengen des »Fett- und Zuckertransportminerals«. Die Gefahr einer Überdosierung besteht, wenn man mit bestimmten Chromsalzen in Kontakt kommt, oder durch Trinkwasser, das mit chromhaltigen Abfällen verseucht wurde. Eine akute Chromvergiftung zeigt sich durch Hautveränderungen, Bauchschmerzen, Durchfall und Kreislaufkollaps. Eine Vergiftung durch chromhaltige Nahrungsmittel ist praktisch unmöglich.

Natürliche Chromquellen			
(Angaben in µg pro 100 g bzw. 100 ml Lebensmittel)			
Grüner und schwarzer Tee	9	Salat	14
Haselnuss	14	Vollkornbrot	40–50
Kartoffeln	15	Zwiebeln	15
Rindfleisch	15		

Mineralien

Eisen

Funktionen
Eisen bildet den Metallkern des Blutfarbstoffs Hämoglobin, außerdem ist es in Enzymen enthalten, die für die Atmungskette zuständig sind. Eisen hält also Körper und Geist unter Dampf – Eisenmangel macht uns müde und ausgelaugt.

Besonderheiten
Vitamin C fördert zwar die Eisenaufnahme, doch vor entsprechenden Kombipräparaten sei gewarnt! Denn wenn die beiden Stoffe in hoher Konzentration verabreicht werden, kann aus dem Eisen ein aggressiver, u. a. herzschädigender Radikalebildner werden.
Wer etwas für die Deckung seines Eisenbedarfs tun will, sollte Mahlzeiten meiden, denen Dickungsmittel zugesetzt wurden, denn diese blockieren die Aufnahme des Minerals. Besonders problematisch ist Guarkernmehl. Die Gerbstoffe aus schwarzem (nicht aber aus grünem!) Tee sowie die Oxalate aus Mangold, Roter Bete und Spinat schränken ebenfalls die Eisenaufnahme ein.
Insgesamt wird das Mineral aus tierischen Lebensmitteln besser verwertet als aus pflanzlicher Kost. Die Verwertbarkeit aus Obst, Getreide und Gemüse steigt jedoch, wenn die betreffenden Speisen mit einem tierischen Eiweißprodukt wie etwa Joghurt oder Sahne zubereitet werden. Ein Brokkoli mit leckerer Sahnesauce trägt also durchaus ernsthaft zur Eisenversorgung bei.

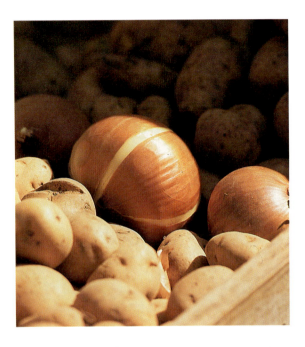

Kartoffeln und Zwiebeln enthalten neben vielen anderen Nährstoffen auch das wichtige Chrom.

Bedarf
Der erwachsene Mensch braucht 10 (Männer) bis 15 (Frauen) Milligramm pro Tag. Dieser Bedarf wird durch unsere fleischlastige Kost in der Regel problemlos gedeckt, außerdem bildet Eisen mit einem Anteil von 5 % das präsenteste Schwermetall der Erdkruste, sodass es auch in Nahrungspflanzen massiv vertreten ist. Eisenmangel hat seine Ursachen meist in chronischen Infekten, auf die der Körper mit einer Absenkung des Eisenpegels reagiert, oder aber in den Dickungsmitteln von Kantinenkost, Tütensuppen und Fertiggerichten, die zu einer schlechten Verwertung des Minerals führen. Was nur wenige wissen: Sehr ergiebige Eisenquellen sind Kräuter, Nüsse und Samen. Schwarzer Tee mit seinen Gerbstoffen blo-

ckiert die Eisenverwertung aus Getreide, Obst und Gemüse; beim grünen Tee ist dieser Effekt jedoch kaum ausgeprägt, weil seine Gerbsäuren feinmolekularer sind und daher nur bedingt Eisenmoleküle an sich binden können.

Der erhöhte Eisenbedarf schwangerer Frauen (über 20 Milligramm) muss übrigens nicht mit Eisenpräparaten therapiert werden, wie das in der Frauenheilkunde leider immer noch üblich ist. Grund: Schwangere öffnen ihre physiologischen Aufnahmeschleusen für das Mineral, sodass es effizienter verwertet wird als im Normalzustand. Außerdem fällt der Eisenverlust über das Menstruationsblut weg.

Natürliche Eisenquellen
(Angaben in mg pro 100 g Lebensmittel)

Austern	5,8	Pinienkerne	5,6
Basilikum	7,3	Pistazienkerne	7,3
Haselnuss	3,8	Putenkeule	2,0
Leinsamen	8,2	Rindfleisch, mager	2,1
Majoran	7,0	Rosmarin	8,5
Mandel	4,1	Salat	2,0
Möhre	2,1	Sardelle	4,9
Oregano	7,4	Sesam	10,4

Fluor

Funktionen

Fluor spielt eine überragende Rolle in der Mundhygiene. Es wirkt vorbeugend gegen Karies und kann sogar den Mineralverlust bereits bestehende kleinerer Karieslöcher stoppen. Darüber hinaus ist es Bestandteil der Knochen; Fluoridpräparate gehören zu den Standards in der Osteoporosetherapie.

Besonderheiten

Große Mengen an Aluminium behindern die Aufnahme von Fluoriden durch unseren Körper. Besonders problematisch sind die Aluminium-Hydroxide, wie sie für die Behandlung von Sodbrennen üblich sind. Diese Medikamente, die außerdem Kalziumverluste mit sich bringen, sollten nicht länger als zwei Wochen eingenommen werden, da sie sonst zu Knochenschwund führen können. Die immer noch zu hörende Befürchtung hingegen, wonach die Einnahme von Kalzium- und Magnesiumpräpara-

Mineralien

ten die Fluoridverwertung einschränken könnte, hat sich mittlerweile als unbegründet herausgestellt.

Bedarf

Die empfohlene Dosis liegt bei einem Milligramm pro Tag. Eine Tagesdosis von mehr als 5 Milligramm kann giftig sein und zu Übelkeit und Erbrechen führen, bei längerer Überdosierung kommt es zu steifen und schmerzenden Gelenken. Über die Ernährung können solche Dosierungen allerdings nicht erreicht werden. Ob die Fluoridierung von Kochsalz und Trinkwasser, wie es in einigen Ländern üblich ist, tatsächlich die Kariesquote in der Bevölkerung verringert, ist wissenschaftlich keineswegs so abgesichert, wie von den Befürwortern behauptet wird.

Natürliche Fluorquellen
(Angaben in mg pro 100 g bzw. 100 ml Lebensmittel)

Cashewnuss	0,14	Salat	0,1
Erdnuss	0,13	Spinat	0,11
Frühstücksei	0,1	Tee, schwarz und grün	0,07–0,22
Knäckebrot, Roggen	0,21	(je besser die Teequalität, desto	
Petersilie	0,11	höher der Fluorgehalt)	
Pumpernickel	0,12	Walnuss	0,68
Roggenvollkornbrot	0,14		

Jod

Funktionen

Das Spurenelement wird für die Bildung der Schilddrüsenhormone gebraucht. Jodmangel führt zu Antriebsschwäche, Müdigkeit, Depressionen, Kälteschüben, dünnem Haar und teigig-trockener Haut. Am Ende vergrößert sich die Schilddrüse, es kommt zum Kropf, der als Schwellung an der Halsvorderseite sichtbar ist.

Besonderheiten

Deutschland gehört zu den Jodmangelgebieten, d.h., die hierzulande gewonnenen Lebensmittel zeigen relativ geringe Werte des Spurenelements, das während der Eiszeit massiv aus den Böden geschwemmt wurde. Einige Wissenschaftlerverbände, wie etwa der »Arbeitskreis Jodmangel«, werden daher nicht müde, zum flächendeckenden Einsatz von Jodsalz und Schwangeren sogar zu Jodtabletten zu raten. Der Haken an

Die wichtigsten Biostoffe für Ihre Gesundheit

diesen Empfehlungen: Die Menschen des europäischen Raums hatten viele Jahrtausende Zeit, sich an die niedrigen Jodwerte zu gewöhnen. Wäre es ihnen nicht gelungen, wären sie – wie so viele andere Tiergattungen, die sich nicht an veränderte Ernährungssituationen anpassen konnten – ausgestorben. Und Jodmangelerkrankungen wie den Kropf gibt es nicht nur hierzulande, sondern auch in Jodüberschussgebieten wie Japan. Ein deutlicher Hinweis darauf, dass diese Erkrankung neben dem Jodmangel auch andere Ursachen hat – wie etwa Umweltgifte. Laut Umweltbundesamt können auch Nitrate und Huminsäuren, die durch Industrie und Landwirtschaft in Gemüse und Grundwasser eingespeist werden, zu einer Vergrößerung der Schilddrüse führen.

Wer reichlich Milchprodukte, Nüsse und zweimal pro Woche Seefisch auf dem Speiseplan stehen hat, benötigt kein Jodsalz. Wer jedoch keinen Fisch mag, sollte mit jodiertem Salz würzen. Das empfiehlt sich auch für Schwangere, die dafür jedoch in der Regel auf Jodtabletten verzichten können. Denn deren Nutzen, beispielsweise für die geistige Entwicklung der Kinder, ist keinesfalls so sicher, wie gerne behauptet wird.

Bedarf

Die Empfehlungen schwanken zwischen 150 und 200 Mikrogramm täglich. Doch darin sind reichlich Sicherheitszuschläge enthalten. Laborbefunde geben Hinweise darauf, dass auch Werte von 100 Mikrogramm reichen – sofern die Ernährung nicht zu hohe Nitratwerte aufweist. Wer also auf nitratreiche Treibhauskost verzichtet, senkt seinen Jodbedarf.

Umstritten ist, ob jodiertes Speisesalz das Risiko für Schilddrüsenerkrankungen erhöht und bei empfindlichen Menschen Allergien auslösen kann.

Natürliche Jodquellen
(Angaben in µg pro 100 g bzw. 100 ml Lebensmittel)

Brokkoli	15,0	Kabeljau	170
Butterkäse	5,0	Kefir	6,5
Cashewnuss	10,0	Leinsamen	10,0
Erdnuss	13,0	Milch	3,3
Gouda	4,5	Rotbarsch	100
Grünkohl	12,0	Sauerkraut	12,5
Haferflocken	4,0	Scholle	53
Hering	39	Sechskornbrot	6,0
Joghurt	3,6	Sonnenblumenkerne	14,0

Mineralien

Kalium

Funktionen
Kalium ist zusammen mit Natrium am Wasserhaushalt beteiligt, wirkt außerdem bei der Produktion von einigen Enzymen mit und wird dadurch zum echten »Muskelmineral«. Es ist per »Natrium-Kalium-Pumpe« an der Erregung und durch den Eiweißaufbau an der Massenentwicklung der Muskulatur beteiligt.

Besonderheiten
Natrium und Kalium sind die großen Gegenspieler im Wasserhaushalt: Natrium bindet Wasser, Kalium schwemmt es aus. Eine Dysbalance dieser beiden Mineralien führt daher zu Störungen im Wasserhaushalt.

Bedarf
Unter normalen Bedingungen werden die 3 bis 4 Gramm Tagesbedarf durch die Ernährung hinreichend gedeckt. Nur bei Leistungssportlern und bestimmten Krankheiten wie Bulimie, Magersucht, Durchfallerkrankungen und starkem Erbrechen besteht ein deutlich erhöhter Kaliumbedarf. Ähnliches gilt für die Einnahme von Kortisonpräparaten, Abführmitteln und eine übermäßige Zufuhr von Kochsalz.
Kaliummangel zeigt sich als Muskelschwäche, Verstopfung und Blutdruckabfall; das Risiko einer Überdosierung besteht eigentlich nur dann, wenn die Nieren nicht mehr einwandfrei arbeiten.

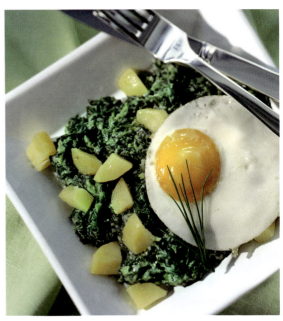

Spinat ist eine gute Kaliumquelle – und lässt sich vielfältig zubereiten.

Natürliche Kaliumquellen
(Angaben in mg pro 100 g Lebensmittel)

Banane	390	Mandeln	835
Bohnen, weiß	1340	Pistazien	1020
Champignons	420	Pumpernickel	340
Erbsen	940	Rindfleisch (mager)	350
Grünkohl	490	Seelachs	430
Haferflocken	350	Spinat	630
Knäckebrot (Roggen)	440	Vollkornmüsli	450
Makrele	400	Weizenkeime	840

Die wichtigsten Biostoffe für Ihre Gesundheit

Kalzium

Funktionen

Dieses Mineral ist beteiligt am Aufbau von Knochen und Zähnen sowie an der Stabilisierung der Membranen von Muskel- und Nervenzellen. Kalziummangel begünstigt nicht nur die Entwicklung von Knochenschwund, er führt auch zu einer Übererregung von Nerven und Muskeln.

Besonderheiten

Unentbehrlich für die Verwertung von Kalzium ist Vitamin D. Kalziummangel geht oft auch auf – beispielsweise durch eine lichtarme Lebensweise verursachten – Vitamin-D-Mangel zurück.

Phosphatlastige Nahrungsmittel – vor allem, wenn sie mit zusätzlichen Phosphaten ausgestattet sind – schränken die Kalziumaufnahme ein. Das ideale Kalzium-Phosphat-Verhältnis in der Nahrung liegt bei 2:1; ist das Verhältnis umgekehrt, verbinden sich die beiden Mineralien zu einem unverdaulichen Komplex. Reduzieren Sie daher Colagetränke, Limonaden, fertige Kakaodrinks, Dosenfleisch und -würstchen, Schinkenwurst, Fertiggerichte, milchfreie Kaffeeweißer, Schmelzkäse sowie gelierte Süßwaren und Desserts. Cremige Fertigmahlzeiten werden zudem oft unter Zusatz von Alginaten und Guarkernmehl hergestellt, die ebenfalls zu Lasten der Kalziumaufnahme gehen. Auch die Oxalate von Spinat, Rhabarber, Mangold und Roter Bete sowie die Phytinverbindungen aus Müsli und Haferflocken blockieren die Kalziumaufnahme. Werden sie jedoch mit hochwertigen Kalzium- und Vitamin-D-Lieferanten wie Vollmilchprodukten, Nüssen, Eiern und Fisch kombiniert, fällt dieser Effekt wenig ins Gewicht.

Bedarf

Der Erwachsene braucht etwa 900 bis 1200 Milligramm, Schwangere benötigen 1500 bis 2000 Milligramm Kalzium pro Tag. Sportler mit hohem Eiweißumsatz brauchen – je nach Training – über 2000 Milligramm.

Natürliche Kalziumquellen

(Angaben in mg pro 100 g bzw. 100 ml Lebensmittel)

Butterkäse (50 % Fett)	700	Milch (Vollfett)	120
Erdnuss	40	Mohnsamen	1460
Frühstücksei	56	Pistazienkerne	136
Haselnuss	226	Rührei	68
Joghurt (Vollfett)	120	Schollenfilet	60
Leinsamen	260	Sesamsamen	670

Mineralien

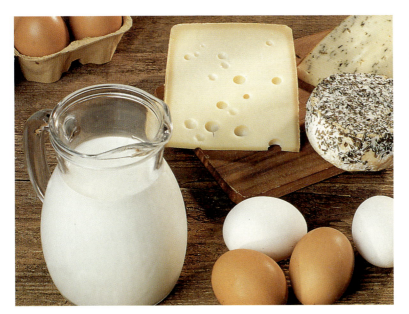

Käse und Eier enthalten nicht nur relativ viel Kalzium. Sie besitzen auch so genannte Vektorenwirkstoffe, die dafür sorgen, dass ihr Kalzium optimal aufgenommen wird.

Kupfer

Funktionen

Das Spurenelement löst als Bestandteil eines Enzyms das Eisen aus unseren Speisen heraus, um es der Blutbildung zuzuführen, außerdem verbessert es die Vitamin-C-Verwertung. Darüber hinaus hilft es beim Eiweißstoffwechsel, beim Farbaufbau von Haut und Haaren und beim Hirnstoffwechsel – kupferhaltige Medikamente werden derzeit als Alternative im Kampf gegen Alzheimer diskutiert, eine kupferreiche Ernährung gilt schon länger als Schutz vor degenerativen Hirnerkrankungen. Die Ayurvedamedizin empfiehlt schließlich kupferreiche Speisen wie Erbsen und Soja zum Aufbau der Knochen – ein Aspekt, der vor dem Hintergrund, dass Kupfer zum Aufbau der Knochengrundsubstanz Chrondrotinsulfat benötigt wird, durchaus nahe liegend erscheint.

Besonderheiten

Zink und Kalzium in großen Mengen blockieren die Kupferaufnahme. Wer über längere Zeit hinweg diese beiden Mineralien in Form von Präparaten einnimmt, riskiert Kupfermangelsymptome wie Blutarmut, Hautpigmentschwächen und Infektionen. Die weit verbreiteten Dickungsmittel Agar-Agar, Johannisbrotkernmehl und Guarkernmehl hemmen ebenfalls die Kupferverwertung.

Die wichtigsten Biostoffe für Ihre Gesundheit

Bedarf

Der Mensch braucht täglich etwa 2 bis 4 Milligramm, je nach Körpergröße und Haarfarbe (dunkle, rote und schwarze Haare brauchen besonders viel Kupfer), Kinder benötigen die Hälfte. Nach längeren Infektionskrankheiten ist der Bedarf erhöht; hier sollten dann etwa 6 Milligramm mit der Nahrung aufgenommen werden.

Natürliche Kupferquellen			
(Angaben in mg pro 100 g bzw. 100 ml Lebensmittel)			
Cashewnuss	3,7	Müsli	0,6
Erbsen	0,7	Roggenvollkornbrot	0,7
Haselnuss	1,3	Sesamsamen	4,1
Kakao, entölt	3,9	Sojamehl	1,6
Mohnsamen	2,2		

Magnesium

Funktionen

Das Mineral befindet sich in über 300 Enzymen. Es ist an der gesamten Verdauung von Fetten, Kohlenhydraten und Proteinen beteiligt, außerdem am Immunsystem, wo es u. a. als Gegenspieler zu Kalzium arbeitet: Magnesiummangel erhöht das Risiko für Allergien. In den Bronchien, Muskeln und Blutgefäßen sorgt es für Entspannung, in den Magenwänden dämpft es die Ausschüttung von Magensäuren, außerdem wirkt es als Gerinnungshemmer vorbeugend gegen Arteriosklerose.

Besonderheiten

Die Verwertung des Minerals wird von zahlreichen Faktoren beeinflusst. So verbessern Milchzucker und B-Vitamine die Resorption, während gesättigte Fette aus Fleisch und Wurst die Aufnahme einschränken. Alkohol und östrogenhaltige Antibabypillen sowie körperlicher und psychischer Stress erhöhen den Magnesiumbedarf. Wichtig: Je mehr Kalzium dem Körper zugeführt wird, desto größer ist der Bedarf an Magnesium.

Bedarf

Der Tagesbedarf liegt bei 300, Schwangere und Stillende benötigen etwa 450 Milligramm. Einige Wissenschaftler schätzen, dass etwa jeder zehnte Bundesbürger mit Magnesium unterversorgt ist. Grund: Wir verzehren zu viel Fleisch, Alkohol, minderwertige Backwaren (Weißbrot enthält nur

Mineralien

noch 20 Milligramm Magnesium gegenüber 70 Milligramm im Vollkornbrot) und pharmazeutische Hormone – und wir haben zu viel Stress.

Natürliche Magnesiumquellen			
(Angaben in mg pro 100 g Lebensmittel)			
Erbsen	120	Salbei	160
Haferflocken	140	Sechskornbrot	70
Mangold	70	Sonnenblumenkerne	420
Mohnsamen	330	Tofu	100
Pinienkerne	270	Vollkornmüsli	120
Portulak	150	Zartbitterschokolade	130

Mangan
Funktionen
Das Spurenelement ist an Blutgerinnung, Zuckerstoffwechsel, Entgiftung
und Knochenbildung beteiligt. Unsere Haut ist umso anfälliger für Entzündungen, je weniger Mangan in unserer Nahrung ist.

Besonderheiten
Mangan unterstützt die Aufnahme von Thiamin (Vitamin B1) und Vitamin
A, während große Eisen-, Kalzium- und Phosphatmengen die Manganver-
wertung hemmen. Wer also große Mengen an fleischreicher Fertignahrung (viel Eisen, viele zugesetzte Phosphate) verzehrt, riskiert einen Manganmangel und damit einen Mangel an Vitamin A und Thiamin.

Bedarf
Der Bedarf liegt bei 2,0 (Jugendliche, junge Frauen) bzw. 4,0 (Erwachsene,
ältere Frauen) Milligramm. Die ergiebigsten Manganquellen sind grüner

Natürliche Manganquellen			
(Angaben in mg pro 100 g bzw. 100 ml Lebensmittel)			
Banane	0,5	Petersilie	2,7
Erdnuss	1,2	Schwarzer Tee	0,1–0,3
Grüner Tee	0,2–0,7	Sonnenblumensamen	2,4
Haselnuss	5,7	Walnuss	2,0
Johannisbeere, schwarz	0,7		

Die wichtigsten Biostoffe für Ihre Gesundheit

Möhren enthalten relativ viel Natriumsalz. Deswegen kann man bei ihrer Zubereitung sparsam mit Kochsalz umgehen.

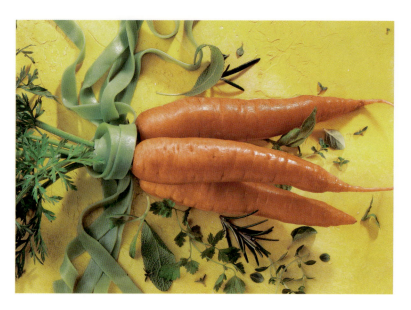

und schwarzer Tee, da aus ihnen das Mineral auch sehr gut verwertet werden kann. Außerdem ist es leichter, davon 400 Milliliter (entspricht etwa zwei Tassen) zu trinken, als 400 Gramm Erdnüsse vertilgen zu müssen.

Natrium

Funktionen

Natrium reguliert in unserem Organismus vor allem den Wasserhaushalt und die Balance von Säuren und Basen. Zusammen mit Kalium bildet es die so genannte Natrium-Kalium-Pumpe, durch die unsere Muskeln und Nerven angetrieben werden.

Besonderheiten

Kochsalz (Natriumchlorid) gilt als Auslöser von Bluthochdruck. In den meisten Fällen ist diese These jedoch falsch, denn Hypertonie ist eine Krankheit mit ausgesprochen komplexem Ursachengefüge, in dem eher Übergewicht, Erbgut und Bewegungsmangel die Schlüsselrollen spielen. Nur wenige so genannte kochsalzsensitive Hypertoniker reagieren positiv auf eine kochsalzarme Diät. Endgültige Gewissheit über eine Salzsensitivität lässt sich nur durch eine etwa zweiwöchige »Testdiät« gewinnen, wobei der Salzanteil systematisch heruntergeschraubt wird. Dabei werden extrem salzhaltige Nahrungsmittel wie Salzstangen, Brezeln, Knabbergebäck, Dosengerichte, eingelegte Fischwaren und Pökelfleisch reduziert.

Mineralien

Bedarf

Der tägliche Natriumbedarf liegt bei 2 bis 3 Gramm. Die aktuelle Ernährungssituation sieht so aus, dass wir uns mit Salz mehr als reichlich eindecken, denn es gehört nach wie vor zu den beliebtesten Konservierungsmitteln und Geschmacksverstärkern. Natriummangel (etwa bei starkem Schwitzen, Erbrechen, Nierenschwäche, Durchfällen oder Missbrauch von Abführmitteln) tritt eher selten auf.

Wer Ausdauersport – wie etwa Marathon und Triathlon – betreibt, sollte nicht »über den Durst« trinken, wie gerne empfohlen wird. Studien ergaben, dass der Natriummangel durch exzessive Flüssigkeitsaufnahme den Marathonläufern größere Probleme bereitet als der Wassermangel. Eine Läuferin des Boston-Marathons fand sogar den Tod, weil die Frau zu viel getrunken und das Gehirn aufgrund des damit einhergehenden Natriummangels zu viel Wasser gezogen hatte.

Natürliche Natriumquellen			
(Angaben in mg pro 100 g bzw. 100 ml Lebensmittel)			
Endivie	50	Möhre	60
Frühstücksei (ungesalzen)	110	Putenfleisch	
Hering (ungesalzen)	110	(ungesalzen, mager)	65
Joghurt	50	Rindfleisch	
Mangold	90	(ungesalzen, mager)	65
Milch	45	Sardine	100
Natriumgehalt einiger gesalzener Speisen			
Konservenbohnen	250	Salzstangen	1790
Matjesfilet	2500	Schmelzkäse	1200
Mettwurst (luftgetrocknet)	2480	Schweinespeck	1770

Phosphor

Funktionen

Phosphor ist Energieträger Nummer eins für den Körper. Kopfarbeiter und Sportler haben einen erhöhten Bedarf. Als Teil der Lezithine unterstützt es den Aufbau von Zellmembranen und die Arbeit der Nervenzellen.

Besonderheiten

Phosphat geriet in den letzten Jahren in Verruf, weil es das hyperkinetische Syndrom (»Zappelphilipp-Syndrom«) bei Kindern hervorrufen soll. Der

Die wichtigsten Biostoffe für Ihre Gesundheit

Beweis dafür ist nicht gelungen, aber eine phosphatarme Kost scheint den Heilungsverlauf dieser Krankheit zu unterstützen.

Nichtsdestoweniger kann Phosphat zum Problem werden – wenn es nämlich im Verhältnis zu Kalzium aus der Balance gerät. Das ideale Kalzium-Phosphor-Verhältnis liegt bei 2:1 – wird es umgedreht, kommt es zu Kalziummangel und einem Anstieg des Risikos für Osteoporose (Knochenschwund).

Lebensmittel mit zugesetzten Phosphaten sollten unbedingt reduziert werden, denn in ihnen kommt der Kalziumanteil zu kurz.

Bedarf

Der Tagesbedarf liegt bei 800 bis 1000 Milligramm, bei Schwangeren ist er nur unwesentlich (1100 Milligramm) erhöht.

Natürliche Phosphorquellen			
(in mg pro 100 g bzw. 100 ml Lebensmittel)			
Bohnen, weiße	426	Knäckebrot, Roggen	300
Erbsen	375	Vollkornmüsli	340
Haferflocken	390	Weizenkeime	1100
Lebensmittel mit zugesetzten Phosphaten			
Backpulver	8430	Käsespätzle	210
Cola	15	Schmelzkäse	1200
Fruchtzwerg	150	Softeis	170
Kaffeeweißer (milchfrei)	350	Sojasauce	211

Selen

Funktionen

Als Bestandteil des Enzyms Glutathionperoxidase unterstützt uns das Spurenelement bei der Entsorgung von Giften (darunter auch die Schwermetalle Kadmium, Blei und Quecksilber) und freien Radikalen. Als Wächter der Zellwände spielt es eine wichtige Rolle in der Vorbeugung von Krebs und sorgt für die Aktivierung der Schilddrüsenhormone. Selenmangel führt zu Leber-, Herz- und Muskelfunktionsstörungen.

Besonderheiten

Selen kommt in einigen Böden nur noch in geringen Konzentrationen vor. Insbesondere der schwefelsaure Regen und die schwefellastige Düngung der letzten Jahrzehnte haben dazu beigetragen, dass unsere Nahrungspflanzen weniger Selen und stattdessen Schwefel aufnehmen. Menschen mit hohem Selenbedarf (wie etwa Raucher) sollten daher in besonderem Maß Biokost auf ihren Speiseplan setzen. Die Vitamine A, C und E verbessern die Bioverfügbarkeit von Selen.

Bedarf

Der Erwachsene braucht etwa 50 bis 100 Mikrogramm täglich, unter besonderen Schadstoffbelastungen (wie etwa Nikotin und Amalgam) auch deutlich mehr. Dosierungen von mehr als 8 Mikrogramm pro Kilogramm Körpergewicht gelten als giftig. Über die Ernährung können solche Mengen jedoch in der Regel nicht erreicht werden.

Natürliche Selenquellen			
(Angaben in µg pro 100 g bzw. 100 ml Lebensmittel)			
Haferflocken	10	Steinpilz	100
Hering	55	Thunfisch	82
Hummer	130	Vollkornnudeln	20
Makrele	39	Weizenbier	20
Paranuss	100	Weizenkeime	110
Scholle	33		

Silizium

Funktionen

Silizium und Kieselerde (die zu 98 % aus Silizium besteht) halten unseren Körper im wahrsten Sinne des Wortes in Form, indem sie kräftigend und straffend auf das Bindegewebe wirken und die Einlagerung von Kalzium in der Knochensubstanz unterstützen. Siliziummangel führt zu Haarausfall, brüchigen Fingernägeln, Bänderschwäche, Zellulite und welker Haut. Ein Mangel des Minerals kann auch Osteoporose begünstigen.

Besonderheiten

Silizium findet sich überall dort, wo Pflanzen widerstandsfähige Fasern aufbauen. Faserreiche Kost in Vollkorn, Hülsenfrüchten und dergleichen versorgt uns also auch mit Silizium, während gereinigte Weißmehle nur wenig dazu beitragen.

Die Kieselerde verdanken wir dem Fleiß von mikroskopisch kleinen Lebewesen, nämlich den Kieselalgen. Als empfindliche Wasserpflanzen umge-

Die wichtigsten Biostoffe für Ihre Gesundheit

ben sie sich mit einer robusten Hülle, die als Mineralienpanzer auch dann noch übrig bleibt, wenn die Alge selbst schon längst tot ist. Und da es sich bei den Kieselalgen nicht um Einzelexemplare handelt, sondern um millionenstarke Horden, bilden ihre Schalen am Boden der Flüsse und Binnenseen dicke Schichten aus: den Kieselschlamm.

Ein besonderes Problem der Kieselerdeverbindungen besteht darin, dass sie sich gern in großen Molekülkomplexen und Kristallen verbinden, die der Organismus nicht mehr ohne weiteres aufnehmen kann. Mit Hilfe der Gelierung wird diese Neigung jedoch eingedämmt; Kieselsäuregels sind daher wirksamer als andere Nahrungsergänzungen mit Kieselerde, weil in ihnen die Siliziumanteile gleichmäßig in Lösung verteilt werden.

Bedarf

Der Erwachsene benötigt etwa 5 bis 10 Milligramm täglich. Bei älteren Menschen nimmt der Siliziumgehalt in Haaren, Nägeln und Knochen deutlich ab. Ob es jedoch sinnvoll ist, diesem Rückgang mit Kieselsäurepräparaten zu begegnen, ist umstritten. Denn vermutlich ist der Siliziumverlust die Folge alterstypischer und damit natürlicher Veränderungen und Mineralumschichtungen.

Natürliche Siliziumquellen

(Angaben in mg pro 100 g bzw. 100 ml Lebensmittel)

Banane	8	Petersilie	12
Bier	1–4	Roggen (Vollkorn)	9
Bohnen, grün	10	Weizen (Vollkorn)	8

Zink

Funktionen

Das Spurenelement ist an der Bildung von etwa 300 Enzymen beteiligt. Es erhöht die Wirkung von Insulin und die Produktion von Sexualhormonen, zusammen mit Folsäure und Vitamin B12 fördert es die Regeneration der Zellen. Darüber hinaus wird es vom Immunsystem sowie von Haut, Haaren und Nägeln benötigt.

Besonderheiten

Zitronensäure und hochwertige Eiweiße unterstützen die Zinkaufnahme, während die Phytate aus Zerealien wie Cornflakes, Haferflocken und Müsli hemmend auf sie wirken. Medikamente wie Penizillamin, Tetrazyklin,

Mineralien

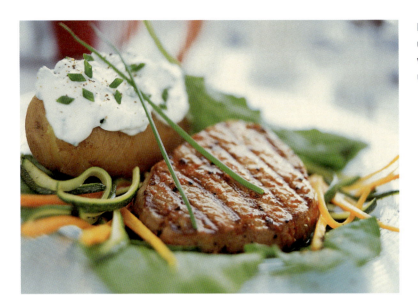

Ein Rindersteak liefert unserem Körper etliche wichtige Nährstoffe – u. a auch Zink.

Isoniazid und Diuretika zehren an den Zinkreserven. Problematisch sind auch Eisen- und Kalziumpräparate sowie die Dickungsmittel Agar-Agar, Johannisbrotkernmehl, Carrageen und Guarkernmehl, denn sie hemmen die Zinkaufnahme. Der natürliche Ballaststoff Pektin (z. B. in Äpfeln und Möhren) fördert hingegen die Resorption des Minerals um 10 %.

Bedarf
Der tägliche Zinkbedarf liegt bei 10 Milligramm, Schwangere und Stillende brauchen etwa 5 Milligramm mehr. Zinkmangel ist relativ häufig, weil die Speicher des Körpers (Knochen, Muskeln, Bauchspeicheldrüse und Haut) ihre Reserven auch bei Zinkmangel in der Nahrung nur ungern freigeben.

Natürliche Zinkquellen
(Angaben in mg pro 100 g Lebensmittel)

Bohnen, weiß	2,6	Knäckebrot, Roggen	3,1
Butterkäse	4,0	Mohnsamen	10,0
Dill	1,8	Rindfleisch, mager	4,2
Erdnuss	2,8	Sesamsamen	7,7
Gouda	4,0	Thymian	2,1
Haselnuss	1,9	Zartbitterschokolade	1,0
Kichererbsen	3,5	Zwiebel	1,4

Die wichtigsten Biostoffe für Ihre Gesundheit

Polyphenole

Funktionen

Polyphenole wurden früher als Gerbstoffe bezeichnet, doch von diesem Begriff hat man sich verabschiedet, weil er ihre Wirkungen nur unzureichend beschreibt. Sie befinden sich vor allem in den Randschichten der Pflanzen – und so, wie sie dort zum Schutz vor Umwelteinflüssen beitragen, schützen sie auch unseren Körper vor allerlei Schäden. Polyphenole gelten als krebs- und entzündungshemmend, antibiotisch und günstig für den Blutfluss. Eine besondere Polyphenolgruppe, die Flavonoide, steigern die Wirkung von Vitamin C; einige von ihnen, wie etwa das Querzetin aus Jasmin- und Rotbuschtee, lindern die Symptome von Allergien.

Besonderheiten

Polyphenole sind nicht nur hitzestabil, in einigen Fällen brauchen sie sogar eine gewisse Mindesthitze, um sich optimal entfalten zu können. So enthalten die Aufgüsse von grünem und schwarzem Tee mehr Phenole, wenn sie mit kochendem Wasser zubereitet wurden. Bei 80 °C heißem Wasser hingegen, wie das bei grünem Tee gern empfohlen wird, ist der Wert deutlich geringer.

Die Flavonoide leiden demgegenüber unter langer Lagerung; in einem über den Winter gelagerten Apfel gehen sie zu über 50 % verloren. Und auch »gereinigtes« Weizenmehl Type 404 enthält nicht einmal mehr ein Sechstel der Phenole, die im Vollkornmehl sind. Rotwein enthält ein Vielfaches der Polyphenole von Weißwein.

Bedarf

Zum täglichen Phenolbedarf existieren keine verlässlichen Angaben. Das kommt vor allem daher, dass es sich bei diesen Substanzen um eine überaus heterogene Gruppe handelt – die einzelnen Phenole können sehr unterschiedliche Wirkungen haben.

Natürliche Phenolquellen			
(Angaben in mg pro 100 g bzw. 100 ml Lebensmittel)			
Apfelsaft	33–54	Grünkohl	97–155
Bitterschokolade	50–60	Paprikaschote	ca. 3
Bohnen, grün	ca. 7	Radieschen	7,5–10
Grüner &		Rotwein	400–650
schwarzer Tee	bis zu 200	Weizenvollkorn	ca. 50

Polyphenole – Vitamine

Vitamine

Vitamin A

Funktionen
Als Stütze der Immunabwehr fördert Vitamin A u. a. die Regeneration von Körperzellen, hält die Schleimhäute in Mund, Atemwegen, Magen und Darm intakt und wird für die Herstellung des Sehfarbstoffs Rhodopsin gebraucht. Es ist außerdem ein wirksamer Radikalefänger, der den Körper vor aggressiven Sauerstoffverbindungen schützt.

Besonderheiten
Vitamin A ist fettlöslich, benötigt also für seinen Übertritt in den Organismus Fette oder Öle. Es ist anfällig gegenüber Säure, Sauerstoff, Licht und Hitze. Die Verluste liegen jedoch fast nie über 40 %.

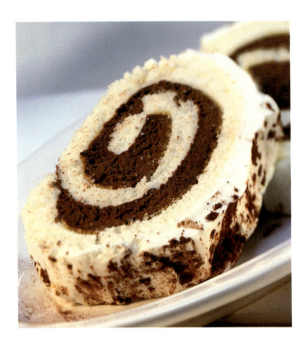

Kaum zu glauben, aber wahr: Auch eine Schoko-Sahne-Torte liefert Vitamin A. Dennoch sollte man sie natürlich nur in Maßen genießen.

Bedarf
Der Tagesbedarf liegt etwa bei 0,8 (Frauen) bzw. 1,0 Milligramm (Männer), wobei 1 Milligramm 3000 IE (Internationalen Einheiten) entspricht. Längerfristig gelten Mengen von mehr als 100 000 IE bei Erwachsenen und 10 000 IE bei Kindern und Schwangeren als giftig. Über die natürliche Ernährung sind solche Mengen kaum zu erreichen; vor Vitamin-A-Präparaten muss jedoch ausdrücklich gewarnt werden.

Vitamin-A-Mangel findet man hierzulande kaum. Die Ursachen: Das Vitamin findet sich überwiegend in tierischen Nahrungsmitteln, und davon wandern in unseren Breiten eher zu viel als zu wenig auf den Teller.

Natürliche Vitamin-A-Quellen
(Angaben in mg pro 100 g Lebensmittel)

Aal	1,0	Leberwurst (fein)	5,3
Crème fraîche (35 % Fett)	0,4	Leberwurst (grob)	4,1
Frühstücksei	0,2	Mascarpone	0,5
Gänsefleisch	0,1	Schoko-Sahne-Torte	0,2
Gouda (50 % Fett)	0,3	Thunfischkonserve	0,4
Kaviar	0,6		

Die wichtigsten Biostoffe für Ihre Gesundheit

Beta-Karotin

Funktionen

Beta-Karotin fungiert als Provitamin – etwa ein Sechstel des täglich zuge-führten Karotins wird in Vitamin A umgewandelt. Darüber hinaus stärkt es die Immunabwehr und schützt die Augen vor der Makuladegeneration, einer altersbedingten Sehstörung. Als Radikalefänger fungiert Beta-Karo-tin außerdem als Krebshemmer und natürlicher Lichtschutz für die Haut.

Besonderheiten

Beta-Karotin benötigt für seinen Übertritt in den Organismus Fette oder Öle – und ausreichend Vitamin E. Ein Mangel an diesem Vitamin kann demnach auch einen Beta-Karotin-Mangel nach sich ziehen. Ansonsten ist Beta-Karotin überaus robust; aus gekochtem und zerkleinertem Gemü-se wird es sogar besser verwertet als aus Rohkost.

Bedarf

Die Bedarfsempfehlungen liegen meist bei 2 Milligramm täglich; die geringste Krebssterblichkeit zeigt sich bei einem Verzehr von 2 bis 4 Milli-gramm Beta-Karotin. Auf diese Mengen kommt man bereits durch 50 bis 100 Gramm Feldsalat. Jüngere Studien weisen darauf hin, dass die länger-fristige Einnahme von täglich 20 Milligramm bei Rauchern das Krebsrisiko erhöht. Allerdings wurde dieses Phänomen nur bei Präparaten beobach-tet, nicht aber bei Lebensmitteln mit hohem Beta-Karotin-Gehalt.

In unseren Breiten kommt es nur selten zum Beta-Karotin-Mangel: Ers-tens hat der Gemüsekonsum in den letzten Jahren deutlich zugenommen. Zweitens ist das Vitamin überaus robust gegenüber Umwelteinflüssen. Und drittens wird es mittlerweile massiv allen möglichen Lebensmitteln zugesetzt – nicht nur als Vitamin, sondern auch als Färbemittel.

Natürliche Beta-Karotin-Quellen			
(Angaben in mg pro 100 g bzw. 100 ml Lebensmittel)			
Aprikose	1,5	Klementine	0,3
Chicorée	3,4	Kürbis	3,1
Feldsalat	3,9	Mango	1,2
Grapefruit	0,2	Möhre	7,8
Grünkohl	5,2	Palmöl	21,3
Guave	0,7	Paprikaschote, rot	2,7
Honigmelone	4,7	Spinat	4,7
Kaki	1,6		

Vitamine

Vitamin B1 (Thiamin)

Funktionen

Thiamin wird als Stoffwechselkoenzym vor allem für die Arbeit von Nerven und Muskeln (auch des Herzmuskels) benötigt. Es ist außerdem an der Umwandlung von Kohlenhydraten (Zucker) in Fett beteiligt.

Besonderheiten

Thiamin ist wasserlöslich und anfällig für Umwelteinflüsse. Licht und Säuren steckt es zwar relativ unversehrt weg, aber unter Hitze und Sauerstoffbeschuss betragen die Verluste mitunter 80 %.

Bedarf

Der Thiaminbedarf steigt und fällt mit den nervösen und muskulären Beanspruchungen, Kopf- und Schwerarbeiter haben also einen erhöhten Bedarf. Im Durchschnitt braucht der erwachsene Mensch pro Tag etwa 1 bis 1,3 Milligramm, schwangere und stillende Frauen brauchen etwa 1,5 Milligramm.

Thiamin gilt als relativ risikoloses Vitamin. Nichtsdestoweniger kann es in Form von hoch dosierten Injektionen zu Übelkeit, Erbrechen, Mundtrockenheit, Schwindel und Problemen beim Gehen führen.

Natürliche Thiaminquellen			
(Angaben in mg pro 100 g Lebensmittel)			
Bohnen, weiß	0,5	Kidneybohnen	0,65
Erbsen	0,3	Lachsschinken	0,35
Erdnuss	0,9	Scholle	0,2
Haferflocken	0,6	Schweinefleisch	0,8
Haselnuss	0,4	Weizenkeime	2,0
Kartoffeln	0,15		

Vitamin B2 (Riboflavin)

Funktionen

Riboflavin wird von den Körperzellen zur Energiegewinnung aus Kohlenhydraten, Fetten und Eiweißen sowie zur Herstellung der Nervenschutzschicht benötigt. Außerdem schützt es die Augenlinsen vor Lichtschäden und unterstützt das Wachstum von Haar und Nägeln. Wichtig: Der Embryo braucht große Mengen des Vitamins für sein Wachstum, der Bedarf während der Schwangerschaft ist dadurch deutlich erhöht.

Die wichtigsten Biostoffe für Ihre Gesundheit

Gemüse enthält relativ viel Riboflavin. Man muss jedoch bedenken, dass es beim Kochen massiv verloren geht.

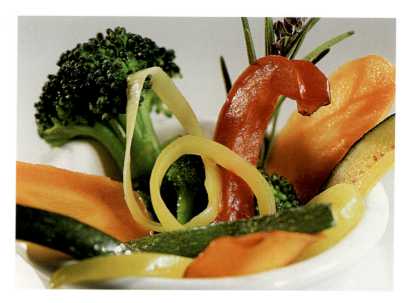

Besonderheiten

Vitamin B2 ist wasserlöslich und relativ labil. Beim Erhitzen und unter Licht kommt es mitunter zu Verlusten von 75 %. Auch Alkohol in großen Mengen sowie die Antibabypille führen zu massiven Riboflavinverlusten.

Bedarf

Kraftsportler mit ihrem ausgeprägten Muskelwachstum haben einen stark erhöhten Riboflavinbedarf; wer viel sitzt, braucht hingegen eher wenig von dem Vitamin. Wissenschaftler gehen davon aus, dass 1,5 Milligramm (bei Schwangeren und Stillenden 1,8 Milligramm) des Vitamins pro Tag ausreichen, um Mangelzustände zu verhindern. Das sind Mengen, die man

Natürliche Riboflavinquellen
(Angaben in mg pro 100 g bzw. 100 ml Lebensmittel)

Aal	0,3	Leberwurst (fein)	1,0
Appenzeller (50 % Fett)	0,45	Pistazien	0,2
Avocado	0,15	Rindfleisch	0,3
Brokkoli	0,2	Schokolade	0,4
Camembert (30 % Fett)	0,7	Spinat	0,2
Hühnerschenkel	0,2	Vollkornkekse	0,8
Knäckebrot, Roggen	0,2	Vollmilch	0,2

z. B. in 200 Gramm Camembert oder 50 Gramm Schweineleber findet. Riboflavin gehört zu den risikolosen Vitaminen. Die Einnahme von B2-haltigen Präparaten führt zwar zu einer grellgelben Verfärbung des Urins, doch diese ist ungefährlich.

Vitamin B3 (Niazin)

Funktionen

Niazin wird für den gesamten Stoffwechsel benötigt. Es ist beteiligt an der Bildung von Botenstoffen im Gehirn und am Feuchtigkeitshaushalt der Haut. Außerdem wirkt Niazin erweiternd auf die Blutgefäße und dämpfend auf den Blutfettspiegel.

Besonderheiten

Das B-Vitamin wird in einigen Organen gespeichert, außerdem kann unser Körper Niazin aus der Aminosäure Tryptophan herstellen. Dies bedeutet einerseits, dass es in unseren Breiten nur selten zu Niazinmangel kommt. Und andererseits, dass dieses Vitamin, obgleich es wasserlöslich ist, durchaus zu ernsten Vergiftungen führen kann.

Bedarf

Wissenschaftler gehen davon aus, dass 13 (Frauen) bis 16 (Männer) Milligramm des Vitamins ausreichen, um unseren täglichen Bedarf zu decken. Solche Werte sind kein Problem in der Alltagskost; sie werden schon mit ein paar Wurstbroten mehr als abgedeckt.

Durch Niazinpräparate kommt es immer wieder zu Vergiftungen. Als problematisch gelten Mengen von mehr als 100 Milligramm (die über die Nahrung nicht zu erreichen sind). Zu den Symptomen der Vergiftung zählen Übelkeit, Kopfschmerzen und Muskelkrämpfe.

Natürliche Niazinquellen			
(Angaben in mg pro 100 g Lebensmittel)			
Brathähnchen	9,3	Rindfleisch	11,3
Erdnuss	20,5	Schweinefleisch	10,0
Frühstücksei	3,8	Vollkornnudeln	7,0
Kalbsrücken	10,0	Weizenmehl, Type 405	2,7
Kartoffeln, gekocht,		Weizenvollkornmehl	7,6
mit Schale	1,5	Zartbitterschokolade	1,9
Mandeln	7,0		

Die wichtigsten Biostoffe für Ihre Gesundheit

Vitamin B5 (Pantothensäure)

Funktionen

Pantothensäure ermöglicht im Gehirn den Umbau von Cholin zum Hirnbotenstoff Azetylcholin, der eine entscheidende Rolle beim Entstehen unserer Glücksgefühle spielt. Für die Herstellung von Fettsäuren, die dann in die Zellwände eingebaut werden, braucht unser Körper ebenfalls Vitamin B5.

Schließlich mobilisiert Pantothensäure in den Nebennieren die Ausschüttung des Hormons Kortisol. Dadurch trägt es indirekt zur Entzündungshemmung bei. In Form von Salben kommt Pantothensäure in der Medizin auch als Wundheiler zum Einsatz.

Besonderheiten

Das wasserlösliche B-Vitamin ist anfällig für Hitze und Säure, die Verluste betragen bis zu 50 %.

Bedarf

Die Deutsche Gesellschaft für Ernährung schätzt den Bedarf auf 6 Milligramm pro Tag, doch da sind eine Menge Sicherheitszuschläge enthalten. Der tatsächliche Bedarf ist wahrscheinlich erheblich geringer. Überschüsse können allerdings nicht schaden und werden mit dem Harn ausgeschieden.

Natürliche Pantothensäurequellen			
(Angaben in mg pro 100 g Lebensmittel)			
Brathuhn	1,0	Hering	0,9
Brokkoli	1,3	Mungobohnen	3,9
Camembert	1,1	Rinderfilet	1,0
Champignons	2,1	Vollkornbrot	2,0
Erdnuss	2,7	Wassermelone	1,6
Haferflocken	1,1		

Vitamin B6 (Pyridoxin)

Funktionen

Pyridoxin wird für den Eiweißstoffwechsel im menschlichen Organismus benötigt und ist unentbehrlich für die Herstellung des Hirnbotenstoffs und »Gute-Laune-Hormons« Serotonin. Es gilt außerdem als wirkungsvoller Schmerzhemmer.

Vitamine

Besonderheiten

Das wasserlösliche Vitamin B6 ist anfällig gegenüber Licht und Hitze, die Verluste betragen bis zu 40 %. Auch einige Antibabypillen führen zu starken Pyridoxinverlusten. Es ist also durchaus möglich, dass die Stimmungsschwankungen bei Einnahme der Antibabypille durch Vitaminmangel hervorgerufen werden. Nichtsdestotrotz ist die richtige Antwort darauf ein Wechsel der Verhütungsmethode – und nicht der Griff zu einem Vitaminpräparat.

Bedarf

Für Männer werden meist 1,5 und für Frauen 1,2 Milligramm Pyridoxin pro Tag empfohlen, Schwangere brauchen etwa 2 Milligramm pro Tag. Bei Frauen, die per Antibabypille verhüten, werden allerdings mitunter Mangelerscheinungen beobachtet. Sie zeigen sich als Appetitlosigkeit, Durchfall, Reizbarkeit, Konzentrationsschwäche, Hautentzündungen und Muskelkrämpfe.

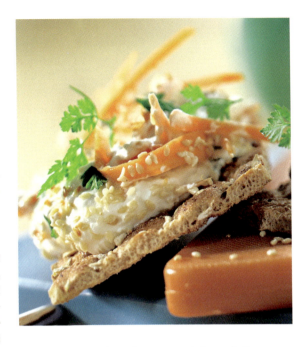

Knäckebrot mit Käse trägt viel zur Versorgung mit B-Vitaminen bei.

Obwohl wasserlöslich, können Dosierungen von mehr als 100 Milligramm Pyridoxin zur so genannten Neuropathie führen, einer Nervenerkrankung, die durch Schwindel und massive Empfindungsstörungen gekennzeichnet ist. Vorsicht also vor Präparaten mit hoch dosiertem Pyridoxin!

Insgesamt ist Pyridoxinmangel in unseren Breiten ausgesprochen selten, denn das Vitamin findet sich in Fleisch, Kartoffeln und Getreide, die zu unseren Hauptnahrungsmitteln zählen. Bereits 70 Gramm Knäckebrot decken unseren gesamten Tagesbedarf.

Natürliche Pyridoxinquellen
(Angaben in mg pro 100 g Lebensmittel)

Knäckebrot, Roggen	2,7	Putenschnitzel	0,35
Lachs	1,0	Rinderhack	0,3
Leberkäse	0,3	Sardine	1,0
Leberwurst	0,45	Schweinefleisch	0,4
Möhre	0,3	Weizenkleie	2,5
Paprikaschote	0,3	Weizenvollkornbrot	0,35

Vitamin B7 (Biotin)

Funktionen

Biotin wird wegen seiner positiven Wirkungen auf Haut und Haare auch als Vitamin H bezeichnet. Darüber hinaus ist es an der Bildung von Blutzellen und männlichen Sexualhormonen beteiligt. Zusammen mit den anderen B-Vitaminen unterstützt es die Funktionen von Nervensystem und Knochenmark.

Besonderheiten

Der Mensch kann das wasserlösliche B-Vitamin selbst herstellen, und das gewährt in Bezug auf Biotin eine gewisse Unabhängigkeit. Voraussetzung dafür ist allerdings, dass sein Darm und die Darmbakterien einwandfrei arbeiten. Biotin ist in sehr vielen Nahrungsmitteln vorhanden und überaus robust gegenüber Umweltfaktoren. In Dosenkonserven und anderen aggressiv konservierten Nahrungsmitteln ist der Biotinanteil allerdings stark reduziert.

Bedarf

Die Schätzungen für den täglichen Bedarf reichen von 30 bis 60 Mikrogramm, doch auch bei geringeren Mengen von 20 Mikrogramm sind nicht zwangsläufig Mangelerscheinungen zu befürchten. Alkoholiker und starke Raucher haben allerdings einen deutlich erhöhten Biotinbedarf; hinzu kommt, dass ihre Darmflora oft nicht mehr einwandfrei funktioniert. Hier kann es dann durchaus zu Biotinmangel kommen.

Biotin ist ungefährlich. Selbst extreme Mengen haben bislang nicht zu Vergiftungen geführt. Andererseits brauchen gesunde Menschen in unseren Breiten keine Extraportionen Biotin.

Auch Alkoholiker und Raucher sollten erst einmal versuchen, von ihrer Sucht loszukommen und dann ihre Darmflora zu sanieren, bevor sie zu Biotinpräparaten greifen.

Natürliche Biotinquellen			
(Angaben in µg pro 100 g bzw. 100 ml Lebensmittel)			
Bananen	5,5	Sardinen	21,0
Champignons	16,0	Sojabohnen	60,0
Erdnüsse	31,0	Spinat	6,0
Frühstücksei	25,0	Vollmilch	3,5
Haferflocken	20,0	Walnüsse	37,0
Krabben	6,0		

Vitamine

Vitamin B12 (Kobalamin)

Funktionen

Kobalamin hilft bei der Herstellung des Nervenstoffs Cholin und unterstützt die Umwandlung von Beta-Karotin in Vitamin A sowie die Herstellung von Karnitin, einem Stoff, der u. a. Fettmoleküle aus den Blutbahnen löst. Als »Blutbildungsvitamin« ist Vitamin B12 auch an der Produktion der roten Blutkörperchen beteiligt. Schließlich schützt es Gehirn und Nervenzellen vor Ablagerungen und Schädigungen; Kobalamin wird daher mitunter zur Therapieunterstützung von multipler Sklerose eingesetzt.

Besonderheiten

Das wasserlösliche Kobalamin kann zwar von unserer Darmflora hergestellt werden, doch die Mengen reichen nicht aus, um den täglichen Bedarf zu decken. Dafür ist Vitamin B12 recht stabil, selbst Hitze macht ihm nur wenig aus. Außerdem verfügt unsere Leber über ergiebige B12-Speicher, sodass wir durchaus Monate oder sogar Jahre mit niedrigen Kobalaminzufuhren auskommen können.

Bedarf

2 bis 3 Mikrogramm täglich reichen im Normalfall aus. Auf solche Mengen bringt uns bereits der Verzehr von 50 Gramm Edamer oder 30 Gramm Hering. Einigen Menschen fehlt allerdings der so genannte »Intrinsic Factor«, ein Eiweiß, das im Magen hergestellt und dazu benötigt wird, Vitamin B12 aufzunehmen. Hier kann es zu einem Mangel kommen, der über entsprechende Präparate ausgeglichen werden muss.
Vitamin B12 gilt als risikolos. Selbst extreme Mengen führen nicht zu Vergiftungen, da sie über die Nieren und den Urin ausgeschieden werden. Ansonsten sind Präparate und Zusätze mit Vitamin B12 für gesunde Menschen meist überflüssig, selbst Rohköstler und strenge Vegetarier leiden nur selten unter Vitamin-B12-Mangel.

Natürliche Kobalaminquellen			
(Angaben in µg pro 100 g bzw. 100 ml Lebensmittel)			
Bratwurst	3,4	Leberwurst, fein	3,9
Butterkäse	2,0	Makrele	9,0
Frühstücksei	1,4	Mascarpone	1,4
Hering	8,5	Rindfleisch	5,0
Joghurt, Vollfettstufe	0,5	Vollmilch	0,4
Kefir, Vollfettstufe	0,5		

Die wichtigsten Biostoffe für Ihre Gesundheit

Folsäure

Funktionen

Folsäure sorgt für Wachstum und Teilung der roten Blutkörperchen, außerdem sensibilisiert sie die Bildung von Antikörpern des Immunsystems. Im Gehirn fördert Folsäure die Produktion des Botenstoffs Noradrenalin; von großer Bedeutung ist ihre Rolle beim Schutz vor Arteriosklerose und bei der Herstellung von Nukleinsäuren, den Trägern des Erbguts. Eine ausreichende Folsäureversorgung senkt bei Schwangeren das Risiko von Fehl- und Frühgeburten sowie beim Neugeborenen das Risiko vom so genannten Neuralrohrdefekt (»offener Rücken«).

Besonderheiten

Folsäure ist wasserlöslich und überaus anfällig gegenüber Säuren, Sauerstoff, Licht und Hitze; beim Kochen und Braten betragen die Verluste bis zu 100 %! Damit das B-Vitamin über den Darm aufgenommen werden kann, müssen ausreichend Zucker und Natrium vorliegen. Eine kohlenhydrat- und salzarme Kost, aber auch lang gegarte oder warm gehaltene Speisen (Kantinenkost) verschlechtern die Folsäurebilanz. Vorsicht bei der Einnahme von Medikamenten! ASS (Azetylsalizylsäure), Barbiturate, Phenytoin, Primidon, Chemotherapeutika, Methotrexat und auch die Antibabypille führen zu Folsäuremangel.

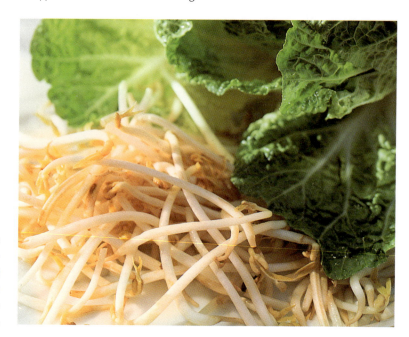

Sojasprossen und grünes Blattgemüse liefern besonders viel Folsäure. Doch Achtung: Beim Lagern geht das B-Vitamin in großem Umfang verloren.

Vitamine

Bedarf

Der Tagesbedarf liegt bei 400 Mikrogramm, schwangere und stillende Frauen benötigen etwa 600 Mikrogramm. Einen erhöhten Folsäurebedarf findet man außerdem beispielsweise bei Krebs- und Dialysepatienten, Drogenabhängigen und Menschen, die sich immer wieder Diäten unterziehen.

Folsäure ist ein überaus empfindliches Vitamin, in Nahrungsmitteln mit hohem Verarbeitungsgrad geht es massiv verloren. In unserer von moderner Lebensmitteltechnologie beherrschten Gesellschaft sind wir daher prinzipiell alle gefährdet, einen Folsäuremangel zu bekommen. Die richtige Antwort darauf besteht jedoch nicht in Folsäurepillen, sondern im Besinnen auf mehr natürliche Kost- und Lebensformen: weniger Fertiggerichte und Weißmehlprodukte, weniger Kantinenessen, weniger Hormonpillen und Antibiotika, dafür regelmäßig Vollkorn, Nüsse, Obst und rohes Blattgemüse.

Folsäure gilt als risikolos, selbst hundertfach erhöhte Dosierungen haben bislang zu keinen Vergiftungen geführt. Die regelmäßige Einnahme von Folsäurepräparaten kann allerdings aufgrund ihres »verschönernden« Einflusses auf das Blutbild dazu führen, dass ein Vitamin-B12-Mangel und eine daraus folgende Blutarmut unentdeckt bleiben. Große Mengen an Folsäure behindern zudem die Verwertung von Zink.

Folsäurepräparate sind in den letzten Jahren zur »gynäkologischen Standardverschreibung« avanciert, um bei Frauen, die schwanger sind oder schwanger werden wollen, das Risiko von Fehl- und Frühgeburten sowie Missbildungen des Kindes zu verhindern. In jüngerer Zeit wird diese Praxis jedoch von einigen Wissenschaftlern massiv kritisiert, da sie wohl auch das Risiko von Mehrlingsgeburten erhöht – und diese gelten als Risikogeburten.

Natürliche Folsäurequellen			
(Angaben in µg pro 100 g Lebensmittel)			
Blumenkohl	125	Knäckebrot, Roggen	40
Brokkoli	111	Lauch	103
Endiviensalat	109	Mungobohnen	490
Erbsen, grün	159	Petersilie	149
Erdbeere	65	Rosenkohl	182
Erdnuss	169	Sojasprossen	160
Grünkohl	187	Spinat	145
Haselnuss	71	Vollkornbrot	15

Vitamin C (Askorbinsäure)

Funktionen

Vitamin C zählt zu den Radikalefängern und schützt somit unseren Körper vor dem Angriff aggressiver Sauerstoffverbindungen. In dieser Eigenschaft beugt es Krebs, Arteriosklerose, rheumatischen Beschwerden und anderen Erkrankungen vor.

Zu den weiteren Aufgaben des Vitamins gehört die Stärkung des Immunsystems, außerdem ist es an der Bildung von Binde- und Stützgewebe und damit an der Gesunderhaltung von Haut und Zahnfleisch beteiligt. Für die Herstellung der Hirnbotenstoffe Serotonin und Noradrenalin wird ebenfalls Vitamin C benötigt.

Besonderheiten

Das wasserlösliche Vitamin steht mit zahlreichen Stoffen in Wechselwirkung. So steigert es die Aufnahme des für die Blutbildung benötigten Eisens, andererseits gelten große Mengen dieser beiden Stoffe als potente Lieferanten von Radikalen, die unserem Körper aggressiv zusetzen können. Vitamin C bildet außerdem ein Paar mit Vitamin E, die beiden Biostoffe erhalten sich gegenseitig in ihrer Wirksamkeit. Das Problem an Vitamin C: Es ist überaus empfindlich gegenüber Wasser, Sauerstoff, Licht und Hitze – die Verluste betragen bis zu 100 %.

Bedarf

Die Empfehlungen liegen zwischen 75 und 100 Milligramm pro Tag. Vitamin C wird als Antioxidans und Konservierungsmittel derart massiv unseren Lebensmitteln zugesetzt, dass wir bereits mit einer Tüte Kartoffelchips und einer Scheibe Salami zu unserer Bedarfsdeckung beitragen. Allerdings zeigte sich in Laboruntersuchungen, dass Vitamin C im natürlichen Bioverbund von Obst oder Gemüse von anderen Stoffen stabilisiert und dadurch besser aufgenommen wird.

Vitamin C ist wasserlöslich und kann deshalb über den Urin und auch den Stuhl ausgeschieden werden. Dennoch gerieten höhere Dosierungen von 500 Milligramm in Verdacht, zu Schäden am Erbgut zu führen. Vitamin-C-Mengen von mehr als 1000 Milligramm können zu Durchfall, blutigem Stuhl, Nierensteinen und Unfruchtbarkeit führen; darüber hinaus hemmen sie die Verdauung von Kupfer, fördern andererseits aber die Verwertung von Eisen, bei dem leider immer wieder vergessen wird, dass es sich um ein Schwermetall handelt. Schließlich können Vitamin-C-Präparate auch die Ergebnisse von Diabetes-mellitus-Tests verfälschen.

Vitamin-C-Präparate werden als Vorbeugung gegen Schnupfen gehandelt. Für dieses Einsatzgebiet gibt es jedoch keine wissenschaftlichen Belege.

Vitamine

Natürliche Vitamin-C-Quellen			
(Angaben in mg pro 100 g Lebensmittel)			
Blumenkohl	75	Klementine	54
Brokkoli	115	Orange	50
Grapefruit	60	Paprikaschote	140
Guave	270	Petersilie	166
Kartoffeln,		Rosenkohl	112
ungeschält/gekocht	15	Tomate	25
Kiwi	71	Zitrone	53

Vitamin D

Funktionen

Vitamin D sorgt dafür, dass der Knochenbaustein Kalzium aufgenommen und in Skelett und Zähnen eingelagert wird. Darüber hinaus wirkt es als »Entzündungsmodulator«: Wenn zu wenig Vitamin D im Körper ist, können sich beispielsweise harmlose Pickel oder Pusteln zu schmerzhaften Eiterherden entwickeln. Schließlich unterstützt das Vitamin noch die Produktion von Abwehrzellen in der Thymusdrüse sowie die Übertragung der Signale von einer Nervenzelle zur nächsten.

Besonderheiten

Der menschliche Organismus kann Vitamin D selbst herstellen. Als Basisstoff dient hier das allseits bekannte Cholesterin. Die körpereigene Vitamin-D-Produktion funktioniert aber nur, wenn die Haut genug Licht abbekommt. Es reicht, täglich für 30 Minuten an die frische Luft zu gehen – und dabei muss nur das Gesicht dem Tageslicht ausgesetzt sein. Ansonsten zählt Vitamin D zu den fettlöslichen Vitaminen, die also in der Nahrung einen gewissen Fett- oder Ölanteil brauchen, um verwertet werden zu können. Doch in unserer fettreichen Alltagskost sollte auch dies kein Problem sein.

Bedarf

Über den Vitamin-D-Bedarf kann man unmöglich präzise Angaben machen, denn wer sich täglich ausgiebig an der frischen Luft aufhält, kann prinzipiell sogar darauf verzichten, das Vitamin von außen zuzuführen. Wer jedoch zu den Stubenhockern zählt, ist auf eine Zufuhr über die Nahrung angewiesen. Vitamin D kann leicht überdosiert werden; bereits mäßig hohe Mengen von 1000 IE (Internationale Einheiten, entspricht

Die wichtigsten Biostoffe für Ihre Gesundheit

25 Mikrogramm) gelten als äußerst problematisch. Fehlt Kalzium, können übermäßige Vitamin-D-Dosierungen sogar dafür sorgen, dass das Mineral aus den Knochen abgezogen wird. Vorsicht also vor Vitamin-D-Präparaten!

Natürliche Vitamin-D-Quellen
(Angaben in µg pro 100 g bzw. 100 ml Lebensmittel)

Lebensmittel	µg	Lebensmittel	µg
Aal	13,0	Leberwurst	0,4
Butterkäse (60 % Fett)	0,7	Mascarpone	0,95
Crème fraîche (40 % Fett)	0,8	Quark (60 % Fett)	0,4
Frischkäse (Doppelrahmstufe)	0,6	Sahnekefir	0,2
Frühstücksei	2,5	Schlagsahne (30 % Fett)	1,1
Hering	27,0	Schweinespeck (Rücken)	0,6
Lachs	16,3	Ziegenmilch	0,25

Vitamin E

Funktionen

Als Antioxidans schützt Vitamin E empfindliche Substanzen wie Vitamin A oder Fettsäuren vor den Attacken freier Radikale. Außerdem schützt es vor bestimmten Wucherungen wie Lungenkrebs, Darmkrebs und Magendysplasie. Im Immunsystem fördert Vitamin E die Bildung von Antikörpern, außerdem bindet es Arachidonsäure, eine Substanz, die bei der Entstehung von Schmerzen und Entzündungen eine wichtige Rolle spielt. Nicht zu vergessen schließlich der »Fruchtbarkeitseffekt«: Vitamin E sorgt für eine ausgiebige Produktion von Samenzellen.

Besonderheiten

Vitamin E benötigt Fette oder Öle, um verwertet werden zu können. Das ist jedoch in der Regel kein Problem, weil die meisten Pflanzenöle auch reichlich Vitamin E enthalten. Darüber hinaus ist natürliches Vitamin E außerordentlich robust; weder Hitze noch Lagerung sorgen für nennenswerte Verluste.

Bedarf

In den letzten Jahren haben Institutionen wie die Deutsche Gesellschaft für Ernährung und das Food and Nutrition Board der USA die Empfehlungen für den Tagesbedarf immer wieder zurückgesetzt. Derzeit liegen sie bei 12 (Frauen) bzw. 15 Milligramm (Männer), schwangere und stillen-

Vitamine

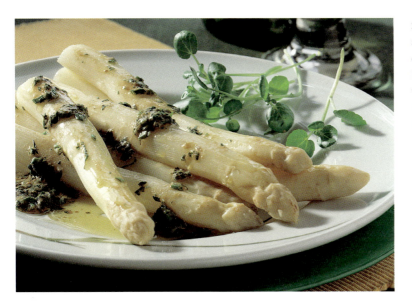

Spargel liefert reichlich Vitamin E. Doch seinen Ruf, ein Potenz- und Fruchtbarkeitsförderer zu sein, verdankt er lediglich seiner Form – und nicht seinen Inhaltsstoffen.

de Frauen sollen etwa 17 Milligramm benötigen. Menschen mit hohem Konsum an ungesättigten Fetten haben einen höheren Vitamin-E-Bedarf; allerdings tauchen diese Fette in den Nahrungsmitteln auch oft in Begleitung von ausgiebig Vitamin E auf, sodass es in der Regel zu keinen Problemen kommt.

Dosierungen ab 200 Milligramm können zu Übelkeit, Muskelschwäche, Kopfschmerzen und Müdigkeit, ab 300 Milligramm zu Bluthochdruck, verzögerten Wundheilungen und eingeschränkter Schilddrüsentätigkeit führen. Vorsicht also bei Vitamin-E-Präparaten! Bei längerfristiger Einnahme können sie möglicherweise mehr Schaden als Nutzen bringen.

Natürliche Vitamin-E-Quellen
(Angaben in mg pro 100 g bzw. 100 ml Lebensmittel)

Avocado	1,3	Olivenöl	12,1
Camembert (60 % Fett)	1,0	Rotkohl	1,7
Erdnuss	11,0	Sonnenblumenöl	62,5
Frühstücksei	1,8	Spargel	2,0
Grünkohl	1,7	Walnuss	6,2
Haselnuss	26,0	Weizenkeime	24,7
Leinsamen	3,0	Weizenkeimöl	175,0
Nussschokolade	1,6	Weizenkleie	2,7

Die wichtigsten Biostoffe für Ihre Gesundheit

Vitamin K

Funktionen

Seine Hauptaufgabe liegt in der Produktion von Prothrombin und anderer Blutgerinnungsfaktoren, dem Vitamin kommt also eine entscheidende Rolle in der Wundheilung zu. Weiterhin unterstützt Vitamin K die Bildung des Knochenproteins Osteokalzin.

Besonderheiten

Vitamin K ist fettlöslich und außerordentlich robust, Hitze und Sauerstoff machen ihm nur wenig aus. Darüber hinaus wird es in großen Mengen von unserer Darmflora gebildet.

Bedarf

Unmöglich zu sagen, wo der genaue Vitamin-K-Bedarf liegt, da das Vitamin auch von unserem Körper in Eigenregie gebildet wird. Gesunde Menschen leiden praktisch nie unter Vitamin-K-Defiziten. Bei Krankheiten des Darms und der Darmflora kann es allerdings zu Mängeln kommen. Besonders gefährdet sind Menschen mit Sprue, Morbus Crohn, Leber-

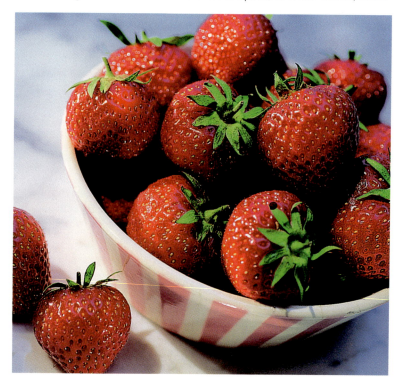

Erdbeeren enthalten große Mengen an Vitamin K. Dieses Vitamin ist auch überaus robust – doch die Erdbeeren sind es leider nicht: Mitunter verlieren sie schon nach wenigen Stunden ihre Frische.

Vitamine

Natürliche Vitamin-K-Quellen			
(Angaben in µg pro 100 g bzw. 100 ml Lebensmittel)			
Blumenkohl	bis 3000	Kartoffeln	80
Bohnen, grün	290	Kopfsalat	200
Butter	60	Rosenkohl	1000
Erdbeeren	100	Sauerkraut	1540
Frühstücksei	45	Sonnenblumenöl	500
Grünkohl	800	Spinat	bis 3000
Hühnerfleisch	300	Weizenkleie	70

schäden, Gallenwegserkrankungen und Darmentzündungen. In Mitteleuropa ist es üblich geworden, Neugeborenen zum Schutz vor inneren Blutungen bereits an ihrem ersten Lebenstag 0,5 bis 1,0 Milligramm Vitamin K zu verabreichen (oral oder per Injektion in den Muskel). Grund: Babys bekommen vom Mutterkörper nur relativ wenig Vitamin K mit auf den Weg, und ihre Darmflora kann noch nicht genug Vitamin K in Eigenarbeit bilden.

In hohen Dosierungen (über 0,5 Milligramm) kann Vitamin K die Wirkung von blutverdünnenden Medikamenten außer Kraft setzen. Außerdem wurden bei Kindern Zusammenhänge festgestellt zwischen der täglichen Einnahme von 1 Milligramm Vitamin K und der Häufigkeit von Tumoren (Malignomen). Allein aus diesem Grund sollte die Vitamin-K-Gabe an Neugeborene nur einmalig erfolgen, und nicht – wie von einigen Kinderärzten empfohlen – über den Zeitraum von mehreren Wochen.

Die wichtigsten Biostoffe für Ihre Gesundheit

Welches Lebensmittel für welche Krankheit?

Lebensmittel	Therapeutische Anwendung
Apfel	Halsschmerzen, Heiserkeit, Darmentzündung
Artischocke	Blähungen, Fettstoffwechselstörungen
Bärlauch	Arteriosklerose, Darmentgiftung
Bockshornklee	Rückenschmerzen, Diabetes mellitus, Erschöpfung, Konzentrationsschwäche, Magenschleimhautentzündung
Cystustee	Durchfall, Dermatitis, Entgiftung, Halsschmerzen, Mundgeruch, Schnupfen
Eberrautentee	Erkältung, Abwehrschwäche
Essig	Aufstoßen, Blähungen, Sodbrennen, Kopfschmerzen, Ohrenschmerzen, Bluthochdruck
Gewürznelke	Zahnschmerzen, Karies, Migräne
Grüner Tee	Aufstoßen, Sodbrennen, Mundgeruch, Zahnfleischentzündungen, Arteriosklerose, Bluthochdruck, Harnsteinleiden
Hafer	Potenzschwäche
Honig	Herpesbläschen, Husten
Honigmelone	Krampfadern, Venenschwäche
Ingwer	Reiseübelkeit, Schwangerschaftsübelkeit, Föhn- und Wetterbeschwerden
Joghurt	Darminfekte, Durchfall, Abwehrschwäche, Allergien, Mundgeruch, Wechseljahrebeschwerden
Käse	Karies, Zahnfleischentzündungen, Osteoporose

232

Welches Lebensmittel für welche Krankheit?

Lebensmittel	Therapeutische Anwendung
Kaffee	Asthma, Gallensteine
Karottenmus	Bauchschmerzen
Kartoffelsaft	Aufstoßen, Sodbrennen
Kefir	Mundtrockenheit
Knoblauch	Arteriosklerose, grippale Infekte
Kurkuma	Gallenbeschwerden, Schuppenflechte
Nüsse	Abwehrschwäche, Akne, trockene Augen, depressive Verstimmungen, Fibromyalgie, Arteriosklerose, Karies, Schlafstörungen, Gallensteine
Oolongtee	Dermatitis, Diabetes mellitus, Gallensteine, Übergewicht
Oregano	Spannungskopfschmerzen
Quarkwickel	Sonnenbrand
Quitte	Husten
Rosmarin	Niedriger Blutdruck, Konzentrationsschwäche
Rotbuschtee	Nahrungsmittelallergien, Nesselsucht, Aphthen, Drei-Monats-Kolik
Salbei	Durchfall, Zahnfleischentzündungen, übermäßiges Schwitzen
Weißkohlsaft	Darm- und Magenschleimhautentzündung
Zimt	Darmentzündungen, Diabetes mellitus

Literatur

Biesalski u. a.: *Vitamine. Physiologie, Pathophysiologie, Therapie.* Georg Thieme. Stuttgart 1997

Graf, Stefan/Drews, Sylvia: *Kursbuch Naturheilkunde und Schulmedizin.* Südwest. München 2005

Grimm, Hans-Ulrich/Zittlau, Jörg: *Vitaminschock: Die Wahrheit über Vitamine. Wie sie nützen, wann sie schaden.* Droemer. München 2002

Guzek, Gaby/Lange, Elisabeth: *Kursbuch Pilze im Körper.* Südwest. München 2004

Hoffmann, Inge/Hilgers, Arnold: *Fitmacher fürs Immunsystem.* Mosaik. München 1996

Künast, Renate: *Die Dickmacher.* Rieman. München 2004

Oberbeil, Klaus: *Fit durch gesunde Ernährung.* Südwest. München 2005

Oberbeil, Klaus/Lentz, Christiane: *Obst und Gemüse als Medizin.* Südwest Verlag. München 1996

Pollmer, Udo/Warmuth, Susanne: *Lexikon der populären Ernährungsirrtümer.* Eichborn. Frankfurt/Main 2000

Roediger-Streubel, Stefanie: *Gesund durch Mineralstoffe und Spurenelemente.* Mosaik. München 1997

Tönnies, Heinrich: *Seelische Stabilität, gute Leistungsfähigkeit durch bedarfsorientierte Ernährung.* Tönnies. Alfeld 1996

Zittlau, Jörg/Kriegisch, Norbert: *Praxisbuch der gesunden Ernährung.* Südwest Verlag. München 2000

Zittlau, Jörg/Trzoleck, Dieter: *Die natürliche Sportlerapotheke.* Südwest. München 2004

Zittlau, Jörg/Kriegisch, Norbert/Heinke, Dagmar: *Hausmittel.* Südwest. München 2003

Symptomeregister

Abwehrschwäche 18ff.
Akne 18ff., 22f.
Allergien 24ff.
Aphthen 28f.
Arthritis
  ▶ Gelenkschmerzen
Arthrose
  ▶ Gelenkschmerzen
Asthma 30ff.
Aufstoßen 34f.
Augen- und Bindehaut-
  rötungen 36f.

Bauchschmerzen 38ff.
Blähungen 42ff.
Blutdruck, niedriger 46ff.
Bluthochdruck 50ff.
Brandwunden 54f.
Bronchitis 18ff.

Cholezystitis
  ▶ Gallenblasenentzündung
Colitis ulcerosa 65

Depressive Verstimmungen
  56ff.
Dermatitis
  ▶ Hautausschlag
Diabetes mellitus 60ff.
Drei-Monats-Kolik 42, 43
Durchfall 41, 64ff.

Erbrechen 68f.
Erkältungen 18ff.
  ▶ Schnupfen

Fibromyalgie 70f.

Finger- und Zehennagel-
  probleme 72f.

Gallenbeschwerden 74f.
Gallenblasenentzündung 74
Gastritis 38ff.
Gelenkschmerzen 76ff.
Gicht 80f.
Gliederzucken 82f.
Gürtelrose 144

Haarausfall 84ff.
Haarprobleme 84ff.
Halsschmerzen 88f.
Harnsteinleiden 90ff.
Hautausschlag 94ff.
Hautquaddeln 98ff.
Herpes labialis
  ▶ Lippenbläschen
Hexenschuss
  ▶ Rückenschmerzen
Hörsturz
  ▶ Ohrensausen
Husten 102ff.
Hyperaktivität 106ff.
Hypotonie
  ▶ Blutdruck, niedriger

Infektionskrankheiten 18ff.
»Ischias«
  ▶ Rückenschmerzen

Jetlag 110f.

Karies 112f.
Kater 114f.
Knochenschwund 116ff.

Konzentrations- und Lern-
  schwäche 120ff.
Kopfschmerzen 134ff., 172f.
Krampfadern 124ff.

Lippenbläschen 128f.
Lumbago
  ▶ Rückenschmerzen

Magenbeschwerden 41
Mandelentzündung
  ▶ Halsschmerzen
Menstruationsbeschwerden 130ff.
Migräne 134ff.
Morbus Crohn 65
Mundgeruch 138f.
Mundtrockenheit 140f.
Muskelkrämpfe 142f.

Nervenschmerzen 144f.
Nesselsucht
  ▶ Hautquaddeln
Neuralgie
  ▶ Nervenschmerzen
Nierenkolik 93

Ohrensausen 146f.
Osteoporose
  ▶ Knochenschwund

Parodontitis
  ▶ Zahnfleischentzündung
Potenzschwäche 148ff.
Prämenstruelle Beschwerden
  152ff.
Psoriasis
  ▶ Schuppenflechte

Symptomeregister

Reiseübelkeit 68
Restless-Legs-Syndrom (RLS)
  ▶ Gliederzucken
Rückenbeschwerden 156ff.

Schlafstörungen 160ff.
Schnupfen 164ff.
Schuppenflechte 168f.
Schwangerschafts-
  übelkeit 69
Schweißbildung,
  übermäßige 170f.
Schweißfüße 171

Schwindel 46
Sodbrennen 34f.
Sonnenbrand 54f.
Spannungskopf-
  schmerzen 172f.

Tinnitus
  ▶ Ohrensausen
Trigeminusneuralgie
  ▶ Nervenschmerzen

Übelkeit 68f.
Übergewicht 174ff.

Urtikaria
  ▶ Hautquaddeln

Verspannungen, muskuläre
  ▶ Rückenschmerzen

Wechseljahrebeschwerden
  180ff.
Wetterfühligkeit 184f.

Zahnfleischentzündung 186ff.
Zuckerkrankheit
  ▶ Diabetes mellitus

Stichwortregister

Adenosin 124
Alkohol(konsum) 20, 119, 150,
  151, 169
Allergene 24
Allizin 102
Antibabypille 19, 42, 57, 130, 143,
  145, 153, 163, 175, 218, 221
Antibiotika 27, 33
Antikörper, Bildung 19
Antirheumatika 79
Äpfel 123, 133, 163, 178
Arachidonsäure 77, 89, 131,
  136, 228
Argonne-Diät 111
Artischocke 44f., 75, 115
Askorbinsäure
  ▶ Vitamin C
Askorbinsäureoxidase 20
Asthmamittel 104
Ausdauersport 209
Austern 151
Autoimmunkrankheit 76, 98

Azetylcholin 121, 220
Azetylsalizylsäure (ASS) 73,
  79, 100

Ballaststoffe 159, 178, 179, 192ff.
Bananen 53, 105, 123, 163, 183
Bandscheibenoperationen 157
Bärlauch 53, 127
»Bärlauch Magnesium« 27, 37,
  93, 137, 143, 145, 155, 173, 185
»Bärlauch Mangan« 117
Benzyl-Isothiozyanat 129
Beta-Karotin 103, 216
Bier 81, 114
Bildschirmarbeit 36
Bioprodukte 12, 13, 27
Biotin
  ▶ Vitamin B7
Birnen 178
Bitterstoffe 42f., 141, 177f.
Blattgemüse 29, 83
Blauwarte 163

Blumenkohl 151
Blutwurz 133
Bockshornklee 79, 122, 126,
  159, 171
Bodymass-Index 174
Bohnen 53
Brennnessel 79
Brokkoli 116
Broteinheiten (BE) 61
B-Vitamine 84, 107, 143,
  144f., 157f.

Cholin 121, 223
Chrom 60, 175f., 198
Cystein 18f., 33, 103f.
Cystussud 65f., 89, 139, 167
Cystustee 27

Darmflora, Aufbau der 27, 29,
  33, 35, 95, 98
Diäten 20f., 56, 97, 182
Diät, histaminarme 26

Stichwortregister

Dickungsmittel 63, 83, 193, 198, 199, 205, 213
Dillsamenaufguss 162

Eberraute 167
Eberrautentee 21, 167
Eichenrinde 133
Eier 73, 109, 113, 119, 123, 143, 155, 183, 185
Eierstockentzündung 39
Eisen 28, 72, 83, 84f., 133, 199f.
Eisenpräparate 72, 83, 84
Eiweiße 84, 175
Eiweiße, pflanzliche 74
Eliminationsdiät 25
Erbsen 87
Erdbeeren 127
Ernährungssünden 163
Erste Hilfe
  – bei Migräne 135
  – bei Muskelkrämpfen 142
  – bei Verbrennungen 54
Essigapotheke 34f., 43, 51, 67, 78f., 88, 125f., 162f., 165f., 173
Esstempo, langsames 35, 45, 179

Farbtherapie 59, 132f., 154
Farbstoffe 137
Fasten 30f.
Fastfood 176
Fenchel 116
Fertiggerichte 63, 73, 79, 87, 118, 127, 137
Fette, pflanzliche 74
Fette, tierische 80
Fettsäuren, ungesättigte 37, 95, 141, 193ff.
Fisch 71, 79, 81, 87, 97, 105, 113, 117, 123, 133, 145, 169, 178, 183
Fischöl 103, 131
Fibrin 124

Flavonoide 25, 55, 71, 81, 99, 125, 128f., 130
Fleischkonsum, starker 19, 57
Fluor 112, 117, 200f.
Folsäure 19, 28, 50, 57, 81, 82, 224f.
Freie Radikale 18, 19
Fresszellen 19
Fußbäder 104, 171

Gamma-Linolensäure 107, 153f.
Gänsefinger 133
Gartensalbei 62
Geflügel 67, 105
Gemüse 21, 49, 59, 67, 79, 81, 87, 93, 105, 117, 123, 151, 159, 169
Gerbstoffe 88
Gerstenölgranulat 151
Geschmacksverstärker 137
Gewichtsreduktion 60, 126
Gewürznelke 137, 186, 189
Gingerol 124
Glukosetoleranzfaktor (GTF) 60, 175, 198
Glutathionperoxidase 19, 210
Gluten 119
Grünkohl 26, 116
Gummibärchen 137
Gurken 53, 105

Hafer 149f.
Hämoglobin 199
Harnsäurewert, erhöhter 80
Hausstaubmilben 27
Hauttypen 55
Heißhungerattacken 155
Heublumenbäder 159
Hildegard von Bingen 10
Hippokrates 10
Histamine 24, 26, 97, 103
Honig 113, 129

Honigmelone 125
Hülsenfrüchte 37, 67, 117, 151, 179
Hustenreflex 103
Hypotoniemittel 47

Immunsystem 18ff., 24
Ingwer 69, 115, 127, 184f.

Jasmintee 27, 129
Jod 22, 36, 85, 201f.
Joghurt 21, 29, 33, 73, 79, 83, 93, 97, 101, 118f., 139, 141, 145, 183, 189
Johannisbeersaft 67
Johanniskrautöl 145

Kaffee 48, 75, 81, 104, 119, 131, 141, 183
Kalium 50, 203
Kalzium 42, 72, 77, 116f., 154f., 181, 204
Kamille 133
Karotinoide 19
Karottenmus, Basler 40
Kartoffel-Kümmel-Suppe 39
Kartoffelsaft 35
Käse(brot) 23, 29, 63, 73, 87, 109, 112f., 119, 123, 143, 145, 151, 155, 179, 183, 185, 189
Katechine 93, 113
Kefir 35, 67, 83, 93, 102, 118f., 141, 145, 189
Keratin 84
Kieselalgen 211f.
Kieselerdepräparate 73, 212
Kirschen 81, 128
Kiwis 183
Kleopatrabad 96
Kneipp, Pfarrer 10, 159
Knoblauch 81, 102, 127, 167

Stichwortregister

Knoblauchmilch 105
Kobalamin
▶ Vitamin B12
Kochgemüse 75, 89
Kochsalz (Natriumchlorid) 42,
  47, 49, 53
Koffein 75, 88
Kohlenhydrate, komplexe 155, 163
Konservierungsmittel 108, 137
Koriander 115
Kortisol 220
Kosmetika, salizylatreiche 101
Kraftsportler 218
Kräuterfußbäder 105
Kümmel 45
Kupfer 20, 125, 205f.
Kürbiskerne 127
Kurkuma 75, 169

Lakritze 47f., 49, 53
Laktose 99, 103
Lapachotee 66, 83
Lavendel 58
Leinsamen 35, 37, 83, 155, 183
Leukotriene 136
Linolsäure 78
Lipase 175
L-Karnitin 106f., 175
Lungenentzündung 104
Lymphozyten 19

Magnesium 19, 25, 27, 32f.,
  34, 37, 39, 67, 71, 83, 91f., 99,
  103, 121f., 131, 134f., 142f.,
  145, 147, 155, 172f., 184, 206f.
Mangan 117, 181, 207f.
Mangos 123, 163
Mastix 139, 141
Mastzellen 98
Medikamente, blutzucker-
  senkende 61

Melatonin 56, 161
Melisse 129, 162
Methylxanthine 104
Migränetagebuch 137
Mikrotraumen 142
Milch 92, 102, 105
Milchdiät 41
Milchprodukte 37, 116, 117
Milchsäurebakterien 20, 39,
  92, 95, 98f., 182, 196f.
Milchzucker 83, 133, 145, 173
Mineralien 65, 69, 114f., 198ff.
Mineralwasser 48, 67, 69, 90f.,
  114f., 142
Molybdän 112
Muskatellersalbei 62
Myoglobin 83

Nachmittagsschlaf 121
Nährstoffbedarf 12f.
Nahrungsergänzungsmittel 14
Nahrungsmittel, salizylat-
  reiche 118
Nahrungsmittelzusätze 107
Natrium 143, 208f.
Natrium-Kalium-Pumpe 208
Nelkenöl 187
Niazin
  ▶ Vitamin B3
Nikotin 151, 178, 180
Noradrenalin 224, 226
Nüsse 21, 23, 37, 41, 45, 59, 67,
  71, 75, 151, 163, 179

Obst 21, 49, 55, 67, 79, 81, 105,
  123, 127, 141, 151, 169, 183, 185
Olivenöl 79, 137, 169, 185
Omega-3-Fettsäuren 68, 78,
  103, 193ff.
Omega-6-Fettsäuren 193ff.
Oolongtee 60, 62, 96, 139, 159, 178

Oregano 173
Östrogen 152, 155, 180
Östrogene, pflanzliche 181f.
Oxalsäure 92f., 154

Pampelmuse (Grapefruit) 25,
  126f., 183
Pantothensäure
  ▶ Vitamin B5
Papain 39
Papaya 41
Pektine 176, 213
Petersilie 53
Pfeffer 125
Pfefferminzöl 173
Phosphate 109f., 117, 119, 182f.
Phosphor 209f.
Phytate 23, 77
Phytinsäuren 192
Phytoöstrogene 183
Polyphenole 12, 20, 138f.,
  164f., 214
Preiselbeeren 187
Progesteron 152
Propolis 187f.
Prostaglandine 136
Prothrombin 230
Purine 80, 90
Pyridoxin
  ▶ Vitamin B6

Quarkwickel 55
Querzetin 25
Quitten-Honig-Suppe 105

Radikalefänger 104, 215, 216,
  226, 228
Rauchen 19, 20, 29, 51, 57, 89,
  119, 141, 142, 153, 178, 180,
  211, 222
Reis 33, 59, 185

Stichwortregister

Reisessig 51
Rettich-Honig-Saft 104
Riboflavin
▶ Vitamin B2
Ringelblume 133
Roggenvollkornbrot 21, 63, 67,
   105, 123, 127, 178
Rohkost 27, 55, 59, 71, 75, 89,
   105, 123, 141, 179, 183, 185
Rosmarin 122
Rosmarinwein 48
Rotbuschtee 27, 29, 43, 44,
   95f., 99f.
Rückenschulen 157

Salatwickel 55
Salbei 63, 65, 170, 187
Salizylate 12, 100f., 108, 118
Salizylsäure 81
Salztabletten 143
Salz-Zitrone-Spülung 167
Sanddorn-B12-Granulat 58, 94,
   111, 161
Saponine 175
Sauerkraut 87
Schachtelhalm 105
Schafgarbe 133
Schmerzmittel 144, 157
Schokolade 21, 33, 52, 53, 59,
   113, 123
Schwangerschaft 82, 85, 134, 178,
   204, 206, 210, 213, 217, 221, 228
Sekt 48
Selen 19, 21, 71, 79, 210f.
Sellerie 25
Senfbrei 93
Serotonin 56, 57, 58, 111, 220, 226
Sesam 45, 53
Sesamöl 33, 53, 59, 67, 97, 105
Silizium 272
Soja 153

Sojalezithin 94
Sonnenblumenkerne 127, 179
Sonnenhut 28
Spargel 53
Spinat 116
Sport 49, 89, 127, 135, 136, 159,
   175, 177
Stillen 19, 134, 206, 213, 228
Stress 19, 24, 74, 84, 113, 147
Sulfide 81, 124, 165
Süßigkeiten 22, 113
Süßstoffe 59

Talgdrüsen 22
Tee, grüner 35, 51f., 81, 83, 93,
   113, 119, 139, 188f.
Tee, schwarzer 49, 66, 83, 117, 139
Tenderpunkte 70
Testosteron 148, 150
Thiamin
▶ Vitamin B1
Thymian 105
T-Lymphozyten 18
Tönnies, Heinrich 15
Trigonellaauflagen 79, 159
Tryptophan 18, 51, 58, 70, 111,
   122, 161

Übergewicht 126
Ubichinon Q10 146f., 187
Urbittergranulate 179
UV-Bestrahlung 23, 55

Veganer 119
Vegetarier 52, 119
Vitamine 88, 215ff.
Vitamin A 19, 23, 31f., 36, 38,
   64, 74, 78, 85, 215
Vitamin B1 34, 61, 121, 217
Vitamin B2 36, 121, 135f., 217ff.
Vitamin B3 36f., 39, 61, 161, 219

Vitamin B5 220
Vitamin B6 19, 39, 42, 57, 61,
   64, 68, 77, 91, 115, 121, 131f.,
   147, 152f., 173, 220f.
Vitamin B7 222
Vitamin B12 28, 58, 61, 94,
   110f., 121, 161, 169, 223
Vitamin C 19, 25f., 31f., 38f., 47,
   51, 54, 63, 67, 71, 76f., 81, 93,
   102f., 120f., 124f., 128f., 140f.,
   165, 170, 181, 184, 186f., 226
Vitamin D 42, 61, 73, 77, 78,
   117, 168f., 181, 227f.
Vitamin E 19, 31, 38f., 51, 54, 74,
   76f., 95, 102f., 121, 132, 147,
   148, 228f.
Vitamin K 230f.
Vollkornprodukte 67, 123, 133,
   159, 163, 169, 178

Walnüsse 113
Weichspüler 95
Wein 26f.
Weizenkeime 21, 33, 35, 53, 67,
   69, 71, 83, 133, 145
Weizenkeimöl 23, 33, 67, 79,
   97, 105, 137
Weißkohlsaft 39f.
Windpocken 129
Wodka 51

Zimt 63, 123
Zink 19f., 23, 28, 37, 77, 85, 88,
   125, 129, 138, 150, 164, 212f.
Zinkpastillen 89, 167
Zitronen 18, 183
Zitronensäure 91
Zöliakie 119, 149
Zucker, komplexe 120
Zwiebeln 81, 102
Zwiebelsocken 166f.

Über dieses Buch / Impressum

Hinweis

Die Ratschläge in diesem Buch sind von Autor und Verlag sorgfältig erwogen und geprüft; dennoch kann eine Garantie nicht übernommen werden. Eine Haftung des Autors bzw. des Verlags und dessen Beauftragten für Personen-, Sach- und Vermögensschäden ist ausgeschlossen.

Impressum

Projektleitung
Susanne Kirstein
Redaktion
Text & Form,
Nicola von Otto
Layout, Umschlaggestaltung und Gesamtproducing
v|Büro – Jan-Dirk Hansen
Bildredaktion
Christa Jäger
Korrektorat
Christian Wolf
Druck
Těšínská Tiskárna,
Český Těšín

Printed in the
Czech Republic

ISBN-10: 3-517-06933-7
ISBN-13: 978-3-517-06933-3
9817 2635 4453 6271

Über den Autor

Dr. Jörg Zittlau studierte Philosophie, Biologie und Sportmedizin. Er arbeitete in Lehre und Forschung und wechselte 1992 in den Wissenschaftsjournalismus. Von ihm erschienen zahlreiche Bestseller zu Naturheilverfahren, Psychologie und Ernährung. Er lebt mit seiner Familie in Bremen.

Bildnachweis

Coverfotos: getty images, München (J. Miles/Stone) U1 u.; Südwest Verlag, München (Christian Kargl und Ute Schoenenburg) U1 Mitte; PhotoDisc (U1 o.)
AKG, Berlin: 10; jump, Hamburg/A. Falck: 28; Lars Matzen: 72; Martina Sandkühler: 57, 78, 135, 180, 184; Kristiane Vey: 131, 148, 161, 175; mauritius images, Mittenwald/Phototake: 116; Mosaik Verlag, München/Newedel: 160; Stockfood, München/Amos Schliack: 52; TH Foto-Werbung: 158; Südwest Verlag, München: 14, 64, 112, 144, 172, 203; Dirk Albrecht: 31, 44, 102, 128; Bayer AG: 22; Barbara Bonisolli: 98, 168, 182; Michael Brauner: 18; Peter v. Felbert & Anne Eickenberg: 36, 74; Food Centrale/Rolf Seiffe: 229; Marlene Gemke: 30, 42, 76; Ingolf Hatz: 134, 157; Joachim Heller: 120; Nikolaus Hermann: 7; Frank Heuer: 68, 199; Rainer Hofmann: 108, 164, 186, 218; Michael Holz: 4, 32, 56, 80, 114, 122, 194, 224, 230; Christian Kargl: 110, 140, 205; Christian Kargl und Ute Schoenenburg: 34, 86, 100; Simon Katzer: 24; Kai Mewes: 6; Michael Nagy: 38, 88, 94, 152, 166, 170; Karl Newedel: 20, 54, 66, 106, 153, 165; Antje Plewinski: 142, 149, 213; Peter Rees: 2, 16/17, 118, 188, 190/191; Claudia Rehm und Achim Sass: 95; Amos Schliack: 62; Hartmut Seehuber: S. 13; Matthias Tunger: 162; Rolf Seiffe: 8/9, 40, 58, 90, 91, 96, 124, 130, 132, 154, 221; Siegfried Sperl: 46, 60, 136, 138, 150; Wladimir Szczesny: 50; Martina Urban: 5, 47, 70, 82, 92, 176, 208, 215; Kristiane Vey: 48, 84, 104, 146, 156; zefa, Düsseldorf/Martin Meyer: 174; H. G. Rossi: 126

© 2005 by Südwest Verlag, einem Unternehmen der Verlagsgruppe Random House GmbH, 81673 München

Alle Rechte vorbehalten. Vollständige oder auszugsweise Reproduktion, gleich welcher Form (Fotokopie, Mikrofilm, elektronische Datenverarbeitung oder durch andere Verfahren), Vervielfältigung, Weitergabe von Vervielfältigungen nur mit schriftlicher Genehmigung des Verlags.